U0278143

一本关于阿斯伯格综合征的百科全书

阿斯伯格综合征
完全指南

The Complete Guide to Asperger's Syndrome

[英] 托尼·阿特伍德（Tony Attwood）/ 著

燕原　冯斌 / 译

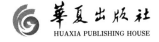

华夏出版社
HUAXIA PUBLISHING HOUSE

纪念我的祖母埃尔茜·梅·多维（1903—1987）

和我的祖父威廉姆·霍华德·多维（1905—2000）

致 谢

感谢所有给予我鼓励、建议和支持的人。没有你们，我无法获得足够的知识来完成这本书。感谢我的妻子萨拉（Sarah），她仔细审订了每一章草稿，确保句子通顺，没有语法错误。这不是一项容易的任务。感谢大量阿斯伯格综合征人士和他们的父母，他们为我描述了充满挑战的每一天和他们成功使用过的策略。他们永远是我的导师。感谢我的朋友们和同事们，给本书提供了相当有价值的建议和鼓励。

在此，我还要特别感谢以下人士（以姓氏字母排列）：卡丽·邓恩（Kari Dunn）、米歇尔·加尼特（Michelle Garnett）、卡罗尔·格雷（Carol Gray）、伊萨贝拉·埃诺（Isabelle Hénault）、凯茜·霍佩曼（Kathy Hoopmann）、雅尼娜·曼吉维娜（Janine Manjiviona）、斯蒂芬·肖尔（Stephen Shore）和利亚纳·维利（Liane Willey）。

最后，我要感谢我周围的阿斯伯格综合征客户、朋友和家人，是你们照亮了我的生活。

Extracts from Asperger, H. (1991) [1944] 'Autistic psychopathy in childhood.' In U. Frith (ed) *Autism and Asperger Syndrome*. Cambridge: Cambridge University Press. Reproduced by permission of Springer-Verlag.
Extracts from Asperger, H. (1938) 'Das psychisch abnorme Kind.' *Wiener klinische Wochenschrift 49*, 1–12. ('The mentally abnormal child.' *Viennese Clinical Weekly 49*.) Reproduced by permission of Springer-Verlag. Extracts translated by Brit Wilczek.
Extracts from Jackson, N. (2002) *Standing Down Falling Up: Asperger's Syndrome from the Inside Out*. Bristol: Lucky Duck Publishing. Reproduced by permission of Sage Publications Ltd, Thousand Oaks, London and New Delhi. Copyright © Nita Jackson 2002.
Extracts from Williams, D. (1998) *Nobody Nowhere: The Remarkable Autobiography of an Autistic Girl*. London: Jessica Kingsley Publishers. Reproduced by permission of Jessica Kingsley Publishers. Copyright © Donna Williams 1998.
Extracts from Willey, L.H. (1999) *Pretending to be Normal: Living with Asperger's Syndrome*. London: Jessica Kingsley Publishers. Reproduced by permission of Jessica Kingsley Publishers. Copyright © Liane Holliday Willey 1999.
Gillberg diagnostic criteria in Table 2.1 from Gillberg, I.C. and Gilberg, C. (1989) 'Asperger syndrome – some epidemiological considerations: a research note'. *Journal of Child Psychology and Psychiatry 30*, 631–8. Reproduced by permission of Blackwell Publishing.
DSM-IV (TR) diagnostic criteria in Table 2.2 from American Psychiatric Association (2000) *Diagnostic and Statistical Manual of Mental Disorders*, 4th edition. Washington, DC: American Psychiatric Association. Reproduced by permission.
AAA diagnostic criteria in Chapter 2 from Baron-Cohen, S., Wheelwright, S., Robinson, J. and Woodberry Smith, M. (2005) 'The Adult Asperger Assessment (AAA): A diagnostic method.' *Journal of Autism and Developmental Disorders 35*, 807–819. Reproduced by permission.

推荐语

托尼·阿特伍德深入揭示了临床上被归类为阿斯伯格综合征（孤独症谱系障碍的一个分支）这一神秘群体的复杂内涵，描述了这一群体中所有令人迷惑和奇妙的特征，并通过大量生活中的真实案例，栩栩如生地呈现出来。他重点强调了这一群体在拥有缺陷的同时也拥有特殊能力。更重要的是，他给予谱系中的个体、他们的家庭和其他参与辅助者大量富有创意且切实可行的操作建议。面对这些因为生理原因，天生缺乏同理心的儿童和成人，作者已经达到了真正的"同理"！我极力推荐这本书给所有的阿斯伯格综合征人士、他们的家人、他们的照顾者和这个领域的专家们。

——洛娜·温（Lorna Wing）
英国精神病学家，孤独症人士家长，阿斯伯格综合征领域研究先驱

托尼·阿特伍德的这本《阿斯伯格综合征完全指南》，对那些每天都需要面对这一神奇状况的人群非常有价值。本书的内容来源于作者多年临床实践，充满理性和智慧地提出了富有同情心的建议，以及大量生动的实例资料。这是一本非常全面的研究类著作，用优美的手法描写了当前对阿斯伯格综合征的全部认识。我向所有想要了解阿斯伯格综合征的人，想扩展他们对孤独症谱系障碍现有知识的人，以及那些希望获得更全面和更丰富知识的专业人士推荐这部经典，这是所有其他资源目前无法做到的。

——乌塔·弗里斯（Uta Frith）
英国心理学教授，孤独症研究领域权威

这是一本关于阿斯伯格综合征的百科全书，文字通俗易懂，可以最大限度帮助阿斯伯格综合征个体、他们的父母和辅导他们的专业人士，充分理解这种天生的社会性困难。本书的内容包括研究资料、第一手的个案报告和临床资料，其中关于感觉过敏的一章非常精彩。感觉问题导致大量孤独症谱系人士无法参与社会活动，因为那些对普通人群无害的感觉刺激，往往会给他们带来无法忍受的痛苦。

——天宝·格兰丁（Temple Grandin）
《用图像思考》和《我心看世界》的作者，电影《自闭历程》原型

十年前，当拿到托尼的前一本书《阿斯伯格综合征：给父母和专业人士的指南》时，我没有意识到这会给我、我的家庭以及我们的生活带来多么大的影响。在我的生活中，还没有什么事件和什么人仅通过这些直白的语言和清晰的内容给我这样的帮助，因为这本书告诉了我自己到底是一个什么样的人，为什么会这样，从而让我能够彻底解析自己，重新建构自己，使自己成为现在的样子：快乐、自信、事业有成、三个孩子的母亲。也许这本书对其他人没有那么神奇，但是对于像我这样，在三十多岁才知道自己有阿斯伯格综合征的人，这本书的效果是惊人的。在我读到托尼·阿特伍德博士的书之前，我的生活就好像是在重重迷雾中不知深浅地穿越各种危险困境，我的婚姻、我的自信心、自我认同、人际关系的建立甚至工作的维持，那些所有在其他人看来是轻而易举的事情，我其实全都无法掌控。阿特伍德博士，亲爱的托尼（我喜欢这样称呼他），给了我走出来面对世界的力量，让我明白我一直在故作"正常"，这一力量挽救了我的生活，让我得以面对真实的自己。现在，亲爱的托尼推出了这本非同寻常的新书，一本阿斯伯格综合征完全指南，包括大量有用的信息和最新的研究成果；更重要的是，他给我们这些阿斯伯格综合征人士及周围全力支持我们的人提供了丰富而宝贵的建议和鼓励。

——利亚纳·霍利迪·维利（Liane Holliday Willey）
教育学博士，《故作正常》的作者，阿斯伯格综合征人士

阿特伍德博士积累近三十年的亲身临床经验，用通俗易懂的方式把关于阿斯伯格综合征的认识带上了一个新的高度。书中不仅仅有个人的故事和清晰的解释，更给予读者具体的实际解决方案，帮助阿斯伯格综合征人士面对生活中的无数挑战，并且鼓励他们把自己的特长发挥到极致，过上丰富和有意义的生活。这本书是每个人（包括阿斯伯格综合征人士）必读的好书。

——斯蒂芬·肖尔（Stephen Shore）
特殊教育学博士，《破墙而出》的作者，阿斯伯格综合征人士

目　录 CONTENTS

前　言

《阿斯伯格综合征完全指南》是我在多年行医和学术研究的基础上，对儿童、青少年和成人阿斯伯格综合征①的综合论述。作为一个执业医生，我希望这本书能够对父母、专业人士和阿斯伯格综合征人士有实际的指导意义。在本书中，我尽量不使用太多的专业术语——如果你没念过心理学研究生学位的话，会对那些生僻的词语感到困惑；对那些医学界和学术界的读者们，本书提供了参考资料以查阅更多的信息。书中也引用了很多阿斯伯格综合征人士的传记，在每一章都用汉斯·阿斯伯格（Hans Asperger）医生的话来开头，以一段阿斯伯格综合征人士的话作为结尾。我想那些阿斯伯格综合征人士会喜欢这些压卷之语的。

本书是为了给父母和专业人士提供最新资讯，让他们可以帮助某一个阿斯伯格综合征个体，同时也是为了让阿斯伯格综合征人群受益——我希望他们读了这本书以后，可以理解为什么自己与众不同，而不是自暴自弃。对其他人来说，重要的是要知道如何对他们表面看起来古怪出格的行为，作出背后符合逻辑的解释。这本书可以向我们解释他们的逻辑和看法。

本书首次出版于 2006 年，那一年正好也是汉斯·阿斯伯格医生诞辰百年。当我越来越深入地探索阿斯伯格综合征的世界时，我也越来越惊叹于六十多年前，汉斯·阿斯伯格医生对四个孩子——弗里茨（Fritz）、哈罗（Harro）、恩斯特（Ernst）和赫尔穆特（Hellmuth）的描述是多么地精确。我从来没有见过阿斯伯格医生本人，但是我非常敬佩他能那么理解和欣赏这些独特的孩子们，这些孩子也是我心目中的英雄。几年前我遇见了阿斯伯格医生的女儿玛丽亚（Maria Asperger-Felder），一位瑞士儿童精神科医生，对她讲起她爸爸的故事，他的才华和个性，尤其是发生在 20 世纪 30 年代维也纳那些令人着迷的历史事件。

玛丽亚给我一篇她爸爸在 1938 年写的论文，那是他第一次描述几年后被命名为"孤独性人格障碍（autistic personality disorder）"、在 1981 年被正式命名为

① 译注：阿斯伯格综合征（Asperger's Syndrome, AS），亦称"亚斯伯格症候群""亚氏保加症"，指孤独症谱系障碍中智商正常或超常且典型症状较轻的孤独症。

"阿斯伯格综合征"的那些症状。在纳粹占领的奥地利，作为一个儿科医生，他勇敢地反对由纳粹推出的《防止遗传性疾病儿童法》①；他大声疾呼"教育能够让这些孩子的遗传性缺陷变得无害于人"；他力图保护那些来他诊所就诊的孩子们不会在出去之后被纳粹谋杀；他激烈地争辩说，与众不同的孩子并不意味着低人一等。他实在是一位反纳粹的勇士。

当我们对阿斯伯格综合征儿童和成人理解越来越深的时候，我们不禁要问，未来的希望在哪里？在接下来的十年，我们需要做的是在诊断标准上达成共识；研究低幼儿童是否有阿斯伯格综合征的迹象，以便他们能及时地接受早期干预；政府需要大力追加预算以帮助在学校里的阿斯伯格综合征儿童适应学校，还要帮助阿斯伯格综合征成人找到适合他们能力和资格的工作。在现代社会里，我们不仅需要他们的才能，还切实地受惠于他们的才能。

我对目前政府部门几乎没有针对阿斯伯格综合征人士制定政策并提供资源非常关注，此外，我注意到阿斯伯格综合征的诊断有时还成了政府部门推托服务的借口，我希望大众对阿斯伯格综合征人群的能力和处境的日益关注会影响那些政治家和政府官员的决策。未来将有大量的成人寻求阿斯伯格综合征诊断，这是曾经没有机会被确诊和被理解的一代人。

在下一个十年里，将有更多的专家精于阿斯伯格综合征，我们也会看到有更多的专用于阿斯伯格综合征儿童和成人的诊断和治疗方法。如果阿斯伯格综合征的发生率②在1/250的话，那就足以需要一个覆盖全国范围的阿斯伯格综合征专家和医护人员系统。

我们很清楚地认识到，需要更多关于阿斯伯格综合征的研究，尤其是在感觉、知觉方面的研究。很多阿斯伯格综合征人士近乎绝望地想改善在声音和其他感觉方面的过度敏感，而至今医护人员和治疗师们对听觉、触觉和视觉方面的脱敏工作几乎无能为力。我们也需要发展和评估一些能帮助促进友谊和爱情

---

① 译注：1933 年，纳粹制定了《防止遗传性疾病儿童法》（Law for the Prevention of Hereditarily Diseased Offspring, Gesetz zur Verhütung erbkranken Nachwuchses），也就是把那些有遗传性生理和精神类疾病的人，即使是他们认同的雅利安种的人，一概给予绝育、隔离、关押，甚至处死。越来越多的资料披露，即使是患抑郁症的德国妇女，当时也被纳粹枪杀，以保存雅利安种人的"优秀基因"。阿斯伯格医生公开发表关于阿斯伯格综合征的研究，呼吁理解和欣赏这一独特的儿童群体的举动，在当时真是需要逆时代潮流而动的非凡勇气。

② 注：发生率（incidence），指某种疾病得到确诊的实际人数。

的技巧，还有关于情绪控制以及如何化刻板兴趣为有益能力的办法。

　　我也希望将来人们会以更积极和鼓励的态度去对待阿斯伯格综合征人士，帮助他们提高自信心。这本书既是为了传播关于阿斯伯格综合征的最新知识，也是为了改变大家的态度。知识能够改变态度，而态度可以改变我们的能力和社会的处境。

第一章　什么是阿斯伯格综合征

并不是说所有出格的就是"异常的"，就一定是低能的。

——汉斯·阿斯伯格（1938 年）

门铃响了，又一个孩子来参加艾丽西亚的生日晚会。她妈妈开了门，看见杰克，这是来的最后一个客人了。这是艾丽西亚的 9 岁生日，晚会共请了十个女孩和一个男孩。妈妈对这个安排有些吃惊，她想，在女儿这个年龄的女孩，一般会认为男孩子都是又脏又臭的，不值得被邀请到一个女孩子的生日晚会里来，但艾丽西亚说杰克与众不同，他家刚从别处搬来伯明翰，他到班里才几个星期，杰克很想加入到孩子们中间，但他还交不到任何朋友，其他男生老是取笑他，不让他参加他们的任何游戏。上个星期艾丽西亚吃中饭时杰克正好坐在她身边，艾丽西亚听着他讲话，心想这真是一个善良可爱的孩子，但他会受到操场上乱七八糟的噪声和吵闹的困扰。他看上去很酷，像个小小的哈利·波特，他还知道那么多的事情。艾丽西亚对杰克深表同情。尽管她的同伴们对他也受邀到生日晚会而迷惑不解，但是艾丽西亚下了决心一定要请到杰克。

这不，他来了，孤零零地一个人，拿着一张贺卡和礼物，一见面就急着递给了艾丽西亚的妈妈。她注意到信封上写了艾丽西亚的名字，但是难以辨认，一点都不像一个 8 岁孩子写的字。"你肯定是杰克吧？"妈妈问道，但是他只是面无表情地应了一声。妈妈对他笑着，想马上带他到花园里去，艾丽西亚正在那儿和朋友们玩呢。不过这时候杰克开口了，"给艾丽西亚的生日礼物是那些特别的布娃娃，我妈妈说每个女孩子都想要布娃娃，这也是为她挑的，但是我其实最想给艾丽西亚的是些电池。你喜欢电池吗？我可喜欢了，我有 197 个电池。电池可是非常有用的。你家遥控器用的是什么电池呢？"没等艾丽西亚妈妈答话，杰克又接着说了下去，"我有一个很特别的俄罗斯电池。我爸爸是个工程师，在那里做输油管线。有一次他给我带回来了六节 AAA 电池，上面印着俄文，这是我最喜欢的。我每天上床前总会看看我的电池盒，把电池按字母顺序排列好，然后我一定要握着一节俄罗斯电池才能睡觉。我妈妈说我应该搂着玩具熊睡而不是搂着电池睡，但是我选择的是电池。你家有多少电池呢？"

艾丽西亚妈妈回答："这个我就不大清楚了，应该会有一些吧……"，然后不知道下面该说些什么了。她知道自己的女儿是个温柔善良、关心别人的女孩子，所以能理解为什么女儿会"接纳"这个古怪的小男孩做她的朋友。杰克继续一个人滔滔不绝地讲着他的宝贝电池，讲它们是怎么制造出来的，等电用完后又应该怎么去处理。艾丽西亚妈妈听了十分钟，感到有点精疲力竭，她尽量克制地做了些想要转移话题或处境的暗示，但最后还是不得不明白地讲了出来："我得走了，去准备晚会吃的。"杰克继续说着，跟着她来到了厨房。妈妈注意到当他讲话的时候，他很少看着她，他用到的词汇也和一个平常的 8 岁孩子不大般配。听他讲话，更像是听成人而不是个孩子在讲话。他口若悬河，但是好像并不关心别人有没有在听。

最后艾丽西亚妈妈不得不说："杰克，你现在一定得去花园里和艾丽西亚打招呼了，你现在就得去。"她的语气不容置疑。杰克盯住她的脸几秒钟，好像在研究她的表情到底是什么意思，然后他就走了。她从厨房的窗口里看着男孩穿过花园走向艾丽西亚，当他经过四个小女生时，有一个人故意下了个脚绊子，杰克没看见摔了跟头，众女生哈哈大笑，艾丽西亚赶紧过去扶他起来。

这是一个虚构的故事，描述了一个有阿斯伯格综合征的孩子的典型遭遇。对社交关系缺乏理解，缺乏沟通能力，对某种事物有异乎寻常的兴趣，这些都是典型的阿斯伯格综合征的症状。或许更简单地说，他们对我们这个世界的认识和想法与其他人都不太一样。

尽管直到最近几十年，阿斯伯格综合征才从临床上得到了确切的描述和定义，但是阿斯伯格综合征人群所具有的与众不同的特性和能力，早已是人类社会进化发展中的一个重要的部分了。不过，直到 20 世纪下半叶才出现能确切描述这一特别群体的专业名称——"阿斯伯格综合征"。这一称呼来源于 1944 年维也纳医生汉斯·阿斯伯格。他注意到在他的病人中，有些孩子具有一些非常相似的个性特征和行为表现。在 20 世纪 40 年代，儿童心理学在欧洲和北美有飞速的发展，各种现象描述、理论模型和评估办法应运而生，但是汉斯·阿斯伯格医生还是找不到一个现成的诊断归类能够解释他所看到的这些特别的孩子们。他建议用 "Autistische Psychopathen in Kindesalter" 这个名称，如果把它的德文意思翻译出来，就是"童年孤独性人格障碍"。不过，目前我们更多用"人格异常"表示，以区别于精神类的疾病，如精神分裂症。

汉斯·阿斯伯格医生对那些有孤独表现的孩子着了迷，他在一系列文献中对他们的困难和能力做了出色的描述（Asperger 1944）。他注意到，这些孩子们的社交成熟程度和社交推理分析能力都发育得晚，他们的社交能力在每一个发育阶段都会有一些特别的表现。这些孩子很难交到朋友，经常被别的孩子戏弄；他们在语言交流和非语言交流上都有困难，尤其在语言交流上，语言的使用有点老学究气，语气、语调和节奏的掌握生硬死板；他们的语法和词汇能力要强一些，但是人们在和他们谈话后会觉得这些孩子讲的话与他们的年龄不大相称。汉斯·阿斯伯格医生还注意到，他们在交流和感情控制上的缺陷，他们好像总希望把"感情理性化"；相对他们的智力水平来说，他们的同理心却不如同龄人，好像非常以自我为中心；特别感兴趣的话题或爱好，常会牢牢地控制着他们的思想和时间；有些孩子在课堂上不能专心，常会有学习方面的困难和障碍，常需要母亲辅助他们自理和组织技巧；他们在步态和协调方面也常常显得笨拙；有些孩子对某些声音、气味、材料和触摸特别敏感。

阿斯伯格医生认为这些特征在孩子们两三岁的时候就会显现，但是有些孩子会出现得晚一点。他注意到，有些孩子的家长，尤其是父亲们会有相似的特征，所以他认为这很可能是遗传或脑神经方面的原因，比心理或者环境方面的原因要更合理一些。阿斯伯格医生对这些孩子长达三十年的观察和分析，以及最近其他人对他收集的案例所做的重新分析表明，这些他认为的"孤独性人格障碍"只是我们各种各样正常性格的延伸而已（Asperger 1944, 1952, 1979; Hippler and Klicpera 2004）。他认为这些缺陷是终生的、稳定的，不同于精神分裂症状中的混乱不连续性。阿斯伯格医生也注意到有些孩子的特殊兴趣最终能带给他们事业上的成功,有些孩子还可能发展出终生的感情关系。

通向诊断的路

那些被推荐去做阿斯伯格综合征诊断的孩子们,虽然在很小的时候就表现出特别的发育过程和特殊的能力状态,但在确诊之前都有过多种多样的漫长求诊过程,经历过五花八门的诊断。现在,一个孩子得到阿斯伯格综合征诊断的平均年龄是 8~11 岁(Eisenmajer et al. 1996; Howlin and Asgharian 1999)。我在这里列举了几种诊断途径,有些可能从婴儿时期就能开始,有些从早期发育阶段开始,有些可能到了成年才能得到自己的诊断。

婴儿期和幼儿期的孤独症诊断

作为第一个使用"阿斯伯格综合征"这个名称的学者,洛娜·温[1](Lorna Wing)认为需要有一个新的诊断类别区分这些孩子。她观察到有些婴儿和幼儿在早期具有明显的典型孤独症特征,但是通过早期诊断和密集有效的干预后可以获得很大的进步(Wing 1981),过去孤单沉默的孩子,现在可以和别的孩子一起玩,还能有复杂的语言。孩子过去只想离人远远的,但长大后主动希望参加社交活动。经过了无数次鼓励交流的强化训练后,周围的人面临的问题不再是鼓励孩子开口说话了,而是让他少说一点、多听一点,多关注一下社交环境。此类低幼儿童可能会沉溺于某些感觉刺激——那些玩具汽车和自行车旋转的轮子常常能让他们着魔,但现在他们可能会对某个主题更着迷,像是行星的运行轨道等。过去对孩子游戏的观察和评估可能会得出明显智力受损的结论,但是现在孩子的智力显然在正常范围内了。

彼得·绍特马里[2](Peter Szatmari)提出,那些在早期就发展出功能性语言的孤独症儿童最终会步入正常的发育轨迹,并且出现典型阿斯伯格综合征的特

①译注:洛娜·温(1928—2014),英国精神病学家,孤独症领域的世界级专家,育有一个孤独症女儿。于 1962 年参与创建英国国家孤独症协会(The National Autism Society),1981 年提出阿斯伯格综合征的概念。著有《孤独症谱系障碍:家长及专业人士指南》(中文简体版 2012 年由华夏出版社出版)。

②译注:彼得·绍特马里,加拿大知名孤独症研究专家。

征（Szatmari 2000）。在这些儿童幼年发育过程中的某个阶段，孤独症应当是正确的诊断，但是其中有些儿童在 4~6 岁之间会在语言、游戏、与同龄儿童的社交意图上有长足的进步，其发育轨迹开始改变，在小学阶段的行为表现会更符合阿斯伯格综合征的特点（Attwood 1998; Dissanayake 2004; Gillberg 1998; Wing 1981）。这些儿童后来会被诊断为高功能孤独症[①]或是阿斯伯格综合征，会更适于接受那些针对阿斯伯格综合征而制定的策略和服务，而不是针对孤独症的服务。

在小学低年级辨别阿斯伯格综合征

在对成人进行诊断时，我通常会问他们是在什么时候开始意识到自己与众不同。很多在成年以后才被诊断为阿斯伯格综合征的人说，他们在刚开始上学的时候就意识到自己和别人不一样。他们说自己在家里可以和家人沟通，和兄弟姐妹们一起玩也没有问题，但是在学校需要和同学以及老师们打交道时，就开始知道自己原来和同龄人很不一样。当我问他们详细的差别时，他们常常会列举，如对其他人的社交活动不感兴趣，不想让别人参与到自己的活动中来，不能理解在操场上或教室里的社交规则等等。

寻求诊断的过程往往是从一个有经验的老师开始的。当老师注意到一个没有被诊断为孤独症的孩子在理解社交处境和常规方面非常特别时，这个孩子控制情绪和表达同理心的能力相对于其年龄水平来说也常常表现得非常不足。他们可能会有独特的学习风格，对于自己感兴趣的领域具备相当的见识，但是在其他学习领域却有注意力或是理解力方面的困难。老师还可能会注意到这个孩子在动作协调方面，比如书写、跑步、接球能力上的问题，以及很反感那些其他孩子不见得讨厌的声音，甚至不得不捂着自己的耳朵。

在操场上，这个孩子会有意地回避和其他孩子的交往，或者在社交上显得幼稚无知，或粗暴干涉，或强悍控制。在教室里，老师可能会注意到他不会去注意或理解那些非语言信息，比如，表达"现在不行"或"我有点生气了"的身体语言。他还有爱插话打断别人交谈，或是充耳不闻的"恶名"，这些和他的

---

① 注：高功能孤独症（High Functioning Autism, HFA）指那些早期显示出典型孤独症症状，但随着发展，在正式的认知能力测试中显示了较高智力水平的儿童，他们在社会性、适应能力和交流能力上都明显优于一般孤独症儿童。

年龄显然不大相称。老师还可能会观察到，当生活常规改变或遇到他解决不了的问题的时候，这个孩子会变得极度焦虑。

这些孩子显然不是在智力方面有问题，而是缺乏对同龄人社交规则的理解。老师知道，这个孩子会从那些帮助他理解教室里或操场上社交常规的训练科目中受益，老师自己也需要找到相应的训练、资源、支持和专业指导。为了帮助孩子成功融入社会环境和学业进步，不仅学生需要帮助，老师也需要帮助。

根据我自己的行医经验，大部分阿斯伯格综合征孩子是通过这条途径得到诊断的。通常这些孩子在家里看不出与众不同，但是在教室里和操场上就能显现出与其他孩子的明显差别。在接下来的家长和学校代表举行的会议中，我们就要鼓励家长们给孩子做一个正规的评估，从而能帮助他们理解这些孩子异乎寻常的行为和能力，并帮助学校和老师获得合适的资源，对孩子进行训练。

曾有过其他发育障碍类型的诊断

还有一种诊断途径，是孩子已经有过其他方面发展障碍的诊断，而这些障碍又和阿斯伯格综合征相关，包括注意力、语言、运动、情绪、饮食以及学习障碍等，这些诊断也可能会进一步引发正式的阿斯伯格综合征的诊断。

注意力缺陷多动障碍 [1]

一般大众对注意力缺陷多动障碍还是有所了解的，所以父母和老师可能会注意到一个不能维持足够注意力、做事鲁莽冲动、兴奋好动的孩子。虽然多动症的诊断可能会在某些方面说明孩子的问题，但是还不足以解释孩子在社交、语言和认知方面的异常特性，那些倒是更符合阿斯伯格综合征诊断的范畴。在这种情况下，注意力缺陷多动障碍是第一个被正确诊断的症状，但是诊断的路还没完。

临床上也认为某些阿斯伯格综合征儿童在有些时间里会合并有注意力缺陷多动障碍，这已被几个研究成果证实（Ehlers and Gillberg 1993; Fein et al. 2005; Ghaziuddin,Weider-Mikhail and Ghaziuddin 1998; Klin and Volkmar 1997; Pery 1998; Tani et al. 2006）。这两种诊断并不互相排斥，孩子能从与这两种诊断相关

---

[1] 注：注意力缺陷多动障碍（Attention Deficit Hyperactivity Disorders, ADHD），也称多动症，是指在保持专注方面存在问题，冲动和多动。

的医学治疗和教育方案中同时受益。

我也观察到阿斯伯格综合征孩子有好动的情况，但也不一定就是注意力缺陷多动障碍，这种多动可能是对高度紧张和焦虑状态的反应，比如，在一个新的社交环境中孩子就没办法安静地坐下来放松自己。所以，在确诊是不是注意力缺陷多动障碍之前，要分析清楚那些导致注意力不集中和多动的因素，这一点很重要。

语言障碍

一个年幼的阿斯伯格综合征儿童，一开始很可能是因为语言发育的迟缓而被推荐到语言治疗师那里去评估和治疗。经过一系列交流能力的测试后，治疗师发觉他不仅符合典型语言发育迟缓的特征，还符合一些其他特别的特征。评估结果会显示出其语言迟缓，而且不同于通常的语义语用障碍[①]。患有语义语用障碍的儿童可以正确地掌握语法、词汇和发音等语言技能，但是他们很难正确地在社交中运用语言，不能掌握交流的技巧以及语言的社会意义（Rapin 1982）。此类儿童总会望文生义地理解别人说的话。语义语用障碍或许可以解释一个孩子语言上的某些特征，但是通过对其他能力和行为的全面评估，会显示出这个孩子更符合阿斯伯格综合征的诊断。

阿斯伯格综合征和语义语用障碍之间的诊断界限很难严格区分（Bishop 2000）。接受性语言迟缓会造成低幼儿童的社交问题（Paul, Spangler-Lonney and Dahm 1991）。一个孩子如果不能理解别人的话，别人也不能理解他讲的话，这会造成孩子的焦虑和社交上的退缩。这种情况下，他的社交退缩主要来自语言能力方面的问题，而不是像阿斯伯格综合征那样来自社交思维和推理能力上的问题。所以，我们在诊断中需要区分语言障碍和阿斯伯格综合征的结果。不管怎么说，一个同时具有语义语用障碍的阿斯伯格综合征孩子，也会受益于那些针对语义语用障碍孩子的训练内容。

运动障碍

由于缺乏应有的协调性和灵巧度，父母或老师可能会说一个孩子是笨手笨脚的。他可能系不上鞋带，骑不了自行车，抓不住球，写不好字，跑步和走路

[①] 注：语义语用障碍（semantic-pragmatic language disorder, SPLD）患者在某些方面如语法、词汇和发音上相对掌握得比较好，但在社会环境中使用语言很差，比如在交谈艺术或语用方面。

总显得怪模怪样的。他常常会被带到精细动作治疗师或理疗师那里去做评估和治疗。评估结果可能会确认他在运动功能方面的迟缓或者存在一些特别的运动障碍，但是治疗师可能还会注意到他在发育过程中存在的一些奇怪特征和能力方面的局限，从而成为第一个怀疑他有阿斯伯格综合征的专业人士。尽管运动协调功能方面的迟缓导致他最终被诊断为阿斯伯格综合征，但他可以从那些治疗运动障碍的训练内容中提高精细动作能力。

有些阿斯伯格综合征儿童还可能发展出无法控制的、剧烈的、突然的身体抽搐（motor tics）和无法控制的声音抽搐（vocal tics）[①]，显示出妥瑞氏综合征（Tourette's Syndrome）[②] 的特征（Ehlers and Gillberg 1993; Gillberg and Billstedt 2000; Kadesjo and Gillberg 2000; Ringman and Jankovic 2000）。本来是因为身体抽搐或声音抽搐而去做有关妥瑞氏综合征的检查，但可能最终变成阿斯伯格综合征的诊断。

情绪障碍

我们也知道阿斯伯格综合征儿童常常会有情绪障碍（Attwood 2003a）。有些儿童看起来一直被焦虑所困扰，可能会患有广泛性焦虑障碍（Generalised Anxiety Disorder, GAD）。例如，有些阿斯伯格综合征儿童在社交场合里努力运用自己的智力而不是先天直觉来应付社交压力，所以他们自始至终处于精神上的警觉和焦虑状态，这可能会导致体力上、精神上的精疲力竭。

这些儿童会发展出一些自我补偿的办法来逃避那些带给他们焦虑压力的处境，比如逃学或者在学校里装聋作哑（Kopp and Gillberg 1997）。他们可能会对某些事情显现出强烈的焦虑情绪或是极度恐慌的反应，比如怕狗叫或日常生活规律的改变等等。那些被送去精神病医生、心理医生或是其他精神障碍治疗机构的儿童，在做过详尽的发育病史调查后，可能会被诊断为阿斯伯格综合征儿童（Towbin et al. 2005）。

有些儿童会因为意识到自己与社会融合的重重困难而陷入精神压抑，这种压抑感可以内化为自我怀疑和自暴自弃，甚至导致自杀念头；或者外化为指责

---

① 注：抽搐（tics）一般指非自主性的动作或声音。

② 译注：妥瑞氏综合征在 ICD-10 中译为"发声与多种运动联合抽动障碍"，也译为"抽动秽语综合征""妥瑞氏症"或"图雷特氏综合征"，表现为多种抽搐动作加上一种或多种声音抽搐。

别人，动辄大怒或大感，尤其是在他不能理解所面临的社交问题时，他或许会指责自己"我真是个笨蛋！"或者是指责别人"这全是你的错！"心情非常压抑或是经常需要控制自己的愤怒情绪，也可能是导致阿斯伯格综合征诊断的第一个信号。

饮食障碍

饮食障碍可以表现为由于感觉过于敏感而拒绝吃某些特定质地、气味或味道的食物（Ahearn et al. 2001），也可能表现为很不寻常的食物选择，或是食物摆放的样式（Nieminen-von Wendt 2004）。那些因为进食量、挑食或体重问题被带去看小儿科医生的儿童，最后也常常会出现阿斯伯格综合征的诊断。还有些研究提出了阿斯伯格综合征儿童普遍的体重过轻现象，可能是源自他们的焦虑心态以及对食物的感觉过敏（Bolte, Ozkara and Poustka 2002; Hebebrand et al. 1997; Sobanski et al. 1999）。

严重的饮食障碍，如神经性厌食症，也可能和阿斯伯格综合征相关。大概18%~23% 的患有神经性厌食症的青春期少女，同时也呈现出阿斯伯格综合征的症状（Gillberg and Billstedt 2000; Gillberg and Rastam 1992; Gillberg et al. 1996; Rastam, Gillberg and Wentz 2003; Wentz et al. 2005; Wentz Nilsson et al. 1999）。

所以，如果孩子有饮食问题，应考虑进一步评估是否需要阿斯伯格综合征的诊断。

非语言性学习障碍

如果一个小孩子被发觉智力和学习能力与众不同，经过正式的脑神经科评估后，可能会被查出在语言推理能力（即语言智商，Verbal IQ）和视觉－空间推理能力（即操作智商，Performance IQ）之间发展非常不平衡。如果他的语言智商大大超出操作智商的话，可能被诊断为非语言性学习障碍。

非语言性学习障碍（Non-verbal Learning Disability, NLD）的主要缺陷表现在以下方面：视知觉组织能力，复杂的心理运动能力（psychomotor skills）和触知觉能力，对新事物的适应能力，时间感，机械计算能力，社交认知能力和社交互动能力。而他们在听知觉、识字、语言记忆以及拼写方面的能力则比较优秀。这些现象揭示出大脑右半球的功能性失调以及脑白质的损伤（Rouke and Tsatsanis 2000）。在非语言性学习障碍和阿斯伯格综合征之间有多少是重叠的现象，一直是医学界继续探讨和研究的方向（Volmar and Klin 2000）。如果一个孩子被诊断为非语言性学习障碍，后来又被诊断为阿斯伯格综合征的话，我们对这个孩子独特的认知能力的了解，会极大地帮助学校的老师因势利导地制订出适合他学习特点的教学内容和计划。

在青少年阶段的初次诊断

当孩子进入青少年阶段，学习和社会活动也变得更加复杂了，他也要更独立、更自力。在小学社会性的游戏玩耍中，动作会多于语言，友情通常短暂，游戏规则简单而清晰；但到了青少年时期，友谊则建立在更复杂的人际关系上，而不只是基于实际需要，他们找朋友是为了找个知心的伙伴，而不仅仅是找个球友。

在小学阶段，这个孩子整年里只有一个老师带他的课①，师生双方都已了解对方，可以理解彼此之间的暗示，合作良好。老师对学业进行更多的辅导、调整，对孩子更为宽容，可以容许孩子社交和情感上的不成熟。生活那时候比较简单，这个孩子还不是那么明显地感受到自己和其他人之间的差距，在教室里和操场上还不会显得那么格格不入。

到了青少年阶段，一个阿斯伯格综合征少年可能会越来越表现出计划和管理能力上的困难，越来越不能按时完成作业。这可能会导致学习成绩下降，从而引起老师和家长的注意。这个少年的智力并没有倒退，但是老师的判断方式改变了。比如说，对历史知识不会只要求记住时间和事实，还要求组织材料写一篇严谨的文章；对英语学习要求突出个性，能从字里行间找出隐藏不露的意思出来。而当一个小组的学生们一起完成一份科学报告时，这个阿斯伯格综合征孩子就比较难参与到集体活动中去。这些学习成绩的连续下降及其带来的焦虑，常常会把他带到学校心理老师那里去做评估，从而使老师发现其阿斯伯格综合征的症状。

我也注意到在压力和变化的状态下，阿斯伯格综合征少年的症状会变得更明显。在一个人的青少年时代，他所处的环境和社会对他的期望有了很大的变化。很可能他在青春期之前适应得很好，但到了青春期，友谊、生理变化、学

---

① 译注：这里指的是美国和其他部分国家小学的情况。

校常规以及自己的支持系统的急剧变化，导致一系列的危机的出现，专家们才知道这个过去一直没事的孩子原来是阿斯伯格综合征孩子。

青春期也是孩子重新审视"我是谁""我是一个怎样的人""我想成为一个怎样的人"的时候，父母对他们的影响力下降了，被同龄人认同的重要性则大大增强。这个少年需要和不同的老师打交道，而每个老师有着不同的个性和教学方式，对学习的要求不仅仅是掌握事实，还需要运用抽象思维能力，这些由社交融合、同伴接纳、学习成绩低下带来的种种压力，可能会加剧少年的心理压抑感，导致其迁怒于别人或者迁怒于这个"社会制度"。

这个少年可能被带到青少年精神科评估抑郁症或焦虑症。他在这个年纪还可能表现出强迫症[①]（Bejreot, Nylander and Lindstorm 2001），饮食困难，如神经性厌食症，或者是愤怒情绪控制问题，或者是行为规范障碍。我还见过有些孩子在不同程度上同时具有四种症状：注意力缺陷多动障碍、阿斯伯格综合征、妥瑞氏综合征以及强迫症。每个诊断都是合理的，这个孩子需要四种不同的治疗。

行为规范障碍和人格异常迹象

阿斯伯格医生曾注意到有些孩子因行为问题而被学校停学，这也是在维也纳诊所里他最后诊断的一批孤独症孩子。有时候阿斯伯格综合征儿童把自己看作大人而不是孩子，他们常常在学校里不自觉地充当"助教"的角色，去纠正或是规范其他的孩子；在冲突面前，他们也常常不去找大人来调停裁决，而是自己充当"执法者"；他们也学会咄咄逼人吓退其他孩子，以使自己不受打扰独自活动；当他们和大人们冲突和对抗时还会更糟，因为他们自己的不妥协、负面思维以及难于理解社会地位和阶层的意义，使他们对社会组织或成熟的大人们缺乏应有的尊重。

阿斯伯格综合征儿童常常在协商和妥协中表现得非常不成熟，不知道什么时候该让步或是该道歉。如果他发觉学校中某条校规不合理，他不但不会接受，

---

① 注：强迫症（Obsessive Compulsive Disorder, OCD）患者会有一些自己并不想要的念头不断侵入大脑，这种念头被形容为痛苦和不愉快的自我失调（egodystonic）。在普通人中，侵入念头通常会是洁癖、侵略、宗教和性方面的问题，而阿斯伯格综合征儿童和成人呈现的强迫思维会偏向洁癖、欺凌、取笑、犯错误和遭受批评等问题。

或许还会像捍卫理想一样去反抗，这当然会引起与老师和校方的很多冲突。

我们也知道阿斯伯格综合征儿童比较难融入同龄人，如果他们的智力比较高的话，那就更复杂了——那些具有很高智商的阿斯伯格综合征儿童可能变得傲慢自负，以自己为中心，要让他们承认犯错是非常困难的。这样的孩子可能对任何批评建议都很敏感，却常常去批评别人，包括老师、家长和政府机构的人。学校或父母会因此把这样的孩子送去评估行为和态度问题，而行为治疗方面的测试常常会最终得出阿斯伯格综合征的诊断。

亲友中有人被诊断为孤独症或阿斯伯格综合征

当一个儿童或成人被诊断出孤独症或阿斯伯格综合征后，家长和亲戚很快就会明白孤独症的不同表现，并且开始琢磨自己家族的历史，对比不同亲戚，看看有没有人具有孤独症尤其是阿斯伯格综合征的迹象。最近的研究表明，在被诊断出阿斯伯格综合征的孩子中，有46%的直系亲属（父母、兄弟姐妹或子女）也会有相似的行为或能力表现（Volkmar, Klin and Pauls 1998），尽管那些人的表现还不足以让人进行明确诊断，即他们的特征往往表现为个性或倾向，而不是症状或是缺陷。

当一个儿童被诊断为阿斯伯格综合征后，诊所通常还会收到给他们的兄弟姐妹或是亲属做评估的申请，其中一些申请会被确诊，反映出阿斯伯格综合征可能在一代或几代亲属中共存，这也在某些阿斯伯格综合征成人的自传中得到佐证（Willey 1999）。但是，接下来做的评估也会说明那些特征可能太"轻微"或是太"零散"了，还不足以就此作出另一个阿斯伯格综合征的诊断。当然，针对阿斯伯格综合征的治疗方法仍适用于这些不够诊断但或多或少反映了某特征的人。

从媒体上了解到阿斯伯格综合征症状

对于有些人来说，他们是从电视、杂志、某些阿斯伯格综合征人士的自传上读到或看到相关的报道和描述后，开始怀疑起自己、亲属、同事或朋友也有相关的表现。我最近在澳大利亚一个全国性的现场采访中解释了阿斯伯格综合征症状以后，电视台总机马上被家长们打爆了，他们怀疑自己的成年儿女也有同样的表现。在他们那个时代里，这些家长从来没有听说过阿斯伯格综合征，不像现在他们的儿女一代有这么多关于孤独症和阿斯伯格综合征的知识。可以预见，今后几年会出现评估成人阿斯伯格综合征的高潮。

有些夫妇从媒体得到关于阿斯伯格综合征的信息后，会联想到自己丈夫或妻子也有不同寻常的习惯，或者是缺乏应有的同情心，或是有社交问题等等。当然，很多女性普遍觉得她们的伴侣不理解她们的想法和感受，不少男性的自然特性也被看成阿斯伯格综合征的特征。我也注意到，越来越多的婚姻咨询顾问在那些寻求婚姻咨询的夫妻中找到了真正的阿斯伯格综合征症状（Aston 2003）。

就业问题

尽管阿斯伯格综合征人士可能在学习上会成功些，但是社交能力上的不足仍会影响他找工作时的面试，或是在工作中的团队协作，或是一些社交中的习惯——比如说不要靠别人太近，不要长时间地盯住人家看，等等。他们找到工作或是保住工作都不容易。就业指导机构或政府的职业介绍所或公司的人事部门所做的评估，都可能是通向阿斯伯格综合征诊断的第一步。在那些长期经常性失业的群体里，可能会有较高比例的阿斯伯格综合征人士。

对工作要求的变化也可能导致阿斯伯格综合征的诊断。比如说，如果被提拔到管理岗位，就需要人际关系沟通能力，需要计划和组织能力，而这些对阿斯伯格综合征成人来说都比较困难。也有一些问题是由时间管理或不愿意接受不同常规的步骤，或掌握不好组织内部上下级关系而引起的。

为什么需要做诊断

那些年幼的阿斯伯格综合征孩子可能不会觉得自己和别人有所不同，但是周围的成人和其他孩子会越来越发觉他们在行为和想法以及游戏的方法上和别人不太一样。一开始，家人或是学校教师大概会觉得这孩子粗鲁和自私，同学会觉得这人怪怪的。如果没有阿斯伯格综合征诊断就不能对此作出合理的解释，别人就会继续从品德上来评价这个孩子，从而使他渐渐丧失自尊心，还会引发更加不当的行为和态度。

慢慢地，这个孩子也会认识到自己看世界的观点和体验与其他人不同，开始关心起自己和其他人的差异。这些差异不光表现在不同的兴趣、不同的次序和不同的社会经验上，还表现在经常面临同伴和大人的批评。这些孩子通常会在 6~8 岁时意识到自己和别人的不同。

克莱尔·塞恩斯伯里（Claire Sainsbury）这样回忆自己 8 岁时的情况：

> 这是我记忆中最生动的一个在小学的场景：我像平常一样独自一人站在操场边的一个角落，远远地离开其他孩子，我不想他们撞到我身上来，或是朝我喊叫。我呆望着天空，沉浸于自己的思绪之中。我那时候大概是八九岁的样子，已经意识到自己和别人有所不同，也说不清楚怎么不同，但是肯定有很多的不同。

> 我理解不了周围的孩子们，他们让我害怕也让我迷惑，他们对我感兴趣的东西没有兴趣。我过去常常觉得他们傻，但是现在我知道了傻的是我，是我常常做错事。（Sainsbury 2008, p.8）

所以，这些孩子会感觉更被异化，跟社会更加隔绝，好像永远不会被人理解，并可能会因此发展出一些补偿心理。

用心理补偿和调整策略面对与众不同

当那些年幼的阿斯伯格综合征孩子意识到自己如何与众不同时，他们会本能地发展出一些心理补偿和调整策略进行回应。我总结出四种策略，当然这些策略因孩子的个性、经历和环境而异。那些内向型的孩子可能会把想法藏在自己心里，进而自怨自艾，甚至精神忧郁；有些会运用想象力给自己创造一个神话世界，在那个虚拟的世界里，他会得到更多的成就感。那些外向型的孩子就可能变得强悍，把自己的困难怪罪到其他人头上去，这会慢慢演变成欺负威吓其他孩子。所以，有些心理补偿反应会有积极作用，而有些却会造成严重的心理问题。

反应性抑郁症

社交能力和交友能力普遍被同伴和大人看重，所以在这方面不擅长的阿斯伯格综合征孩子就会把自己的想法和感受内化为自怨自艾、自我批评，越来越与社会隔绝。因为这些孩子认识到自己和别人的不同而觉得自己是社会上的废品，他们可能会过早陷入精神压抑，有时 7 岁的孩子就会患上临床意义上的抑郁症。

从智力上说，他能意识到自己的社交隔阂，但是他缺乏和同龄人亲近的社交能力，也不知道在社交场合如何运用直觉能力。有时候他硬想去和其他孩子融合，却显得笨手笨脚，只能让其他孩子更加回避他。家长和老师也缺乏必要的指导，尤其是缺乏应有的鼓励。这个孩子本来是很想融入其他孩子中去的，也想要交朋友，但他不知道怎么做，因此会越来越导致他的信心危机。下面是我的妻妹所写但没有发表过的自传，她是一位成年阿斯伯格综合征人士。

> 事实上，当然没有人愿意别人知道自己的弱点，但对我来说，我绝对无法避免在那个时候表现得像个傻子一样，或者表现得愤怒和不庄重。我根本不知道下一次我会在什么时候再出洋相，所以我只好避免骑上我的"信心之马"去战斗。

缺乏社交动力只会减少发展社交能力和成熟心智的机会，从而导致越来越多的社会隔绝。这样的精神忧郁使得本来学校或者家里有的乐趣也变得索然无味，继而引发阿斯伯格综合征孩子的睡眠或饮食问题，在生活中处处以消极思维对待。程度严重的孩子会声称自杀，或是有自杀的冲动，甚至有自杀的计划和准备。

沉迷于想象

对那些把自己社交的不足内化为思想和感情的阿斯伯格综合征孩子而言，有一种比较积极的办法是寄于想象之中。这些孩子可以构想出一个活灵活现、复杂多变的虚拟世界，在那里他有很多想象中的朋友。

下文中的汤姆（Tom）是一位智力正常的阿斯伯格综合征男孩，他妈妈写的传记解释了为什么他会陷入想象世界。

> 在一次语言课上，老师问汤姆："那你在课间休息时玩什么呢？"
> "我自己的想象，你觉得怎么样？"汤姆这么回答老师。
> "那你觉得你在课间休息时应该和谁玩呢？"老师继续问。

"任何人，只要他能理解我。可是除了大人们，又没其他人能理解我，而大人们又太忙了，没时间来理我。"汤姆直言不讳地回答。（Barber 2006, p.103）

在他们的想象世界和虚拟朋友中，阿斯伯格综合征孩子当然无论在学业还是在社交方面全部大获成功。想象的一个好处就是那些虚拟朋友们的反应全部在自己的掌握之中，随叫随到。这些想象中的朋友慰藉了孩子们孤寂的心灵。利亚纳·霍利迪·维利曾如此解释此种想象。

在我回忆童年的时候，我想起自己是如何强烈地、压倒一切地希望远离我的同龄人，我宁愿待在想象世界里，和那些想象中的朋友们一起玩。我的好朋友叫佩妮，以及她的弟弟约翰纳，当时没有人能看见他们俩，除了我自己。我妈妈告诉我，那时候我坚决地要求我们家在饭桌上、在车里给他们兄妹俩留好座，把他们当成真人一样。（Willey 1999, p.16）

在利亚纳给我的一封私人信件里，她解释说，一个想象中的朋友而不是所谓的"假想游戏"，是她唯一行得通的游戏。

即使在普通孩子中，和想象中的朋友一起玩也是常见的，这在临床上意义不大，但对阿斯伯格综合征孩子来说，这些想象中的朋友们可能是他们唯一的朋友，而且他们在想象中的接触无论从数量上还是强度上看都是不同寻常的。

在现实世界之外寻找另一个世界，也会帮助他们对其他国家、文化、历史或是动物世界产生兴趣，就像我妻妹的自传里写的那样。

当我7岁时，我大概是从哪本书上看到的吧，从那时到现在一直让我着迷。因为我过去对此一无所知，而且和我们的现实世界毫无关系。那就是关于斯堪的纳维亚半岛和民族的故事。那遥远的异国他乡能让我彻底远离眼前的世界，成为我的世外桃源。那个美梦一样的世界可以让我彻底地忘掉眼前的这个世界和一切强加于我的东西，那个世界的人也完全不像这个世界的人。在那里，没有人会羞辱我、恐吓我、批评我。所以这其实就是我自己逃离了这个现实世界，不让它伤害到我。（选自未发表的个人自传）

这种对其他文化和世界的兴趣也能解释他们对地理、天文和科幻小说等的特殊兴趣，因为在那里他们的知识和能力得到了应有的认识和尊重。

有时候，这种对想象世界的兴趣还会引发对文学的兴趣，可能是阅读方面的，也可能是写作方面的。有些阿斯伯格综合征孩子，尤其是女孩子，可能会把这样对想象世界和朋友的创造力转化为令人赞叹的文学作品，从而成为一个儿童文学作家或是大众文学作家。

这种逃避于想象世界的做法当然有对心理有益的一面，但是也会给别人造成错觉，使不知情的人误会他们的意图。汉斯·阿斯伯格医生在他的孤独症论文中这样描述其中一个典型案例。

> 他常常被说成是一个经常说谎的人，他不会为逃避责任去说谎，这不是他的问题。他经常是口无遮拦地承认了，但他会讲出很长很长的童话一样的故事，他的信口开河会变得非常奇怪且毫无逻辑。他喜欢讲那些神话一样的故事，在故事中他常常是英雄。在家里他会编些故事说自己怎么在全班人面前得到老师的表扬，或者类似的故事来讨好妈妈。（Asperger［1944］1991, p.51）

在极度的孤独或是压力之下，这样的逃避和幻想可能会导致有些阿斯伯格综合征人士把幻想当成现实，因此，他们可能被认定有妄想症和想脱离现实，继而转入有关精神分裂症的诊断评估（Adamo 2004），就像本（Ben）的母亲芭芭拉·拉萨尔（Barbara LaSalle）在传记里写的那样，本当时差点被诊断成精神分裂症。

抗拒和傲慢

与内化心里的感情和想法相反的当然是外化，孩子可能会通过否定任何问题掩盖自己在社交中身不如人的负疚感。他会显出一种傲慢的态度，把任何错误都指向别人，而自己则高高凌驾于法则之上，令人无法理解。如果一个孩子或成人进入这种状态，我称之为"神化"，就是说他像一个威力无穷的人，从来不会犯错，从来不曾犯错，他的超常智力能让人膜拜。他们可能不会觉得自己有什么社交问题，没有什么理解不了的社会现象，没有什么其他人的想法和意图是他理解不了的。他们不觉得自己需要训练教育课程，也不觉得自己应该和别人区别对待，并坚决抗拒去看心理医生或是精神科医生，坚信自己不疯也不傻。

但是，他们心里明白，只是不会公开承认自己确实存在社交问题，并迫切想掩盖这些困难以避免难堪。与同龄人缺乏交往，和大人们缺乏交流，导致缺乏行为发展和掌控局面的能力，他们反而可能会表现得傲慢和无理，甚至使用威胁的手段来达到目的。其他家长和孩子为了避免冲突而息事宁人，结果使他变本加厉，最后变成了行为规范问题。

当这个孩子因为面对社交问题而不知所措，或是犯了一个不经意的错误时，由此引起的负面情绪会让他以为别人的行为或态度是恶意的，所以他要以牙还牙，有时候还会付诸武力："他伤我的感情，我就伤他的身体。"这些孩子或成人可能会对自己所受到的不公和痛苦长期耿耿于怀，总想实施报复（Tantam 2000a）。

这种以傲慢掩盖不足的心理补偿也会影响到社交活动的其他方面，他们会因为不愿意承认自己错了而进行一场无休止的争辩。汉斯·阿斯伯格医生对此提出如下建议。

> 为了要证明孩子做错了事，或是为了让他们明白道理而和这样的孩子无休止地争辩是很危险的。特别是对父母亲来说，他们常常发现自己陷进了无休无止的讨论。（Asperger［1944］1991, p.48）

他们会非常精确地回忆他们做了什么、说了什么来证明自己，或是拒绝一切让步，或是不接受一切折中，或是不认同其他的观点。有些家长甚至认为孩子这样的本事以后可以当一名出色的辩护律师，当然他们确实得到了很多的练习机会。

可惜的是，这种傲慢的态度让他更加没有机会发展自然而然的友谊，拒绝和抵制那些可以帮他提高社交能力的课程和治疗，只会让差距越拉越大。我们可以理解他们为何发展这些平衡和补偿心理的策略，但是从长远看，这会给他们成年后的友谊、婚姻和职业带来很大的影响。

模仿

有些孩子采用一种比较聪明且有建设性的补偿办法，就是去观察和学习那些社交成功人士的做法。有些孩子一开始只是看着别人玩，观察别人都是怎么玩的，然后他们会把看到的玩法独自一人用玩具或是和自己想象中的朋友们玩。他们用这样的办法练习游戏的角色和内容，从而获得熟练的技能和一些自信心，这样他们以后就可能融入现实的社交活动中去。有些孩子具有非凡的模仿能力，能把别人的一举一动、音容笑貌模仿得惟妙惟肖。利亚纳在自传中就这样描述自己的模仿技能。

> 我可以完全以一个观察员的身份活在这个世界上。我是一个杰出的观察家，我常常对其他人的细碎小事兴趣十足。我常常想扮成另一个人，不是说我有意想这么做，而是我自然而然地就这么去做，好像除此之外我就没有更好的选择了。我妈妈常常说我非常善于抓住别人的性格特征。（Willey 1999, p.22）

> 我就是有这样不可思议的能力，可以惟妙惟肖地模仿别人的口音、语调、面部表情、手势、身姿和其他身体语言动作，就像我自己化身为那个模仿对象一样。（Willey 1999, p.23）

成为一个模仿高手当然也有其他好处，能活灵活现地模仿老师或是电视里的某个主角常常让这个孩子大受欢迎。那些阿斯伯格综合征青少年还可以把自己从戏剧课学到的本事用到日常生活里去，他们观察谁在社交上得心应手并模仿这个人的言行。这个孩子或成人可能会记得某个模仿对象或是电视主角在某些场合的言辞和身姿体态，并借用到他的现实生活里来，但这只是表面的社交成功，只要仔细地观察一下，就会发现那只是个表演，并不是自然而然的反应，而是刻意模仿，老调常谈。不过这样的模仿能力经过不断地训练，今后还可能以此为业。

一个现在已退休的阿斯伯格综合征老演员给我写信解释说："作为一个演员，我发现那些台词离真实生活太远了，但对我来说真是再自然不过了。"唐娜·威廉姆斯（Donna Williams）也解释过如何在现实生活里"演戏"。

> 我发觉自己没法用平常的语调和她说话，就装出一口很浓的美国腔，编了一个历史故事，把自己当成一个历史人物。跟往常一样，我说服自己就是那一个新主角，并且一直保持这种心态达六个月之久。（Williams 1998, p.73）

从反面来说，这种模仿当然会有一些不利之处。第一个可能是他去找了那些名气比较响的团体做自己的模仿对象，但那些人可能是些不良少年，比如说学校里的"坏孩子"。他们可能也会认可这个阿斯伯格综合征少年穿着他们的"装备"，说着他们的切口，打着他们的手势。这样做自然让他疏远了那些其实更适合于他的群体，而这些"坏孩子们"也明白他是个假货，只是饥不择食地想被同龄人接纳，并因此设小圈套作弄他。另一方面，那些心理医生和精神科医生可能会被这个假象所迷惑，觉得这个孩子是不是有多重人格障碍，而其实这只是他努力想适应社会的一个不恰当的尝试罢了。

有些阿斯伯格综合征孩子因为对自己不满意而想成为那些社交活跃、有很多朋友的人。有一个阿斯伯格综合征男孩注意到他的姐妹们总是很受朋友的欢迎。他还注意到女孩和妇女都是天生的社交高手，所以为了自己也能得到社交本领，开始刻意模仿起女孩。我读过类似的案例报告，在我自己的行医生涯里也碰到过这样的实例，有些阿斯伯格综合征人士有性别错位，男的女的都有（Gallucci, Hackrman and Schmidt 2005; Kraemer et al. 2005）。这也包括有些阿斯伯格综合征女孩自怨自艾，幻想成为另一种人，有时候她们想变成男的，尤其是当她们找不到和其他女生同样的兴趣爱好时。对她们来说，男生做的事情好像要有趣得多，但变性并不一定能帮助他们或她们树立起自信心，并被社会所接纳。

当一个阿斯伯格综合征成人运用模仿能力在表面上获得一定的社交能力后，就很难再让别人相信其实他们在社会理解力和同情心方面真的存在障碍，有点弄假成真了。

得到诊断的利与弊

给孩子做阿斯伯格综合征的诊断，不仅能防止他产生或是减轻那些自我心理补偿策略，同时也能避免其他可能的怀疑和担心，比如说不用再去做精神病诊断。现在我们会了解，即使是那些对其他人很自然和轻松的事情，对这些孩子来说也非常困难。比如，一个具有非语言交流障碍的阿斯伯格综合征成人当然会有很多困难，尤其是在眼神交流上，而对普通大众来说，眼神躲躲闪闪的人要么是精神有问题，要么就是心怀鬼胎。当大家知道这个人有阿斯伯格综合征以后，那样的怀疑自然就消除了。

一个阿斯伯格综合征孩子没有任何生理上的特征让别人知道他和其他孩子不同，他的智商也正常，那么，其他人会对他在社交方面有较高的期待。一旦被确诊，就会在别人对他的态度、期望、接纳和支持上产生很大的正面影响，进而得到他人的理解，也得到应有的尊重。人们对他社交能力的不足不再批评，而是给以鼓励，因为大家体会到这个孩子在学业和社交双重压力下的困惑和挣扎。

诊断给父母带来的好处就是他们终于知道了自己孩子不同寻常的行为和能力的根源，并因为与他们教养的问题无关而如释重负。现在全家可以从各种资源里，从书上、从互联网上、政府机构以及各种支持团体得到有关社会融合和情绪管理的知识和培训，这对全家都有很大的帮助。这个孩子将会从家庭和朋友那里得到更多的接纳，父母现在终于可以对其他人合情合理地解释孩子不同寻常的举动。不过，父母也应该向孩子说明，阿斯伯格综合征不等于不需要承担义务和责任。

他的兄弟姐妹们，过去会因为他的古怪举动要么同情、容忍和关心，要么尴尬、不耐和愤怒，现在他们会因为这个阿斯伯格综合征诊断而作出各自的调整。父母会向他们解释为什么他们的兄弟或姐妹会有这样那样不同寻常的表现，全家人应该怎么去帮助这个孩子，和他一起努力克服困难。家长和专家给那些兄弟姐妹提供和他们年龄相称的解释后，他们就可以拿去说给自己的朋友听，从而不会影响到他们自己的社交生活。这些兄弟姐妹也要知道，当他们的朋友来家玩的时候，怎么去帮助自己的阿斯伯格综合征兄弟或姐妹和小客人相处，这些兄弟姐妹还需要知道自己在家里和在社区里的责任。

对于学校尤其是对老师来说，现在可以接受孩子异常的行为以及在认知、语言、精细动作上的异常能力了，这是一类法律可以给予保障的发展障碍。学校也必须给这个老师提供必要的资源。因为大家知道了原因，他的同学、学校的其他职员也会好好地对他。老师可以采用那些适合阿斯伯格综合征孩子的课程和教科书，向其他同学和教职员们解释这个孩子是怎样用与众不同的方法思考和行动的。

如果一个阿斯伯格综合征青少年或是成人在大学里或是在工作中被确诊，不仅能获得更多支持，还能帮助他了解自我，进取奋发，在工作、友谊和爱情中作出更好的选择（Shore 2004）。公司的老板只要多了解阿斯伯格综合征人士独特的能力和需求，就会多照顾一下，比如，一个职员有视觉过敏，而他的工作间用的日光灯会让他极度不舒服。

得到诊断的成人还可能从各种支持团体中获益，如地方性的小组聚会，互联网上的聊天室和网站等等，这可以给他们带来一种宝贵的归属感，从自己人那里得到有用的指导。我们知道，接受阿斯伯格综合征的诊断也是走向成功的婚姻关系的重要一步，对于那些正在寻求婚姻指导或是婚姻关系治疗的人来说，这一步尤其重要（Aston 2003）。

我也注意到，当一个成人被诊断为阿斯伯格综合征时，他会有很多情绪上的反应，大多数人肯定这是一个非常正面的经历（Gresley 2000），可以令人如释重负："原来我不是疯子啊！"经过从一个又一个医生到一个又一个专家没完没了的漫长折磨，终于他有了一个结论可以说明为什么自己的感受和别人不一样。他想到未来肯定会更好，并充满了期盼。有一个刚被诊断为阿斯伯格综合征的小伙子给我发了封电子邮件，开头写道："我就知道我有阿斯伯格综合征，因为除了这再没有其他理由能如此准确地描绘我的怪异。"

有些人会因为自己得到确诊而短时间地陷入愤怒，会因为这个社会没能早点发现他的症状而愤怒，或者遗憾如果很多年前就被确诊的话，会让生活有很大的改变，他们也对多年来自己一直备受社交困惑，被误解、被不适当对待、被拒绝而感到难过。

妮塔·杰克逊（Nita Jackson）给那些刚确诊为阿斯伯格综合征的同伴提出了一些切实的忠告。

> 因为阿斯伯格综合征人士可能异常地顽固，所以抗拒和否定会成为一个很大的问题，但他们越不承认自己有阿斯伯格综合征，就越难提高自己的社交技能，结果导致他们更有可能身无朋友，甚至成为社会的受害者。不要认为只要承认自己有阿斯伯格综合征就万事大吉了（事实上也不会的），虽然至少可以带来一些有助于进一步发展的自我意识。一旦这个人思想上准备好去接受诊断，接下来的事情，比如说学习社交规范、社交游戏规则等，就变得容易多了，当然最好是在那些能理解阿斯伯格综合征的人指导下进行。（N. Jackson 2002, p.28）

随着诊断而来的还会有一种个人得到认可的乐观感觉，至少自己不会再觉得自己愚蠢，觉得自己是个废物，甚至觉得自己是个疯子了。就像是利亚纳得知自己的阿斯伯格综合征诊断后欣喜地说："这就是为什么我总是与众不同的原因了。我原来不是一个怪物，也不是个疯子。"（Attwood and Wiley 2000）很多人也能从那些由阿斯伯格综合征人士组成的各种互联网上的支持团体中得到信心和道义上的帮助，那些小组会议常常由某些家长或高校里专门帮助阿斯伯格综合征人士的组织发起（Harpur, Lawlor and Fitzgerald 2004），有些自发性的民间组织在一些大城市里组成支持团体，如在洛杉矶的阿斯伯格综合征人士杰里·纽波特（Jerry Newport）[①] 组织了 AGUA（Adult Gathering, United and Autistic）。同类人之间惺惺相惜，因为他们的相同经历和思维特点促使他们建立了相互支持的紧密关系。

当我和成年求诊者讲到阿斯伯格综合征的诊断时，常常会引用利亚纳所写的"阿斯伯格综合征信心宣言"。

- 我不是一个人类的次品，我只是与众不同而已。
- 我不会为了被同龄人所接受而牺牲自己的尊严。
- 我是一个有趣的好人。
- 我会为自己而骄傲。
- 我可以和这个社会和平相处。
- 如果需要，我也会开口求助。
- 我是一个值得其他人尊敬和接受的人。
- 我会找到一个适合自己兴趣和能力的职业。
- 对那些需要一定时间来理解我的人，我会有足够的耐心。
- 我永远不会自暴自弃。
- 我会接受本来的我，我就是我。（Wiley 2001, p.164）

我把最后一句誓言"我会接受本来的我，我就是我"作为对那些成年阿斯伯格综合征人士进行心理治疗的一个主要目标。

有一个反应很少见，就是有些人坚决否认自己有阿斯伯格综合征，坚称自

---

① 译注：杰里·纽波特也是讲述阿斯伯格综合征青年爱情和生活故事的电影《莫扎特和鲸鱼》（Mozart and Whale）的原创者和原型。

己和别人没有什么不同，尽管他们也承认自己的发育史符合阿斯伯格综合征特征，不过就是怀疑阿斯伯格综合征的合理性，拒绝任何治疗服务和方案，但是过了一段时间后，等他们自己冷静下来了，最终也会接受诊断，接受自己独特的个性，这往往是影响他们就业和生活的重要一步。

得到诊断的不利方面在于自己和别人如何来看待这些特征，如果诊断的消息传播得很广，肯定会有人不怀好意地嘲讽或歧视他们，尤其是对孩子，必须小心。有的孩子会认为阿斯伯格综合征会"传染"，有的会恶作剧地曲解，称阿斯伯格综合征为"芦笋症""麻雀症""汉堡包症"等等①。小孩子们在恶作剧方面极富创造力，当然那些富有同情心的大人和孩子们会帮助受害者重塑自尊。

成人得到诊断后关心的一个问题是他们能不能或是应不应该在求职申请中提到这个诊断。如果工作很抢手，而且面试的雇主又不了解阿斯伯格综合征的话，那么这个工作很可能会泡汤。解决的办法之一是写一个简洁的大概一页纸大小的阿斯伯格综合征介绍，并把和工作相关的阿斯伯格综合征的优劣之处列举出来。如果做得大一些，可以做成一本小册子，分送给相关的领导和同事；小一点的话，可以做成名片大小分送给相关人士。

得到阿斯伯格综合征诊断自然会让别人对自己的期望划个界限，其他人或许会觉得这个人永远不会在学业、社交和个人发展上达到同伴的水平了。虽然诊断会让我们对这个人有了现实的期望，但这并不意味着要给他的能力设定下限。我自己见过不少阿斯伯格综合征成人，可以做数学教授，也可以做社会工作者等各种优秀的工作，还能有一个丰富多彩的人生，有一个恩爱终身的伴侣，成为慈爱的父母。

我们应该好好考虑在这个多元化的社会里，那些具有阿斯伯格综合征的人能给我们带来的独特价值；也应该想一想一位阿斯伯格综合征成人跟我说的一句话：或许阿斯伯格综合征正是人类进化的下一个阶段呢！

---

① 译注：英文中的"芦笋"（Asparagus）、"麻雀"（Sparrow）、"汉堡包"（Hamburger）和阿斯伯格（Asperger）字形或读音相近。

本章重点及策略

- 阿斯伯格综合征儿童会有以下几个特征。

  1. 社会推理能力发育迟缓，社交能力不够成熟。

  2. 同理心发展不成熟。

  3. 难以交友，常常被其他孩子欺负。

  4. 沟通困难，难以控制自己的情绪。

  5. 在语言的某些方面，如词汇和句型方面有特别突出的能力，但是缺乏会话技能，讲话的语气和腔调可能活像个迂腐的老学究。

  6. 对某类事物异乎寻常地强烈专注。

  7. 在课堂上难以保持注意力。

  8. 学习能力上与众不同。

  9. 在自我管理方面需要得到帮助。

  10. 在身体协调性方面常常显得笨拙。

  11. 对某些声音、气味、质感或触觉会过度敏感。

- 得到诊断的几个途径。

  1. 在幼儿时期被诊断为孤独症，以后在中学期间进化为高功能孤独症或阿斯伯格综合征。

  2. 由小学老师发现阿斯伯格综合征的症状。

  3. 先被诊断为其他障碍，如多动症、语言或运动发育迟缓、情绪障碍、饮食障碍或是非语言学习障碍。

  4. 只有在青春期对社会性和学业的要求越来越高时，阿斯伯格综合征症状才明显显现。

  5. 行为问题不断扩大，与家长、老师以及学校的冲突愈演愈烈。

  6. 亲属中有人被诊断为阿斯伯格综合征。

  7. 媒体或文学作品里关于阿斯伯格综合征的描述，促使有人想到给自己或亲戚朋友做个评估。

  8. 就业问题，尤其是如何找到并能保持住一个适合自己资历和能力的工作。

- 当知道自己和别人有所不同时，会有以下四种自然的心理补偿或适应反应。

  1. 自我责备，陷入抑郁。

    2. 通过幻想世界逃避。

    3. 坚决否认，态度傲慢。

    4. 亦步亦趋地模仿其他同龄或是影视人物。

- 得到诊断的好处。

    1. 可以防止或减弱有些心理补偿或适应性的反应带来的不良效果。

    2. 可以让自己安心，不用担心自己是不是有精神病了。

    3. 能够意识到不能像其他人一样做那些又轻松又好玩的事情，是因为天生的能力有局限。

    4. 对其他人的态度、期望和支持上产生正面的影响。

    5. 会得到更多的鼓励而不是批评。

    6. 在社交场合，能理解自己迷惑或是心力交瘁的状态。

    7. 学校可以给孩子和老师争取更多的资源。

    8. 成人在就业和继续教育方面可以得到特殊支持服务。

    9. 在职业上、友情上和婚姻伴侣关系上，能对自己有更多的理解，更好地争取权益，作出更明智的决定。

    10. 能够让自己归属到某种有意义的文化价值观上。

    11. 不会再觉得自己是愚蠢的，是天生的次品，是精神上的疯子。

- 得到诊断可能的弊端。

    1. 已得到心理医生或精神科医生诊断后，被同龄人捉弄或鄙视。

    2. 诊断也可能让别人误会他以后可能永远也达不到同龄人能够达到的成就了。

第二章 诊 断

> 一眼就能看出这些孩子来。你能从那些细小的地方发现他们就是
> 这一类孩子，从他们第一次来就诊时走进房间的样子，从他们刚开始
> 时的行为和他们嘴里说出的第一个词。
>
> ——汉斯·阿斯伯格（[1944] 1991）

在 20 世纪 40 年代，汉斯·阿斯伯格开始描述那些孤独症孩子的特征时，另一个生活在美国巴尔的摩的奥地利籍医生，利奥·凯纳（Leo Kanner）也讲述了现在被称为"孤独症谱系"的症状。凯纳医生好像并不知道那边有个阿斯伯格医生也做了相似的工作，他描述的"孤独症"是指那些表现为语言、社交和认知上的极度缺陷，沉默，与世隔绝，还有智力障碍的孩子们（Kanner 1943）。这样一个形象，一开始被认为是儿童期的精神病，从此以后这个观念在往后四十多年里统治了英语系国家有关孤独症的所有研究工作和文学作品。据我所知，阿斯伯格医生和凯纳医生从来没有交换过彼此的研究，但他们都不约而同地用到了"孤独症"这个词。

直到阿斯伯格医生在 1980 年去世后，我们才采用了"阿斯伯格综合征"的说法。对孤独症谱系障碍研究有专长的英国著名精神科医生洛娜·温发现，越来越多的孤独症孩子和成人并不完全符合凯纳医生关于孤独症的描述。在她 1981 年的论文里，描述了从 5~35 岁的 34 个案例，发现这些患者表现出来的症状更像阿斯伯格医生描述的那样，而不吻合当时普遍采用的孤独症诊断标准。洛娜·温第一次提出了用"阿斯伯格综合征"作为孤独症谱系里的一个新标准（Wing 1981）。

她提交的案例和结论非常有说服力，英国和瑞典的心理学家、精神科医生开始认真地研究阿斯伯格医生的著作和阿斯伯格综合征的特征。尽管阿斯伯格医生自己的描述非常详尽，但是他没有提出一个清晰的诊断标准。1988 年，在一个关于阿斯伯格综合征的国际会议上，经过大家讨论，确定了第一个阿斯伯格

综合征的诊断标准，于 1989 年出版，并在 1991 年修订（Gillberg 1991; Gillberg and Gillberg 1989）。尽管之后加拿大儿童精神科医生彼得·绍特马里和他的同事们也出版了两本阿斯伯格综合征的诊断手册，但是由克里斯托弗·吉尔伯格（Christopher Gillberg）医生当初组织编写的诊断手册，最接近当初阿斯伯格医生自己的描述，这也是我和很多其他资深精神科医生诊断的标准。克里斯托弗·吉尔伯格的诊断手册见表 2.1。在临床上，如果符合社交缺陷这一条标准，再加上在其他五项标准里满足至少四项标准的话，就可以得出"阿斯伯格综合征"的诊断了（Gillberg 2002）。

表2.1　吉尔伯格阿斯伯格综合征诊断标准（Gillberg 1991）

1. 社会性缺陷（极端的自我中心）（至少符合以下的两条）
   · 与同伴交往困难
   · 不参与同伴的交往
   · 不能觉察出社交信号
   · 社交和情绪上不合适的行为
2. 兴趣狭窄（至少符合以下一条）
   · 对其他活动的排斥
   · 重复性地恪守
   · 机械地去做，而不是有目的地去做
3. 强迫性地引入程式和兴趣（至少符合以下一条）
   · 影响到本人生活的每一个方面
   · 影响到了其他人
4. 语言方面的特殊性（至少符合以下三条）
   · 语言发展迟缓
   · 表面完美的陈述性语言
   · 过于正式的学究式语言
   · 语调古怪，尤其是带有特别的语音特征
   · 综合理解缺陷，包括对言下之意或书面意义的曲解
5. 非语言交流的问题（至少符合以下一条）
   · 手势用得较少
   · 笨拙或莽撞的身体语言
   · 有限的面部表情
   · 不适当的面部表情
   · 奇特的、僵直的凝视眼神
6. 动作笨拙
   · 在脑神经发育测试中的较差表现

1993 年，世界卫生组织出版了第十版《国际疾病分类指南》（*International*

Classification of Diseases, 10th Edition, ICD-10）；1994 年，美国精神医学会出版了第四版《精神疾病诊断和统计手册》（*Diagnostic and Statistical Manual of Mental Disorders*, 4th Edition, DSM-IV）[1]。这是历史上首次有两套指南同时包括了阿斯伯格综合征，更准确地说，把阿斯伯格综合征归入了"广泛性发育障碍"[2]之内。两套指南分类的标准极其相似，而且都认同了孤独症，或者说广泛性发育障碍，本来就是各种各样的，还会有几种亚型，阿斯伯格综合征便是其中之一。

当确定一个新的症候群后，人们常常会在各国医疗文献中寻找其他类似症状的描述。我们现在知道只有一个俄国的神经科学研究助理埃娃·苏哈日娃博士（Dr. Ewa Ssucharewa）在 1926 年首先发表过和现在的阿斯伯格综合征相似的儿童病例报告（Ssucharewa 1926; Ssucharewa and Wolff 1996）。苏哈日娃博士的描述符合近代被人们认为的"类精神分裂型人格异常"（Schizoid Personality Disorder, SPD）。沃尔夫医生（Sula Wolff 1995, 1998）重新研究了有关"类精神分裂型人格异常"的资料后，认为这和如今公认的"阿斯伯格综合征"非常相似。我自己倒是对国际上最终采用了"阿斯伯格综合征"这个名词松了一口气，因为对说英语的人来说，毕竟"阿斯伯格"要比"苏哈日娃"容易说也容易拼写。

汉斯·阿斯伯格医生于 1980 年去世，并没有机会评价那些英语国家的心理学家和精神科医生对他工作的诠释，其实也是直到 1991 年他的早期论文才由乌塔·弗里斯（Uta Frith）[3] 从德语翻译成英语。现在，我们已经有两千多份关于阿斯伯格综合征的研究成果，一百多部关于阿斯伯格综合征的书籍。从 20 世纪 90 年代中期以来，世界各国阿斯伯格综合征的诊断率越来越高。

阿斯伯格综合征的问卷和评分

当学校、治疗师、家人、机构的人或者患者本人意识到他需要去做一个阿

---

① 译注：2015 年新出版的《精神疾病诊断和统计手册（第 5 版）》已将阿斯伯格综合征归入孤独症谱系障碍。

② 注：广泛性发育障碍（Pervasive Developmental Disorders, PDD）的主要表现是在相互性社交和沟通能力上存在严重缺陷，并伴有刻板行为、兴趣和活动。

③ 译注：乌塔·弗里斯，1950 年出生，英国发展心理学家，孤独症领域专家，本书作者的博士论文导师。

斯伯格综合征的诊断时，首先要做的常常是填写一份问卷或是评分表。这个问卷可以帮助医生确定是否要转介给阿斯伯格综合征专科医生，也可以提示是否还具有阿斯伯格综合征的其他能力和行为，帮助被试者"不会偏离方向"。目前我们共有八个问卷可以用于测试儿童，六个可以用于成人。最近也有人对这些阿斯伯格综合征测试工具的合理性、可靠性、针对性和敏感性做了系统的分析（Howlin 2000），但还没有任何一个问卷或评分表可以被公认为第一选择。下面是按字母顺序排列的针对儿童阿斯伯格综合征的问卷和量表。

- ASAS：澳大利亚阿斯伯格综合征量表（Australian Scale for Asperger's Syndrome, Garnett and Attwood 1998）
- ASDI：阿斯伯格综合征诊断访谈表（Asperger Syndrome Diagnostic Interview, Gillberg et al. 2001）
- ASDS：阿斯伯格综合征诊断量表（Asperger Syndrome Diagnostic Scale, Myles, Bock and Simpson 2001）
- ASSQ：孤独症谱系筛检问卷（Autism Spectrum Screening Questionnaire, Ehlers, Gillberg and Wing 1999）
- CAST：儿童阿斯伯格综合征测验（Childhood Asperger Syndrome Test, Scott et al. 2002, Williams et al. 2005）
- GADS：奇兰姆阿斯伯格综合征量表（Gilliam Asperger Disorder Scale, Gilliam 2002）
- KADI：克拉奇阿斯伯格综合征指数（Krug Asperger Disorder Index, Krug and Arick 2002）

最近针对 ASDS、ASSQ、CAST、GADS 和 KADI 所做的评估表明，这五大测量工具在心理统计上都有明显不足，其中 KADI 显示出最强的心理统计学特征而 ASDS 最弱（Campbell 2005）。

下面这些问卷是为成年阿斯伯格综合征设计的，大部分是由西蒙·巴伦-科恩（Simon Baron-Cohen）和萨莉·惠尔赖特（Sally Wheelwright）设计的，并且附在由西蒙·巴伦-科恩撰写的《必要的差异：男人、女人和极端男性思维》（*The Essential Difference:Man, Woman and the Extreme Male Brain*, 2003）一书后面。

- ASQ：孤独症谱系商数（Autism Spectrum Quotient, Baron-Cohen et al. 2001b; Woodbury Smith et al. 2005）
- EQ：同理商（Empathy Quotient, Baron-Cohen and Wheelwright 2004）
- 想法解读 – 眼部测试（The Reading the Mind in the Eyes Test, Baron-Cohen et al. 2001a）
- 想法解读 – 声音测试（The Reading the Mind in the Voices Test, Rutherford, Baron-Cohen and Wheelwright 2002）
- FQ：友谊问卷（Friendship Questionnaire, Baron-Cohen and Wheelwright 2003）
- ASDASQ：成人孤独症谱系障碍筛检问卷（Autism Spectrum Disorders in Adults Screening Questionaire, Nylander and Gillberg 2001）

米歇尔·加尼特（Michelle Garnett）和我重新修订了针对 5~18 岁儿童和青少年的澳大利亚阿斯伯格综合征量表，这个量表修订版（ASAS-R）的结果于 2007 年出版。

诊断评估

筛检工具通常包括了任何有可能成为阿斯伯格综合征的症状和表现，以便找出所有可能的阿斯伯格综合征个案，但这些不能取代正式完整的诊断评估，诊断评估可以客观地证实在筛检中发现的行为和能力表现是否确切。一个有经验的医生会从这几方面来评估：社会推理能力、情感沟通能力、语言和认知能力、兴趣爱好、运动和协调功能，还有感知觉及自理能力。从先前的筛检资料中可以得出很多关于本人有价值的信息，但需要在评估过程中得到进一步的检查和确认。这个评估过程还需要对本人及其家庭主要成员的医疗和发育史进行审核（Klin et al. 2000），家族史应该包括那些相似能力的审核，即使不是阿斯伯格综合征的诊断也应该包括进来。

现在有两种针对儿童孤独症的诊断工具，《孤独症诊断访谈表（修订版）》（The Autism Diagnostic Interview-Revised, ADI-R, Lord, Rutter and Le Couteur, 1994）

和《孤独症诊断观察方案》（The Autism Diagnostic Observation Schedule-Generic, ADOS-G, Lord et al. 2000）。ADI-R 采用的是半松散的结构，主要是根据家庭及看护者所描述的孩子孤独症迹象的严重程度进行分析。ADOS-G 是通过观察孩子的社交和沟通能力，从而给其行为和能力打分。这些工具主要都是针对孤独症孩子的，而不是专门针对阿斯伯格综合征的，所以可能对阿斯伯格综合征中那些最细微的症状不会很灵敏（Gillberg 2002；Klin et al. 2000）。

对阿斯伯格综合征的诊断评估需要一个"流程协议"（常常由医生自己设计），用一些"脚本"或是一系列的行为和测试确定有些能力是否属于这个年龄段孩子的正常能力，还是存在迟缓或变异的情况。医生可能会采用一个对照表对比那些在诊断评估中包括的阿斯伯格综合征症状，还有从文献以及自己的行医经验中所了解的同年龄正常发育孩子的特点。

有些孩子或成人相对容易诊断，医生可能在几分钟里就能得到一个大致的诊断意见，但还需要做完整的诊断评估确认最初的印象。而对有些女孩或妇女，还有那些具有相当智力的成人，因为他们可能会伪装自己而让评估变得更为困难。评估的过程可能会长达一小时或几小时，视评估的广度和深度而定。医生越有经验，评估的过程可能就越短。下面的几章都会讲到这个评估过程。

诊断评估不能光是评估那些缺陷，还需要考虑那些虽然看起来没问题但也有可能归结为阿斯伯格综合征的其他特征，比如说，一个孩子可能因为某个特殊的兴趣而得过很多的奖和证书，或是在数学或艺术比赛中显示了出色的才华；另一个孩子可能会画出非常写实的作品或发明出电脑游戏。评估也需要向家长询问他们的孩子有哪些可爱的品质，比如说，很善良，有非常强的社会正义感，非常关爱动物等。

《社交和沟通障碍诊断调查表》（The Diagnostic Interview for Social and Communication Disorder, DISCO）可以让医护人员能够系统详尽地收集有关的发育历史和现状信息，从而用于帮助诊断各个年龄段的孤独症及其他发展性障碍（Wing et al. 2002），但这套工具只能经过训练才能使用。

当前诊断的标准

一般医护人员都会采用美国精神医学会的《精神疾病诊断和统计手册（第

四版》》（DSM-IV）给包括阿斯伯格综合征在内的发展性障碍做评估。DSM-IV 里关于阿斯伯格综合征或称为阿斯伯格障碍的诊断标准在 2000 年修订出版（内容参见表 2.2）[①]。

表2.2　DSM-IV的阿斯伯格综合征诊断标准（美国精神医学会，2000）

A. 社会互动能力上的本质性缺陷，至少符合以下两项：
　1. 在多个非语言行为上，如眼神对视、面部表情、身体动作和用来调节社交互动的手势等方面有明显的缺陷。
　2. 不能发展出和年龄相称的同龄人友谊。
　3. 不会自发地和别人分享快乐、兴趣和成就感（例如，不会把自己感兴趣的东西显示或影响到别人）。
　4. 缺乏社会和感情的互动。

B. 在刻板重复的行为、兴趣和活动上，至少符合以下的一种：
　1. 执迷于一种或多种刻板兴趣，在强度或专注度上显得不正常。
　2. 看起来毫不妥协地恪守某种没有实际用处的常规和程式。
　3. 刻板和重复的动作（例如，甩手、摆手、转手、摇手，或是其他复杂的全身动作）。
　4. 对事物的某些部分特别、持续地着迷。

C. 这些缺陷在临床意义上导致了社交、职业或是其他功能上的显著受损。

D. 在临床意义上没有显著的语言迟缓（例如，在2岁就能说单词，3岁时能用简单词汇）。

E. 在认知发展方面，在符合其年龄范围的自理能力和适应性行为（除了在社会互动中）的发展上，以及童年时期对外界表现出的好奇心方面，都没有临床意义上的显著迟缓。

F. 不符合被诊断为其他特定广泛性发育迟缓障碍或是精神分裂症。

　　DSM-IV 里的内容是为了补充说明诊断标准，只是粗略地提供了诊断的过程和对症状浅显的描述，如果仅仅靠这个纲领性文件就作出一个阿斯伯格综合征诊断的话，那么这个医护人员对阿斯伯格综合征的理解是远远不够的，得到的结论也是不可靠的。只有经过了长期训练、指导和积累了很多的行医经验之后，医护人员才能得到一个让患者信服的诊断结果。

目前和 DSM-IV 相关的一些问题

　　DSM-IV 把阿斯伯格综合征划了进去，受到广大医护人员的普遍欢迎。这是一个明智之举，就像把广泛性发育障碍——包括孤独症和阿斯伯格综合

---

① 译注：第五版的诊断标准参见中文简体版《精神疾病诊断和统计手册》，北京大学出版社，2016 年。

征——从所谓的"二类轴心疾病"（也就是那些长期稳定的不大有康复前景的病症）转移到了"一类轴心疾病"（也就是那些经过早期干预和治疗后症状可以改善的病症）一样。但 DSM-IV 还是存在一些问题，尤其是在诊断中如何区分孤独症和阿斯伯格综合征。

语言发育迟缓

DSM-IV 里有关孩子和成人是否符合阿斯伯格综合征诊断的标准中提到的"没有显著的语言发育迟缓（即 2 岁还不能说单个词汇，3 岁还不能用简单句型交流）"，一直受到语言病理学家的批评。换句话说，如果早期语言发育迟缓，即使其他方面都符合阿斯伯格综合征的特征，按照这个标准，这个孩子还是得诊断为孤独症，而不是阿斯伯格综合征。在孤独症方面有多年经验的语言病理学家黛安娜·特瓦克特曼－卡伦（Diane Twachtman-Cullen 1998）就批评将所谓"显著的语言发育迟缓"作为排他性的判断标准，因为缺乏必要的科学性，容易造成定义上的模糊性，对医护人员而言缺乏可操作性。最新的关于新生儿如何发展语言能力的研究表明，其实新生儿 1 岁时已经能说单个词汇，1.5 岁可以使用简单的交流短语，2 岁就可以说简单的句子了。按照现在 DSM-IV 的标准，这样的语言发育情况已可以判断为迟缓。

那么，到了青春期，对于一个智商在正常范围内的孤独症青少年（即高功能孤独症）或阿斯伯格综合征青少年而言，早期语言发育程度究竟对他们有多大的影响呢？现在有研究在考察孤独症儿童早期语言发育的迟缓是否会精确预示今后的临床症状。已经有四项研究显示，很难把早期语言发育程度作为区分高功能孤独症和阿斯伯格综合征之间的标准（Eisenmajer et al. 1998; Howlin 2003; Manjiviona and Prior 1999; Mayers and Calhoun 2001）。智商正常的高功能孤独症青少年和阿斯伯格综合征青少年在早期语言发育上的差异，到了青春期前期基本上就消失了。

语言发育迟缓却是吉尔伯格用来判定阿斯伯格综合征的标准之一（Gillberg 1991; Gillberg and Gillberg 1989），一个早期孤独症症状典型但后来语言发育很顺利的孩子和一个没有语言迟缓现象的阿斯伯格综合征孩子，后期语言能力基本一致。按我自己以及其他很多医护人员的意见，早期语言发育迟缓不能作为排除阿斯伯格综合征的标准，但是可以像吉尔伯格标准那样，作为一条"兼容性"的标准。在诊断评估过程中，焦点应该放在当前语言使用的状况，而不是过去的语言发展史。

自理能力和适应性行为

DSM-IV 把儿童阿斯伯格综合征称为"在认知发展方面，在符合其年龄范围内的自理能力和适应性行为（除了在社会互动中）的发展上，以及童年时期对外界表现出的好奇心方面，都没有临床意义上的显著迟缓"。然而，无论是临床经验还是调查研究都会发现，那些阿斯伯格综合征儿童和青少年的家长们，尤其是母亲们，经常不得不对他们的自理和日常生活耳提面命，小到帮他们切菜、如何保持自己的个人卫生，大到如何穿着合适得体，或是如何安排自己的时间等等。当父母填写完关于孩子的自理能力和适应性行为的调查问卷表之后，很容易看出来，孩子这方面的能力相对他们的智力和年龄来讲是比较落后的（Smyrnois 2002）。医护人员也认识到这些阿斯伯格综合征孩子在适应性行为方面的明显问题，尤其是在对愤怒、焦虑和精神沮丧的控制能力上（Attwood 2003a）。

其他重要的或是过渡性的特点

DSM-IV 的诊断标准并没有包括最初阿斯伯格医生和其他临床文献中描述过的一个语言方面的现象，也就是老学究式的语言和古怪的语调。DSM-IV 也没有充分地考虑到在感知觉和统合方面的问题，特别是听觉敏感和在光线、触觉和气味上的过度敏感。阿斯伯格综合征人士在这些方面的问题也会对个人生活造成很大的影响。这个标准也没有把"运动笨拙"列进去，而这也是阿斯伯格医生和其他文献中提到的（Green et al. 2002）。

同时，有人也批评 DSM-IV 强调那些不常见或是过渡性的行为。它引用了"刻板和重复的动作（比如，拍手或玩手，或复杂的全身动作）"，但是从临床经验上看，很多阿斯伯格综合征孩子从来就没有过这样的行为。有研究指出，这些行为即使出现在一些孩子身上，在他们 9 岁左右也会消失（Church, Alisanski and Amanullah 2000）。

阶层式的观点

如果一个孩子满足了诊断为孤独症的标准，那么尽管他在认知、社交、运动和感觉以及兴趣方面符合阿斯伯格综合征的诊断标准，根据 DSM-IV，他也要优先被诊断为孤独症。

已经有好几个研究项目评估过这样优先选择的问题（Dickerson, Mayers and Crites 2001; Eisenmajer et al. 1996; Ghaziuddin, Tsai and Ghaziuddin 1992; Manjiviona and Prior 1995; Miller and Ozonoff 1997; Szatmari et al. 1995）。这些研究的共同结论是如果严格按照目前的 DSM-IV 标准，那就几乎不可能得到阿斯伯格综合征的诊断。

很多医护人员，包括我自己，已经否认了这种"阶层式的观点"。医护人员中的一般共识是，如果孩子的特征符合阿斯伯格综合征的标准，就应该优先诊断为阿斯伯格综合征，而不是孤独症。还有和 DSM-IV 不同的是，如果这个孩子同时符合孤独症和阿斯伯格综合征的诊断标准，医生往往给予这个孩子阿斯伯格综合征的诊断（Mahoney et al. 1998）。值得注意的是，这个诊断标准还在不断发展和演变，而不是铁板钉钉的定论。

是阿斯伯格综合征还是高功能孤独症

德米尔（DeMyer）、欣特根（Hingtgen）和杰克逊（Jackson）在 1981 年首次使用了高功能孤独症这个词，就在同一年，洛娜·温首次提出了"阿斯伯格综合征"这个术语。过去我们用高功能孤独症这个词描述那些在早期显露出典型孤独症的特征，但在成长中比一般孤独症孩子在智力、认知、交流、社交和适应性上发展更快的孩子（DeMyer et al. 1981）。这些孩子的发展远远超出了临床预期，但现在我们还没有一个针对高功能孤独症的诊断标准。

有研究对高功能孤独症孩子和阿斯伯格综合征孩子的认知能力进行比较，后者是从小没有认知或语言发展迟缓的，结果表明，无法将两者明确分开。埃勒斯（Ehlers）和同事们 1997 年的研究发现，两类孩子中只有少数人才会有特别的认知特点。另一个由美国耶鲁大学做的研究表明了这两者在神经心理上的不同（Klin et al. 1995），但是，其他也同样使用神经心理学方法的研究小组却没有发觉两者的不同（Manjiviona and Prior 1999; Miller and Ozonoff 2000; Ozonoff, South and Miller 2000）。最近发表的一个研究发现，用《孤独症行为检核表》（Autism Behavior Checklist, ABC）系统地评估高功能孤独症和阿斯伯格综合征孩子过去和当前的行为表现，无法区分两者在当前行为上的表现（Dissanyake 2004）。

一般地说，如果就诊者的智商在正常范围内，一般会得到阿斯伯格综合征的诊断。那些阿斯伯格综合征成人和孩子在标准测试中的表现往往非常不平均，有些方面的分数可能会比较正常，甚至会比较优秀，而有些则落到了低能的分数段上。阿斯伯格医生最初是把有一定智力损伤的孩子也包括在孤独症里，但是按照现在 DSM-IV 的标准，只要是智力落后，就要排除掉阿斯伯格综合征的诊断。从总体上来说，我自己会小心谨慎地看待智商，这样就会有智力落后但认知正常的案例。

一个关于高功能孤独症和阿斯伯格综合征能力研究的论文综述发现，那些宣称能发现两者差别的论文数目和那些宣称没发现有何差异的论文数目是一样的（Howlin 2000）。欧洲和澳大利亚的医护人员把孤独症和阿斯伯格综合征看作同一个谱系而非不同类别的症状（Leekham et al. 2000）。目前，这两个名词（高功能孤独症和阿斯伯格综合征）在临床实践中是可以互换的。至今还没有令人信服的论点和数据可以认定高功能孤独症和阿斯伯格综合征是两种独立、不同的病症。作为一个医生，我也不认为学术界应该将这两个症状相近且治疗方法也一致的病症截然分开。

不幸的是，孤独症和阿斯伯格综合征在诊断上的模糊性却让有些人得不到政府的相关服务和福利。在有些国家、州或省，如果孩子得到孤独症的诊断，就可以在学校里得到帮助，或是家里得到一定的补助或医疗保险，但如果得到的诊断是阿斯伯格综合征，这一切可能都没了。所以，有些医生明知道孩子是阿斯伯格综合征，但还是会下高功能孤独症的结论，这样孩子就能得到相应的服务，家长也能免去官司之累。

阿斯伯格综合征的患病率

阿斯伯格综合征的患病率[①]到底是多少，取决于采用哪家的诊断标准。美国精神医学会的 DSM-IV 和世界卫生组织的 ICD-10 非常接近，都是最严格的标准，同时也受到学术界的大量批评，被医护人员抱怨很难在临床上执行。按照 DSM-IV 或 ICD-10 的标准，早期研究发现阿斯伯格综合征的患病率在每万名儿童中 0.3~8.4 个（Baird et al. 2000; Chakrabarti and Fombonne 2001; Sponheim

---

① 注：患病率（prevalence）指在全部人口中具有此种情况的人数在总人口中所占的比例。

and Skjeldal 1998; Taylor et al. 1999)。照此计算，阿斯伯格综合征的患病率在1/33 000~1/1 200 之间。

欧洲和澳大利亚的很多医护人员的首选诊断标准是最接近阿斯伯格医生自己描述的吉尔伯格标准（Gillberg 1989）。按照吉尔伯格标准，阿斯伯格综合征的患病率应该在每万名儿童中 36~48 个，或是在 1/280~1/210 之间（Ehlers and Gillberg 1993; Kadesjo, Gillberg and Hadberg 1999）。

"患病率"（prevalence）和"发生率"（incidence）这两个科学术语有定义上的区别，患病率是指在某个时期符合条件的案例有多少，而发生率是指在某个时间段里新发生的案例有多少。我自己也使用吉尔伯格标准。以我的临床经验，我们大概只发现和诊断了 50% 左右的阿斯伯格综合征儿童。那些没被发现的儿童要么就是伪装得很好让人不易察觉，要么就是因为医护人员没能发觉阿斯伯格综合征的苗头而把焦点集中在了另一个诊断上。

对女孩的诊断评估

前来求诊的大部分儿童都是男孩。从 1992 年起，我在澳大利亚的布里斯班开了一个服务于阿斯伯格综合征儿童和成人的诊所。最近 12 年，我对一千多个诊断报告综合评估发现，男孩和女孩的比率为 4∶1。以我的行医经验，我也发觉女孩比男孩更难被发觉和诊断，因为很多女孩更善于适应和伪装，当然有些男孩也会这样做。利亚纳·霍利迪·维利在她的自传《故作正常》[①]（Willey 1999）里描述她是怎样学会在社交场合中应对的。医护人员可能会观察到一个问诊者看起来好像有足够的互动交流能力，态度和手势很得体，但是在学校里观察时，会发觉这个孩子仿照某个社交活跃的人学会了一套社交对策，但当他遇到社交问题时，往往得用理性分析而不是直觉判断和行动。另外一个伪装的案例，为了掩饰自己的困惑，在别人来邀请一起玩的时候先礼貌地拒绝，一直到他搞清楚怎么做以后才会接受。这种策略就是先等一下，仔细观察，只有他觉得能够模仿前面那些孩子怎么做以后才会加入，但是如果游戏规则或内容突然变化，那孩子马上就会不知所措。

阿斯伯格综合征女孩会有一种在人群中"消失"的本领，和别人若即若离。

---

① 译注：《故作正常》（*Pretending to be Normal*）中文简体版 2017 年由华夏出版社出版。

一个阿斯伯格综合征妇女回忆她的幼年时，说她好像是一个"站在圈外观望"的孩子。还有其他的办法可以避免参加课堂活动，比如很乖、很礼貌，这样不会引起老师和同学们的注意；或者是存心消极对待，在学校和家里都不合作，这样的情况被描述成"病态躲避要求症"[①]（Newsom 1983）。

一个阿斯伯格综合征女孩在人际关系中一般不会"多变"或"蛮横"，而且比男孩更容易发展出亲密无间的关系，别人也愿意和这个天真而"安全"的女孩交往。正是这些因素让她们一开始很难被发觉，因为阿斯伯格综合征诊断标准的重要一条就是"不能发展出同龄人的友谊"。对女孩子来说，这更像是特别的个性，而不是能力上的缺陷。这种女孩的社交问题只有在她的女伴或是导师离开她去了另一个学校以后才会暴露出来。

阿斯伯格综合征女孩的认知和语言能力和有同样诊断的男孩差不多，但是她们的某些特殊兴趣可能不像男孩那样离奇和出格。如果一个女孩对马很感兴趣，大人们不会诧异，但是如果这个兴趣强烈到控制了她的日常生活，那就另当别论了。比如，她把床铺挪到马棚里挨着马睡觉。如果她的兴趣是芭比娃娃，那她可能会把五十多个芭比娃娃按字母顺序排列整齐，却从不和其他女孩一起玩。

和一个阿斯伯格综合征男孩谈话，很快就能看出这是个"小教授"，因为他会用些和年龄不相符的词汇，还不断提供很多让人感兴趣（或是让人厌烦）的事实和数据。而阿斯伯格综合征女孩会更像个"小哲学家"，她们往往会深入思考社会问题。从很小的年纪起，她们就能把认知能力用于分析自己的社交问题，所以比起男孩子，她们更容易发现自己社交方面的不当之处，其他人也更容易和她们讨论些新闻时事。

阿斯伯格综合征女孩在游戏场中身体协调性的表现也不会像类似的男孩那么突出，所以她们就更不容易被发现并被建议去做阿斯伯格综合征评估。无论在学校里还是在游戏场上，甚至在诊所里，如果这样的女孩有能力掩饰一些阿斯伯格综合征症状，那么家长、老师和医生们最后都没看出来也是正常的了。

我在自己诊所看过的阿斯伯格综合征分布于各个年龄段，不过儿童案例还是要多于成人案例。在成人案例中，男女比例在 2∶1 左右。很多来就诊的妇女，要么过去没有足够的自信，要么就是下不了决心。随着自己的成熟，尤其

[①] 注：病态躲避要求症（Pathological Demand Avoidance）的主要表现是在家里和学校都采取消极不合作态度，逃避社会互动。

是长期遭遇感情、工作、配偶关系的问题，她们决定要寻求帮助了。另一条路子是她们自己的孩子被诊断为阿斯伯格综合征，她发觉自己也有相似的症状。我们需要多多探讨阿斯伯格综合征妇女露丝·贝克（Ruth Baker）所说的"谱系中不容易看见的那一端"的现象。

成人阿斯伯格综合征的诊断

对成人的阿斯伯格综合征诊断给医护人员带来许多问题。因为时间太久了，在评估中有关童年时代的回忆会受到准确度的影响。小时候的照片常常可以帮助回忆。家庭照片常常是在某个社交场合里拍的，这可以观察他当时怎么和社会互动。评估中可以请家庭成员讲讲这些照片的背景，当事人当时的能力和表现。学校报告也能反映出孩子有没有人际关系、学习和行为障碍方面的问题。

我们现在也有针对成年人的问卷调查，用来判断阿斯伯格综合征成人的能力和特征，从中得到的分数和分析极其有用。我也认识到，让家庭成员如配偶或妈妈来验证当事人的答案会非常有益。当事人的问答当然是基于他自己的能力和理解，而另一个不是阿斯伯格综合征的家庭成员的答案可以提供不同的参照。比如，有个当事人被问到小时候朋友是不是经常到他家玩，他回答说他们去他家玩，听起来这个当事人小时候还比较受欢迎也交到了朋友。他妈妈则证实是有小朋友来家玩，但他们不是和他玩而是来玩他的玩具，而那时他只是躲进自己的卧室玩乐高玩具。

有时候，可能是因为自尊心或是担心诊断后被当成精神病，当事人会故意误解医护人员。本是这么解释的：

> 我常常感到自卑，所以我永远不会对人说出那些会羞辱我的真相。如果你问我是不是理解不了别人，我会回答不会的，而其实我确实理解不了人家。如果你问我是不是躲避和人接触，我也会说不会的，因为我不想让你觉得我古怪。如果你问我有没有同情心，我还会觉得被你羞辱了，因为所有人都知道好人有同情心而坏人缺乏同情心。我也会否认我怕很大的噪声，还有狭窄的兴趣，还有会因为程序改变而沮丧。唯一我会正面回答的问题是有没有一个非凡的长期记忆力，对历史事件和事实记得清清楚楚像本活着的大百科全书。因为我喜欢这样的事情，它们让我看起来很聪

明。如果我认为这对我有好处，我就回答是，如果对我没好处，我就回答不。(LaSalle 2003, pp. 242-243)

在评估过程中，这个成年当事人可能会给出具有同理心和社会推理能力的答案来，但仔细观察就能发现，那样的答案总是晚了几秒钟才出来，这是因为他在理智分析而不是仅凭直觉就给出答案。这个分析过程看起来就像一个深思熟虑而不是自然而然的反应。

有些具有很明显的阿斯伯格综合征症状的成人，会觉得他们自己的表现很正常，因为他们通过模仿自己的父母学习交流技能。如果他的父母一方真有明显的阿斯柏格综合征特征的话，那他对于什么是"正常"的看法当然也会大打折扣。

成人阿斯伯格综合征评估工具（AAA）

现在有专门针对成年阿斯伯格综合征的评估办法和诊断标准（Baron-Cohen et al. 2005）。《成人阿斯伯格综合征评估》（The Adult Asperger Assessment, AAA）用了两种检查方法，一个是"孤独症谱系量表"（Autism Spectrum Quotient, ASQ），一个是"同理商"（Empathy Quotient, EQ）。还有一些针对成人的诊断标准，包括 DSM-IV 和几项附加的标准。这项工作最初由西蒙·巴伦-科恩和他在英国的剑桥阿斯伯格综合征终身服务部（Cambridge Lifespan Asperger Syndrome Services, CLASS）的同事们发起。诊断过程中，医护人员要求求诊者填写 ASQ 和 EQ 表，然后对答案进行验证，最后得出结论。

成人的诊断标准

AAA 的诊断标准和 DSM-IV 的一样，但是增加了在成人身上表现更突出的十项阿斯伯格综合征的症状。在 DSM-IV 附带的 A 表（社会互动方面的显著缺陷）里，附加的标准是难以理解社会状况和别人的想法及感受。

在 DSM-IV 的 B 表（刻板重复的行为，兴趣和活动）中，增加的一条是在分析事物时总有非黑即白的倾向（如在政治或道德问题上），而不是灵活、多角度地看问题。

在 AAA 中，有两部分标准来自 DSM-IV 中关于孤独症的标准，而非关于阿斯伯格综合征的标准。对交流能力和想象力的研究和临床经验表明，这两部分标准更适合于成年的阿斯伯格综合征，他们是在语言和非语言交流上存在本质缺陷。

1. 倾向于把任何谈话都引向自己或者自己的兴趣。

2. 在与别人发起或维持谈话时具有明显的缺陷。除非这些谈话有一个明确的主题或是辩论目标，否则不明白为什么要有应酬性的聊天，或是谈些家常琐事，或是为了打发时光的闲聊。

3. 学究似地说话，或者包含了太多的细节。

4. 不能分辨出听者是真的感兴趣还是感到厌倦了，即使他已经被告知别就某个话题谈个没完。当其他话题也被提起时，这个特点尤其明显。

5. 经常会失言或说些失礼[①]的话而不顾及听者的感受。

AAA 的诊断标准包含了至少三条以上在语言或非语言交流方面的缺陷，还包括了至少一条在想象力方面的缺陷。

1. 缺乏和年龄相符的多样化的、自发性的假想游戏能力。

2. 不能讲述、描写或创造出自发性的、原创性的、自主性的小说故事。

3. 要么对符合年龄段的小说作品（文字的或戏剧的）不感兴趣，要么只对某种小说感兴趣（比如，科幻小说、电影中的历史背景或技术背景）。

成年应诊者在 ASQ 和 EQ 上的答卷提供 AAA 中五个部分所描述的案例。尽管这种评估的敏感度和专业性还有待今后的研究更深入地检验，但是至少目前我们拥有一个专门针对成人的评估工具。

结束诊断评估

在评估的最后，医护人员会根据求诊者个人的发育史、能力范围以及行为表现总结出哪些特征符合阿斯伯格综合征标准，最后确认这些症状是否足以作出阿斯伯格综合征的诊断。我会用一个 100 块的拼图向求诊者和家属形象化地解释，有些拼板（或者说阿斯伯格综合征特征）是很重要的，比如说边线块和角块。当超过 80 块拼板被拼接起来后，我们就可以大致知道要拼什么图了，这

---

① 注：失言或失礼（faux pas）指不礼貌或出格的言语行为。

个诊断也可以下结论了。没有一块单独的拼板能代表阿斯伯格综合征，即使是一个发育正常的孩子或成人也可能会符合其中 10~20 块拼板的特征。有时候，一位求诊者可能会有比普通人多一些拼板，但是还不够诊断标准，或者是缺了关键的边角块，总之，还是没法完成拼图或者说确定成为一个阿斯伯格综合征的诊断结果。

用这个拼图可以形象化地解释诊断中的术语，即"未特定的广泛性发育障碍"[①]（Pervasive Development Disorder Not Otherwise Specified, PDD-NOS）。这个术语描述了某个人符合很多块拼板，有些不是那么典型，或是尚未到达标的程度，但是已经有了足够的拼板确保他"就差那么一点儿"符合阿斯伯格综合征，所以他需要得到与已有症状相对应的服务。

在完成阿斯伯格综合征的诊断之后，诊断书最后的结论里还应该写上很多阿斯伯格综合征具有的正面特征，比如，他可以成为某个方面的专家；还应该写明每一项标准中他的表现、总体的表现，还有哪些个人行为和能力的特征不能归咎于阿斯伯格综合征。医护人员还需要对求诊者有没有第二种障碍或双重障碍作出评价，如焦虑、抑郁或行为问题，指出是哪一种障碍最大限度地影响了他的生活，建议他应该优先治疗哪种障碍。

我会把这个结论部分录音送给求诊者和家属们，这样他们可以反复地听，深刻地领会精神，其他没办法当面听取诊断结论的亲属和老师们也可以通过录音加强对诊断结果的理解。我也注意到，录音还可以帮助减少误解和误传。后续的工作包括探讨阿斯伯格综合征的可能起因，推荐干预项目、政府的服务项目、团体支持组织、相关的出版物，还有预后和监控的过程等，当然，这些需要在诊断结束后有更多的约诊细谈。

对诊断的信心

我个人对 5 岁以后孩子的诊断具有相当大的自信心，但是对学龄前儿童就没有那么自信了，因为这么小的孩子能力发展参差不齐。有的孩子会在社交、语言和认知能力上有发育迟缓的现象，但随着时间的推移，有些症状也会"消失"。尽管对年纪小的孩子的诊断最后可能是个假象，但他们还是能从针对阿斯

---

① 译注：PDD-NOS 也称"广泛性发育障碍 - 未特定"，或"非特异性广泛发育障碍"。

伯格综合征孩子制订的训练项目中提高在社会推理和会话交流等方面的能力。随着年龄的增大，诊断的结论也会越来越准确。现在也有了适用于学龄前儿童的诊断评估工具（Perry 2004），医护人员也可以利用以下几章中关于低幼儿童阿斯伯格综合征的描述进行评估。

对成人诊断评估的可靠性取决于求诊者回答问题时的精确度和诚实。他或许可以用"装酷"掩饰自己在社交上的困难，或是在诊所里用自己的分析表现出普通成人的举止，但事实上，他在日常生活社会交流中还是有很明显的困难。这就是智力反应和生活现实的差异了。

有些来就诊的成人所表现的症状还没有严重到符合 DSM-IV 的标准。他们在社会理解力方面的问题往往可以通过一个伴侣或同伴的大力帮助得到解决，给他指点社交中的行为规则，给他解释社会中的关系，帮他修正那些对别人来说不很恰当的行为和言论。

在工作中，一个富有同情心的同事或上司会有很大的帮助。在这种情况下，对于一个可能从事比较高级的职业、有自己的亲密伴侣、各方面看起来过得还不错的人，医护人员得考虑他是不是也需要做个诊断，他能不能从这个阿斯伯格综合征诊断中得到益处（Szatmari 2004）。在诊断过程中，他可能不需要政府提供的服务，但是可能会从婚姻咨询和职业咨询中得到很大的帮助。如果这个人正好失业或离婚了，而且那些阿斯伯格综合征的症状也越来越明显，那么做一个诊断是有好处的。此时，重要的不是知道他的阿斯伯格综合征有多严重，而是替他改善环境，改变别人对他的期望，帮他适应环境，给他必要的支持。

最后，作出阿斯伯格综合征的诊断，就是要实事求是地根据对其能力和社会交往情况的考察结果，结合家长和老师等人的描述和报告，对求诊者作出合理的诊断。其中，诊断的核心是在社会交往和社会互动方面是否存在本质缺陷，其他方面的特征则没有轻重缓急的顺序。一个均衡、全面的评估还是非常重要的，因此，一个阿斯伯格综合征的诊断结论要基于医护人员的临床经验、现有的诊断标准，以及对当事人日常工作和生活的影响。按照阿斯伯格综合征人士杰里·纽波特的话说，"当人性的特征变得不切实际且极端的时候"，也就需要做诊断了。

本章重点及策略

- 目前一共有八种诊断筛检问卷表可用于儿童，有六种可用于成人。
- 妇女和女孩，还有具有相当智力的成人和儿童，往往更难得到阿斯伯格综合征的诊断，因为他们更善于伪装和掩饰自己的困难。
- 诊断评估不仅需要检查那些困难的地方，还需要检查那些有可能和阿斯伯格综合征正面特征相关的部分。
- 在现有的 DSM-IV 标准中，存在如下几个严重问题。

  1. 尽管诊断标准中说在语言方面没有临床意义上显著的迟缓，但实际上却包括了那些有语言发育迟缓的孩子。
  2. 那些智力正常的阿斯伯格综合征孩子和孤独症孩子之间的学龄前语言能力差异，到了青春期早期基本上就消失了。
  3. 诊断标准中说明在自理能力方面没有临床意义显著的迟缓，但是临床经验和研究结果显示，父母常常需要在日常生活技巧和自理能力方面给以语言提示和指导。
  4. 诊断标准没有提及最初由汉斯·阿斯伯格医生提到的那些语言上的特征，或是感知觉方面的问题，却包括了不常见或是暂时性的特征。
  5. 这个标准说，如果症状也符合孤独症的话，那么要优先诊断为孤独症，但是很多医生不赞同这样的判断标准。
  6. 该诊断标准还处在不断改进的过程中。

- 克里斯托弗·吉尔伯格的诊断标准其实最接近阿斯伯格医生的描述，也是很多医生的首选。
- 目前还没有令人信服的结论或数据一致证实阿斯伯格综合征和高功能孤独症是两种不同的障碍。
- 根据吉尔伯格诊断标准，阿斯伯格综合征患病率约在 1/250 左右。
- 我们目前只发现和诊断了约 50% 的阿斯伯格综合征儿童。
- 我们对 5 岁以上孩子的诊断更有信心，但是对那些学龄前儿童的诊断信心不足。
- 现在已有针对成人的评估工具和诊断标准。
- 成人诊断结果的可靠性有赖于问卷答案的诚实度和精确度。

- 被推荐来就诊的成人可能有些阿斯伯格综合征的迹象，但在功能上还没有达到临床可以诊断的程度。
- 诊断结果的表征严重程度不是最重要的，重要的是如何让本人明白个人状况，他将会遇到什么，他怎么去适应和从哪里得到支持。

第三章　社会理解力与友谊

这些孩子的本质特征，在他们面对他人的行为表现中显现得最清楚。确切地说，他们在社会团体中的行为表现，就是这一发育障碍最清晰的标志。

——汉斯·阿斯伯格（〔1944〕1991）

读者或许有兴趣想了解我发明的一种方法，几乎可以去除一个人的所有阿斯伯格综合征特征。这是一个非常简单的处理方法，不需要昂贵和漫长的治疗过程，不需要任何手术或药物，而且实际上大多数阿斯伯格综合征个体私下里都已经发现了这个办法。这个方法真的很简单：如果你是阿斯伯格综合征孩子的父母，只要把他带到自己的卧室，让他一个人留在房间里，然后走出来带上房门，这时候，他的阿斯伯格综合征症状马上就消失了。

独处

独处的时候，孩子自然不会表现出任何"社会互动能力上的本质性缺陷"，因为社会互动过程至少需要两个人参与。如果孩子处在独处的状态下，我们找不出任何证据说明他在社交能力方面有缺陷。独自一人时，因为没有人可以交谈，也就不会有"语音和语言上的怪异特征"，这个孩子可以尽情投入他的特殊兴趣当中，不会有任何人来评判他的活动是否"异常"（无论在执行强度或者关注焦点方面）。

我将在第六章中说明为什么独处是平复阿斯伯格综合征个体情绪最有效的方法。独处，对他们而言是置身于一个非常有效稳定情绪的环境中，也是一种愉悦的体验，尤其是当他们专注于自己的特殊兴趣的时候，那是阿斯伯格综合征个体生命中最大的生活乐趣之一。

独处还能够促进学习。在教室里学习知识，需要有相当不错的社会性能力和语言技能，而阿斯伯格综合征儿童往往普遍缺乏这些能力，无法顺利将精力集中在学业上。我观察到，有些阿斯伯格综合征儿童在入学前就已经掌握了一些学业技能，如基本的读写能力和算术能力，通常他们是通过自己阅读书籍、看电视或者玩教育软件学会的。他们是在独处时通过自学成功地掌握了这些基本技能。

独处时，特别是在卧室安静的环境中（尤其是相对学校操场和教室的嘈杂环境而言），对某些感觉过于敏感的孩子，安静的环境会降低感觉敏感度。阿斯伯格综合征儿童也常常对环境的变化敏感，比如，环境中的物品摆放次序突然发生了某些变化，他们会表现出焦虑症状。家人应当了解，孩子卧室里的家具和物品需要按照孩子熟悉的方式排列布置，不要随意挪动位置，这样的房间能成为他们的安全避风港。

当阿斯伯格综合征儿童独自一人，心情放松并愉快地专注于某一特殊兴趣的时候，他们的阿斯伯格综合征特征就不会"造成在社会、职业或其他重要功能方面出现临床意义的缺陷"。对于他们来说，独处具有很多好处。只有在其他人进入房间或他必须离开房间跟其他人互动的时候，他们才会出现问题。

我注意到，阿斯伯格综合征人士在一对一的互动交流中表现得相对得体。他们能够运用自己的智力处理一定量的社会性信息以及进行非语言的沟通，并且依照过去的类似经历确定自己该说什么，以及该做什么。"两人成伴，三人不欢"这句俗语，非常适用于阿斯伯格综合征人士。当处于团体环境之中，智能不足以应付多个参与者的社会互动时，他们必须花费更多的时间处理社会信息；而通常在团体中，人们的沟通会比一对一的交流速度快很多——如果一对一的交流像是一场网球比赛，那么，多人团体互动就是一场足球比赛了。

处理社会信息速度迟缓意味着这个人往往无法跟上大家谈话的节奏，容易出现明显的社交错误，通常只好采取退缩的方式。我经常有机会和阿斯伯格综合征成人交谈，我注意到如果还有其他人在场，或者同时有好几个人加入谈话，这个成人就会突然变得沉默，不像只有我们两个人在一起的时候那么积极而且流畅地参与对话。

有一次，我对一位阿斯伯格综合征青少年解释说："你内心感受到的压力，应当与现场互动的人数成正比增加。"他听了之后，马上开始运用数学公式和几何图形计算，当有不止两人在互动谈话时，这些人之间的连接数量是如何增加的："两个人之间只有一个连接；三个人有三个连接；四个人有六个连接；五个人有十个连接……"这个例子也形象地说明了为什么阿斯伯格综合征个体不喜欢和一大群人聚在一起。

评估社会互动技能

阿斯伯格综合征的一个核心特征是社会互动能力存在本质性的缺陷，几乎所有的诊断标准都会提到这一点。另外，一些诊断标准也会提到缺乏社会性和情感交流的能力，以及无法建立与发育年龄相当的同伴关系。不过到目前为止，我们仍然缺少一套以普通儿童发育程度为标准的标准工具，用以测量社会互动能力以及社会推理能力，评估阿斯伯格综合征儿童的"社交商"。目前，我们对于社会技能以及社会理解力（比如交流能力、与同伴的关系等）的解释，都只是依据主观的临床判断。所以，医护人员需要具备有关普通儿童社会发展能力的丰富经验，才可能对前来接受阿斯伯格综合征诊断评估的儿童给予准确判断。

为了评估社会互动能力以及社会推理能力，医护人员需要与这些儿童、青少年或成人相处互动。可以利用诊室内的玩具或游戏设备和年幼的孩子一起玩，从而达到评估的目的。有临床意义的指标包括：彼此交流的程度，孩子是否能认识并解读医护人员发出的各种社会信号，是否知道如何回应。医护人员还要评估在孩子玩耍期间，是否具有与实际年龄相当的社会性行为，眼神接触是否恰当，调整互动的方法是否合适，以及是否有足够的自发性和灵活性。在这部分的评估过程中，需要安排结构化和非结构化的游戏。在评估青少年和成人的社会互动技能时，则可以通过谈话询问各种题目，以收集他们在友谊、社交经验以及社交能力方面的信息。有些谈话主题或问题可以选自阿斯伯格综合征诊断筛检手册，从而全面地收集他们在社会成熟度和社会能力方面的信息。

要了解被评估者的同伴关系和交友情况，可以搜集有关被评估者朋友的资料，包括这些友谊关系的本质、稳定度和成熟度，以及被评估者对友谊的看法。

评估者可以采用的常见问题如下。

- 谁是你的朋友？

- 为什么他是你的朋友？
- 你认为做什么事情能够表示友好的态度？
- 平常你是怎样交朋友的？
- 为什么我们需要朋友？
- 你需要怎样做才能成为他人的好朋友？

我注意到，阿斯伯格综合征儿童往往有不成熟的友谊概念，通常落后于同龄儿童至少两年（Attwood 2003a; Botroff et al. 1995）。和普通儿童相比，他们的朋友一般都不多，且较少和其他儿童一起玩，每次玩的时间也比较短（Bauminger and Kasari 2000; Bauminger and Shulman 2003; Bauminger, Shulman and Agam 2003）。这些现象也会发生在青少年阶段。利亚纳·霍利迪·维利曾在自传中提到她的大学生活："我习惯用很简单的方式定义朋友。对我而言，朋友就是能让我愉快地和他们共处几分钟或者几个小时的人。"（Willey 1999, p43）

如果孩子喜欢与比自己小的孩子一起玩，或者更喜欢大人的陪伴，这就是比较特殊的交友情形。某个阿斯伯格综合征孩子告诉我，他在学校午餐休息时间都会与某位固定的朋友见面。他妈妈解释道，他这位所谓的"朋友"其实是学校的勤杂工，每天中午孩子要去帮助勤杂工做些事情。我妻子的妹妹也是一位阿斯伯格综合征人士，她曾写信给我说："我从儿童、青少年一直到成人阶段，很少能和同龄孩子和睦相处，我喜欢和老年人在一起，或许是因为他们通常比较温和安静。"斯蒂芬·肖尔也是一位阿斯伯格综合征人士，他曾描述说："成人通常比较有耐心聆听孩子们讲一些特殊兴趣的话题，而且可以耐心主动地延续对话。"

有些阿斯伯格综合征儿童或成人会将态度友好的陌生人当作朋友，或者认为朋友就应该像一台可靠的机器。杰米是个阿斯伯格综合征男孩，他这样评价经常和他一起玩的某个孩子："某一天他没法陪我玩，另一天又没法陪其他的朋友，所以他不是一个真正的朋友。"阿斯伯格综合征的孩子可能会认为友谊就是一种"拥有"，因此，常常无法容忍其他人破坏自己所制定的友谊原则。对于青少年和成人来说，则可能无法了解异性的亲切态度未必就是"她对你有意思"。

医护人员同时也会评估求诊者的交友动机、交友能力、维持友谊的能力，以及朋友在其生命中的价值。阿斯伯格综合征青少年和成人会表现出寂寞和自怜的感觉，因为他们会察觉到自己的朋友数量少得可怜——如果不是一个都没有的话。特蕾泽·乔利夫（Therese Jolliffe）在记叙自己往事的文章中曾这样写道："跟普通人的想法正好相反，孤独症人士也会感到孤独，他们喜爱和人相处。"（Jolliffe, Lansdown and Robinson 1992, p.16）

家长或教师常常会提到，因为阿斯伯格综合征幼儿在人际相处方面表现得笨拙，其他孩子会感觉和他们玩得没劲，并且认为他们不懂交朋友的常识，比如朋友之间需要分享、互惠和合作。杰里·纽波特曾对我说："与他人分享，必须放弃自己的控制欲。"而霍利在诊断评估过程中告诉我："我的朋友都不让我去做我非要做的那些事情。"

阿斯伯格综合征孩子通常会以一种不按常规的方式玩耍，他们的偏好和兴趣与其他孩子不太一样，其他孩子马上就会受不了他们的自言自语，或自顾自滔滔不绝地只谈论自己的特殊兴趣。琼 - 保罗（Jean-Paul）在回顾自己童年的文章中曾说道："我不善于用惯常的方式和别的孩子一起玩，因为我并不觉得那有什么好玩的。"

阿斯伯格综合征儿童的想象游戏也与其他儿童有本质的区别。同样是在琼 - 保罗的童年回顾中，他这样描写自己独特的想象游戏："每个人的想象世界都不一样。对我来说，我喜欢列一份名单，创造出一系列虚构的家族人物，然后让他们和棒球明星卡上的选手共同规划一场想象中的比赛，而且他们还要发明一套独特的语言。"阿斯伯格综合征儿童能够发展出想象游戏，不过他们通常独自进行这些貌似奇怪的活动。

我们经常能看到的景象是阿斯伯格综合征儿童站在学校操场的周围，有时候是他们自己选择独处；有时候他们虽然想在团体中表现得更积极主动，期待融入大家的游戏，却被同伴们认为行为鲁莽，态度急躁；很多时候一些老师也认为这些行为是"可笑的、不成熟的、粗鲁的、不合作的"。（Church et al. 2000）

阿斯伯格综合征青少年的能力如果发展到能够参与同伴的活动，并且加入大家的谈话当中，仍然会有不被接纳或是不受欢迎的感觉。以下两段话取自阿斯伯格综合征成人对自己青少年阶段的回忆："虽然没有被拒绝，但还是感觉没有被完全接纳"，"我感到他们支持和容忍了我，却没有感觉到他们喜欢我"。

缺乏同伴的真诚接纳，对阿斯伯格综合征青少年自尊心的发展有着明显的负面影响。

诊断评估还会包括被评估者在各种社会情境中的表现，比如，与朋友、父母、兄弟姐妹或同龄孩子一起玩耍的时候，以及处在陌生的社会环境中，他们的表现如何。进行诊断评估时，要谨记，孩子与同伴一起玩耍绝对会比和父母或其他成人（比如做评估的医护人员）一起活动时表现出更明显的阿斯伯格综合征特征。医护人员需要观察他们与同伴一起进行的自由活动，或者请老师汇报有关孩子在社会性游戏中的表现，以补充社会互动技能方面的评估。

此外，必须评估的项目还包括他们是否能察觉在不同的社会情境中有不同的社会行为规范，他们是否能够辨识个人空间，是否能够按照当时的气氛以及文化氛围，灵活修正问候的方式、接触的方式以及交谈的主题。其他必须收集和评估的重要信息还包括：他们面临同伴压力时的反应，独自游戏的持续时间和享受程度，他们能否遵守社会规范，他们的诚实程度，幽默感的表现，他们是否容易遭受捉弄和欺凌，以及遭受捉弄和欺凌后的反应。

在评估儿童社会推理能力的时候，我会让孩子们看一系列的图片，其中包括单独活动或参与团体活动的不同场景，以及相应的情绪反应。比如，有一个孩子因为骑自行车摔下来而哭着；有一个孩子正打算"偷"饼干，旁边有一个孩子在替他"望风"；有个女孩在购物中心走丢了，找不到家人。接受诊断评估的孩子们看完图片后，我会要求他们口头描述刚才的图片中到底发生了什么。一般来说，阿斯伯格综合征孩子更容易注意到图片中的物品和身体动作，较少（与同龄孩子相比）提到图片中人物的想法、感受和意图。如果是评估青少年或成人，我会请他们谈一谈个人生活中的经历，注意他们是否只会偏重描述行为本身，而较少提到或说明自己和他人的想法、感受和意图。

诊断评估应当由观察、实际互动和自我报告的方式组成，通过评估一个人的社会互动能力和社会推理能力确定或排除阿斯伯格综合征。这个评估结果也可以作为被评估者的基准线，用来评估将来经过某些干预方案介入之后，他们原本迟钝或异常的各项社会理解能力（阿斯伯格综合征的标志）的发展情况。接下来，本章主要讨论那些可以改善阿斯伯格综合征个体社会理解力和建立友谊的策略。

希望拥有朋友的动机

我花了几十年的时间观察阿斯伯格综合征儿童和成人的社会性能力发展，并根据他们希望拥有朋友的动机，把能力发展分成五个阶段。

对自然环境产生兴趣

在幼儿园或者学前班阶段，阿斯伯格综合征幼儿通常对同伴的活动不感兴趣，也不会想交朋友，他们对自然环境的兴趣远远高于对社会环境的兴趣。当他们来到幼儿园的操场，要么只是专心观察学校的排水道或水管系统，寻找昆虫和爬行类动物，要么就是抬头盯着天上白云的变化。他们认为其他小朋友的团体活动没什么意思，也不了解其中的社会规则。这些孩子满足于独处，不过有时也许愿意和大人一起玩，因为大人可以回答小朋友们无法理解的一些问题；有时候他们也会躲到学校图书馆的某个安静角落，逃避那些嘈杂吵闹和混乱的游戏场合，阅读有关火山、气象以及交通运输方面的书籍。

想和其他孩子一起玩

在小学阶段，阿斯伯格综合征儿童开始注意其他儿童一起玩的快乐情景，也想要加入团体活动，体验同伴们的愉快情感。不过，尽管他们的智力水平不差，社会成熟度却落后于同伴至少两年，显然很难以同伴期待的互惠及合作的方式完成互动游戏。

处在这个阶段的阿斯伯格综合征儿童常常渴望能够顺利进入团体，找到一起玩的朋友。也是在这个阶段，他们开始敏感地意识到自己与同伴之间的差异，可能出现第一章里所提到的调整和补偿心理，表现出抑郁、逃入想象世界、抗拒、傲慢或模仿等行为和特征。

他们最初对于交友的乐观态度可能会慢慢转变为妄想症倾向，尤其是他们很难分辨哪些是偶发事件，哪些是故意的不良举动。阿斯伯格综合征儿童在执行心理理论[①]任务方面存在困难——不懂怎样理解别人的想法、感受、知识和意图（请参见第五章"心理理论"）。其他儿童会根据环境氛围，或者对于他人身

————————

① 注：心理理论（Theory of Mind, ToM，也译作"心智理论"），指可以意识和理解别人的想法、信念、愿望和动机，从而理解对方的行为，预测对方下一步动作的能力。

份的识别，辨认对方的某个意见或动作是出于善意还是恶意。比如，其他儿童懂得分辨别人的捉弄行为是友好的还是不友好的，但是阿斯伯格综合征儿童就没有这样的分辨能力。

我注意到，阿斯伯格综合征儿童判断人物性格的能力明显不足。其他儿童很容易就看出谁不是好孩子，应当避免接触；而阿斯伯格综合征儿童的判断力则幼稚很多，会被那些交友企图不良的孩子诱惑，并且想要模仿他们的行为。

建立最初的友谊

到了初中阶段，阿斯伯格综合征儿童或许可以建立起真诚的友谊。不过，他们对朋友这个概念的理解往往不是过于偏向主观控制，就是太固执，因此，常常遭人反感。不过值得庆幸的是，学校里总有一些天性善良的孩子，天生善解人意而且具备喜欢照顾别人的"母性"，他们会发现阿斯伯格综合征儿童的可爱之处，愿意容忍他们的独特行为，今后可能成为他们多年的好朋友。

有时，阿斯伯格综合征儿童未必能与那些富有同情心的同学建立友谊，反而会和类似孤立的而且具有相同兴趣的同学（不一定有相同的阿斯伯格综合征诊断结果）成为朋友。这种友谊以功能性和现实考虑为目的，他们互相交换物品和知识，也可能从两人关系扩展到小团体，由一群志同道合而且具有同等社交技能和人气的同伴组成。

寻找合适的伴侣

到了青春后期，阿斯伯格综合征青少年不再满足于只跟志同道合的人建立柏拉图式的友谊，他们开始表达想结交异性朋友甚至发展终身伴侣的渴望。他们寻求的伴侣是那些能够了解他们，能够提供感情支持，以及能够在社会环境中指导他们的人——换句话说，是一个具有"母性形象"和导师功能的人。

普通的青少年此时往往具备比较成熟的能力和知识，可以顺利地找到合适的目标伴侣，并有大量机会练习和发展这些技能。我们可能会看到一位十几岁的阿斯伯格综合征男孩在孤零零地叹道："我要怎样做才能交到女朋友呢？"他们内心想要建立超越柏拉图式的友谊，却可能遭到拒绝、嘲笑或误解，从而在面对社交活动时，变得更加困惑、不成熟以及孤立。

成为终身伴侣

最终，如果在情感和社交方面的能力发展得更加成熟，阿斯伯格综合征成人或许有机会找到终身伴侣。不过成为伴侣的那一方应当需要寻找特殊婚姻关系咨询师，学习如何进行必要的关系调整，从而建立起不拘泥于社会习俗的一种婚姻模式。目前，已经有很多关于伴侣是阿斯伯格综合征个体的婚姻关系的咨询资源。

友谊的重要性

拥有朋友绝对有很多好处。大量研究显示，一个孩子如果没有朋友，日后更容易出现社会和情感发育迟缓以及自信心低落的现象，到了成人阶段则更容易出现焦虑和抑郁问题（Hay, Payne and Chadwick 2004）。因此，拥有朋友是预防产生情绪障碍的有效措施。

拥有朋友的另一个好处是有助于提高解决问题的能力（Rubin 2002）。如果一群孩子通过合作完成一项任务，他们就有机会接触到不同的观点和方法，运用更多的执行能力，从而受益匪浅。团队里的其他孩子可能从不同角度看到某一事情的重要性，或根据已有相关经验及能力寻找初步解决方案。所以，一群朋友在一起可以实现更多人力和智力上的优势，更有利于问题的解决。

池（Chee）是位阿斯伯格综合征年轻人，他写道：

> 对我来说，生命中最糟糕的一件事就是社交。我不懂得如何交朋友，但我非常需要朋友。如果有朋友，就可以得到更多支持，你可以向朋友要求很多事情，而且他们也会帮忙，因为他们是你的朋友。你也可以从朋友身上获得很多经验和知识。很不幸，我从来没有朋友，所以就得不到任何帮助。如果遇到问题，我都必须一个人处理。我不懂得如何去社交，也就是说，我不知道如何用他人的力量为自己增加优势。这是阿斯伯格综合征带给我的最大困难。（Molloy and Vasil 2004, p. 77）

被孤立以及缺乏朋友导致这些孩子容易遭受捉弄和欺凌。学校里的"小霸王"常会锁定那些孤单、脆弱以及得不到同伴保护的孩子作为欺凌对象。多一些朋友就意味着少一些敌人。

得到同伴的接纳和友情，也可以帮助这些孩子从另一个角度思考其他孩子的动机和意图，从而避免出现妄想倾向。朋友也可以提供有效的情绪监控和修复机制，特别是针对焦虑、愤怒和抑郁等负面情绪。朋友可以指出哪些是合适的社会行为，帮助他们树立自我形象和自信心，而且充当他们的个人咨询师和心理师。德博拉（Deborah）是位阿斯伯格综合征成人，她在电子邮件中和我提道："治疗自信心低下的最有效方法就是友谊。"这句话尤其适用于青少年阶段的阿斯伯格综合征个体。

成为一个好朋友应当具有的所有特征，是成为一个好的团队成员应当具有的特征，也是成年以后职业成功所需要具备的重要特征。我认识一些阿斯伯格综合征成人，他们拥有非常傲人的教育背景，却因为缺乏团队工作能力，以致无法找到或者维系一份工作，无法得到与自己学术能力相当的收入。拥有朋友和发展友谊的能力，决定了一个人能否获得有助于成功就业的人际交往能力。

拥有与朋友交往的技能，也可以为未来顺利建立伴侣关系奠定基础。儿童阶段与朋友相处时所需要的同理心、信任感、修复情绪以及分担责任等概念，都是未来成人关系中非常重要的组成部分。

鼓励建立友谊的策略

普通儿童的交友能力建立在先天基础上，在儿童阶段随着认知能力的发展而逐渐提高，并随着社会经验的积累慢慢修正而成熟。遗憾的是，阿斯伯格综合征儿童无法依赖先天能力，在面对社会情境和同伴时，主要依赖自己的认知能力和经验。如果没有经过训练或事前准备，阿斯伯格综合征儿童和成人在面对不同的社会情境时很容易出现困难。因此，这样的孩子必须接受指导，并在导师带领下练习如何结交和维系朋友；只有经过大量练习，他们的交友经验才可能进步并获得积极的结果（Attwood 2000）。如果缺乏实际交友经验，他们就无法真正理解"朋友"这个概念的含义（Lee and Hobson 1998）。设想一下，如果你从来没有朋友，又怎能知道如何成为别人的朋友呢？

父母可以安排家中的其他孩子，或者安排游戏日邀请其他孩子到家里来与阿斯伯格综合征孩子一起玩社会性游戏；不过如果父母没有经过指导，他们就无法给这些孩子提供最充分的体验和深度的引导。在这种情况下，和同龄孩子发展互动游戏的最理想环境是学校。学校的教学计划必须考虑到，对阿斯伯格综合征儿童来说，社会课程和学业课程是同等重要的。在社会课程中，要强调交友技能，需要对相关工作人员进行培训和建立资源库。以下建议主要参考了普通儿童在建立交友技能的发展阶段中父母可以协助执行的原则，同样适用于阿斯伯格综合征儿童。

普通孩子的友谊发展阶段

普通儿童在 3 岁以前主要是和家庭成员一起游戏和互动。他们常常把同伴看作在家中与他争夺物品以及争夺大人注意力的对手，而不是朋友。如果有个孩子来家里玩，他们通常会把自己心爱的玩具藏起来。不过在 1 岁之后，他们会慢慢培养起一些基本的分享、协助和安慰能力，也就是交友能力的基础。这时候，大多数情况下孩子之间出现的可能是平行游戏。他会好奇别的孩子对什么感兴趣，随后模仿其他孩子的动作，不过通常是因为自己觉得有趣和开心，或是能因此吸引父母的注意。我们了解到，这个年龄段的普通儿童可能会有自己比较偏爱的同伴，并且总是挑选固定的同伴一起玩。由于阿斯伯格综合征儿童常在 5 岁以后才被确诊，而那时他们大部分已经错过了这个友谊发展阶段。

·友谊发展的第一阶段——3~6 岁

3~6 岁的普通儿童具有一个以功能性为目的、自我中心的友谊概念。如果我们问：那个孩子为什么是你的朋友？ 普通儿童的回答常常是因为距离近（如，住在隔壁，坐在同桌）或因为某件物品（另一个孩子有的玩具是他很羡慕也想拿来玩的）。玩具和游戏活动是这个阶段友谊的焦点，儿童从平行的游戏方式逐渐发展为意识到玩耍的要素是共享和轮流，否则一些游戏和活动就无法进行。不过在这个阶段，他们所拥有的合作能力仍然相当有限，对于朋友的界定，通常仍然单向地以自我为出发点（他能帮助我，或者他喜欢我）。这时候，孩子之间出现的冲突通常牵扯到物品、使用的工具和对别人空间的侵犯等等。不过到了这个阶段的最后一两年，冲突还可能发生在游戏规则和判定输赢这些方面。从儿童的观点来看，冲突的解决必须通过最后通牒或者武力手段才能达成；他们并不会去请大人来做裁判。儿童可能会提出一些建议帮助或安慰受挫的朋友，不过他们认为修补情感的工作应当是家长或老师的任务，而不是他们自己。

如果有人问一个三四岁的孩子今天做了什么事情，他通常会回答玩了什么东西；至于 4 岁以后的孩子，可能也会提到自己跟哪些人一起玩。社会性游戏逐渐不再局限于一起建造和完成一样东西。不过，友谊关系对他们来说只是暂时的，对于该做什么和如何来做，他们通常只靠自己决定。

低龄的阿斯伯格综合征幼儿在玩耍时，心中通常有一个很清楚的最终结果设想，不过他们却无法有效地将这个想法传递给同伴，也无法接受和配合其他幼儿的建议，因此，经常会导致自己预期的结果无法实现。举个例子来说，某个阿斯伯格综合征幼儿在搭积木房子，他心中已经想好一个成品的蓝图，如果其他幼儿在他认为不该放积木的地方摆上一块积木，常常会令他非常生气；这个时候，另外那个幼儿也不会理解，为什么自己表示合作的举动会遭到对方拒绝。

进行游戏活动时，阿斯伯格综合征幼儿依然主要在寻求可预测性和控制权，而同龄伙伴们大多已经开始追求自发和协作。维利曾在自传中提到自己的幼儿时期。

> 在我自己安排的下午茶游戏中，我觉得最好玩的部分是可以好好布置以及摆放各种器具。或许因为整理东西的愿望会超过玩这些东西的愿望，我对同伴一直都没有兴趣。她们总是想要使用那些我已经小心摆好的物品，还经常想重新布置；她们不让我控制整个环境，不按照我期待的方式行事。这些孩子需要更多的自由，而这远远超过我能给予的范畴。（Willey 1999, pp.16-17）

其他儿童通常会认为，阿斯伯格综合征儿童更喜欢自己玩，不喜欢有人加入他们。如果试图加入，他们发现阿斯伯格综合征儿童显得特别霸道，不愿意遵守传统的游戏规则，并且常常视其他儿童为下属。在其他儿童眼里，这种行为举止相当过分，就像是一位老师而不是朋友。因此，这个阿斯伯格综合征儿童最终受到其他孩子的排斥，成为不受欢迎的对象，同时也丧失了发展交友能力的机会。

适合第一阶段的方案

由成人扮演朋友

阿斯伯格综合征幼儿虽然没有兴趣和同龄幼儿一起玩，却可能有强烈的动机和成人互动，成人可以通过扮演同伴的角色教导幼儿有关社会性游戏的技能。这有点儿像剧场里的演员学习如何演戏，以及排练自己扮演的角色，阿斯伯格综合征儿童可以由此学习如何加入同伴的互动游戏之中。这位成人"朋友"需要降低自己的互动和语言能力水平，模仿成孩子的同伴。这种做法的主要用意是鼓励两个同等的人一起玩互动游戏，没有任何一方居于控制地位。

学校老师的角色通常被固定，他们永远是"大人"而不是"朋友"。不过，帮助孩子顺利融入幼儿园或学前班的辅导员可以扮演这种"朋友"角色。这个成人"朋友"其他时间也可以扮演导师或舞台导演，在孩子面对各种社会情境时给予指导和鼓励，也可以借用学校里其他同龄孩子最喜欢的游戏和器材，或购买适当的用品辅助他们进行互动游戏，让游戏过程更接近于同龄孩子互动时的真实社会场景。

阿斯伯格综合征孩子周围的成人（特别是父母）应当多观察儿童与同龄人一起游戏时的状况，注意游戏的名称、使用的道具、游戏规则和儿童的常用语言。父母要采取的策略就是使用"孩子的语言"——该年龄段儿童惯用的说话方式——与他们一起玩，这样才能在能力、兴趣与合作方面求得平等的互动方式。成人可以示范一些特别的社交信号，然后停下来，鼓励儿童观察或聆听这个信号，并且解释这一信号的意义，向他示范该如何回应。

成人和儿童一起玩的时候，可以一边做动作，一边清晰地解释自己的想法，这样可以帮助他们注意听别人的想法。我们不能过高地期望他们能通过观察周围的气氛或解读别人的面部表情和身体语言，就知道对方在想什么。

让成人扮演友善的朋友，是一个非常重要的范例。在有些情况下，成人还需要示范不友好的行为：霸道、捉弄、不认同等。成人也需要示范适当和不适当的回应，让孩子有机会接触到各式各样的回应方式，并学会分辨哪些反应是适当的，而且能说得出道理。

学会轮流并寻求帮助

在友谊发展的第一阶段，儿童心目中所谓的好朋友是一个能够轮流玩耍并且对自己有帮助的人。如果一位成人扮演"朋友"的角色，就必须示范和鼓励轮流的行为。比如，成人和儿童一起玩积木拼图游戏，两个人要采取轮流的方式将一块块木板放入适当的位置中。如果两个人一起看一本书，那么，先由成人指出某张图片，说出自己的看法并提出问题，然后轮到儿童指某张图片，并问成人一个问题。如果儿童喜欢荡秋千，那么，儿童被成人推着荡完秋千之后，成人也要坐在秋千上被儿童推来推去。这两个"朋友"轮流着进行每项活动，并且轮流担任领导者。

为了鼓励儿童帮助别人，成人可以故意犯错，或表示不太确定如何解决某个问题，然后向儿童求助，成人同时表示，在遇到问题时能够向别人求助是一个明智而且友善的举动。这时，成人必须先确定自己处理某项任务的能力表现与这个儿童的能力相当，因为这样的儿童可能会把自己看成一个小大人，当他发现自己的能力明显不如玩伴时就会感到失望或气愤。另外，成人也需要示范哪怕犯了错误也没什么大不了的。

与其他儿童进行彩排

成人通常能够轻易调整自己游戏时的步调，给予阿斯伯格综合征儿童适当的指导并提供适当的回应。在他们与成人"朋友"进行过足够多的互动练习之后，就可以与其他儿童进行彩排，可能需要由家中年长的兄姐，或班上比较成熟的同学扮演"朋友"的角色，让他们无法在自由活动环境中灵活运用学习到的技能之前，就获得更多被指导的练习机会。

把一起玩的场景录像

一些阿斯伯格综合征儿童喜欢反反复复地观看同一影片。虽然普通儿童也可能有这种爱好，但某些阿斯伯格综合征儿童观看同一影片或节目的次数却多到异常。他们在观看影片的时候不会感到困惑，也不必花费力气与别人交流和谈话。这并非如同某些讨论孤独症行为取向的书里所说，是一种自我刺激行为。我个人认为倒是可以利用这一爱好，让它成为一种有建设性的学习方式。父母可能认为将同一部影片看那么多次纯属浪费时间，不过，真正的问题并不在于他们做了什么，而在于他们所观看的内容是什么。

我建议将阿斯伯格综合征儿童的社交过程录像，比如，儿童和同伴在沙坑里玩的过程，教室里的"分享课程"①，在家和堂兄弟一起玩的情景等等。他们可以重复观看这些影片，或许他们自己就希望播放很多次。这些"社交纪录片"能够帮助儿童了解一些社会信号、社交反应、活动的顺序、同伴的举动，以及儿童作为"朋友"的角色表现。成人还可以使用定格或暂停功能，强调某一特别的社会信号，分辨友好的行为，并帮助他们找出正确的行为。

装扮游戏

普通儿童在友谊发展的第一阶段，通常会根据故事书、电视节目或者电影中的热门人物和故事，玩想象和装扮游戏。阿斯伯格综合征儿童也会根据虚构故事中的人物和事件做游戏，不过本质上和其他儿童的玩法不太一样，因为他们往往倾向于独自活动，少有其他人共同参与。他们的装扮游戏可能会完全依据原版，没有丝毫差异或创造性的改动，中间也可能需要有其他儿童加入，不过这种情况只有在能够完全遵照他们的指示，保证不变动剧本的前提下才有可能发生。游戏中出现的互动也不像普通儿童游戏的互动过程富有创意、合作性和互动性。不过，阿斯伯格综合征儿童对于流行人物和影片内容常拥有惊人的记忆力和知识，并且乐于一再反复表演这些内容，持续几个小时也不会厌倦。我们必须保证这些儿童在进行游戏时特别是在和其他儿童一起玩时的想象力更丰富一些，让游戏内容更灵活、更有弹性。我们辅助游戏的一个重要原则是帮助他们了解，如果事情的发展与自己最初想象的不一致，并不代表那是错的。

可以利用这种游戏鼓励儿童建立灵活思考以及参与其他装扮游戏的能力：给他一种物品，比如一块砖、一个回形针或小段玩具火车轨道，请他想一想，除了最明显的用途之外，还能有多少种其他使用方式。比如，一小段火车轨道还可以当作飞机的机翼、一把剑或是一个梯子。这个游戏可以鼓励儿童在遇到问题时，能够"打破框框"，进而帮助他在与其他儿童一起玩装扮游戏时，感觉更自在一些。

大人也可以在装扮游戏中演朋友，使用"让我们假装……"这样的开场白，鼓励儿童灵活思考和提高创造力。阿斯伯格综合征儿童容易固守某些规则，他们必须明白和朋友一起玩的时候，有些规则是可以改变的，而且有创意地改变

---

① 译注：把自己喜爱的玩具或书带到学校，面对全班同学分享自己体会和感受的课程。

一些内容会让游戏更好玩，不必为此感到焦虑不安。通过一些解释友谊关系的社交故事 [①]（请参见下页内容），也可以帮助儿童认识到，面对一个有待解决的实际生活问题或智力问题时，尝试另一种方法也许可能引发重要的发现。就像在历史上，欧洲人为了找到一条更快到达印度的航道，意外发现了美洲大陆。

等他比较习惯灵活思考之后，成人和同伴就可以鼓励他加入普通儿童的互动想象类型的社会性游戏。我发现，一旦阿斯伯格综合征儿童发现想象力在智力和社会性方面的价值，他们展现的创造力往往令人惊讶。

鼓励儿童表现得友好

我常有机会与一些阿斯伯格综合征成人讨论儿童时期的社会性体验，并听到许多对此感到困惑的描述。他们说，小时候大人对他们的反应总是以指责为主，很少赞美，因此就常会假设，如果到了最后还没有出现任何批评、讽刺或嘲笑的声音，就可以算是一次成功的互动了。不过，对于自己哪些行为是合乎社会规范的，他们却依然毫无概念。一位阿斯伯格综合征年轻人曾这样描述自己的童年：

> 只有在我做错事的时候，才会得到别人的评论，却从来没有人告诉我，我这次做对了。（来源于私下交谈）

当学生完成了数学作业，老师会以打钩或打叉来判定答案正确与否。玩拼图或用积木盖房子的时候，他明白若是所有的图片都能拼在一起，或者盖出来的房子完整而坚固，这项工作就算是成功了。而社交场合中的成功标准就没有那么明显，且非常缺乏正向反馈。我强烈建议不管是成人、同伴还是朋友，在与他们互动的时候，都别忘了随时随地告诉他们：这个行为是对的！

举个例子，如果我观察一个孩子午休时与同伴一起玩足球的表现，等到游戏结束时我需要明确告诉他，哪些动作是友好的，及其理由。正向的回馈信息包括："我注意到球滚到一旁的草丛里，你帮忙找出来，很棒！帮忙找东西，就是一个友好的行为。"或"乔舒亚跌倒时，你跑过去问他有没有事，这就是一种关怀别人和友好的表现。"或"杰茜卡射入一球，你跑过去向她祝贺'很棒的一

---

①注：社交故事（Social Story™）由卡罗尔·格雷（Carol Cray）发明，用一种特定的格式，运用相关的社交线索、观点和通常做法来描述一个社会场景、技巧和概念。（编注：可参见《社交故事新编（增订版）》，华夏出版社，2019 年）

球'，这是很好的赞美方式，也是一种友好的表现。"

阿斯伯格综合征儿童可以用一本关于友谊的日志记录一天或一个星期中他表现出的友好举动，记录的方式可以采取"荣誉簿"的形式，或采用给友好举动记分的方法。记录的内容可以包括自己做了什么或说了什么，以及为什么这是一个友好的行为。一起回忆友好举动，撰写友谊日记的过程，也可以让他们进一步获得大家的肯定以及合适的奖励。

社交故事

撰写社交故事是学习社会信号、他人想法、感受以及行为的一种办法，这是卡罗尔·格雷在 1991 年首先开发的一种教育方法。这不是一种从社会认知理论模型中推导出的学术型方法，而是她在直接同孤独症和阿斯伯格综合征儿童工作和互动过程中总结的可用于实践的方法（Gray 1998）。准备社交故事的过程也可以帮助成人和同伴认识阿斯伯格综合征儿童的特点，以及了解他们的社会性行为为什么会表现出困惑、焦虑、具有攻击性和不服从。最近，卡罗尔·格雷（Gray 2004b）进一步修正了撰写社交故事的标准和原则，下面我们就简要说明这些原则。

所谓社交故事，是采用一种既定的方法和格式，借由相关的社会信号、观点和常见的反应，描述一种情况、技能或概念，主要目的是用一种阿斯伯格综合征儿童或成人容易理解的方式（让他舒服而且具有大量信息），分享社会性和情感方面的正确知识。第一个社交故事，以及随后至少 50% 以上的社交故事，其内容都应当是描述、确认和巩固孩子已有的表现不错的能力和知识，要避免只提出那些涉及孩子无知或失败的内容。社交故事也可以描述如何应用新知识和策略，记录成功事迹。我们需要牢记：社交故事是用来记录社会性知识和社会性成功事迹的一种方式。

在撰写社交故事的过程中，重要的是我们和孩子的合作。要关注孩子如何看待某一特定的情境，避免认为成人一定知道孩子的所有事实、想法、情绪和意图。社交故事的结构应当包括：简介（清晰确认主题）、正文（列出详细的内容和知识），以及结论（总结和强调故事中的信息并提出新的建议）。

如果以年幼的儿童为对象，应该从第一人称的角度撰写故事，采用"我"的口气或用孩子通常称呼自己的名称，同时提供给孩子的信息要确保能转化为自我的内在观念（Gray 2002a）。如果是以青少年和成人为对象，可以使用第三人称，并且采用适合其年龄的杂志撰写风格。这时，社交故事这个名词可以改为"社会报道"。比如，针对主题"年轻人在职场中给予和接受赞美的能力是其交友和团队合作的要求之一"，卡罗尔·格雷曾写过一篇杂志风格的 16 页带有插图的文章，向阿斯伯格综合征成人说明为什么在结交朋友、与伴侣相处以及在工作中和同事及客户共事时，都非常需要赞美的行为（Gray 1999）。

特殊兴趣也可以融入社交故事中。比如，某个孩子对泰坦尼克号沉没的那段历史特别感兴趣，那么，社交故事中需要强调的重要信息就可以用取自泰坦尼克号电影或他自己收藏的相关历史书籍和资料中的某些片段进行说明（Gagnon 2001）。

社交故事应当采用正面的语言以及有建设性的倾向撰写，即提出的建议应当是"该做什么"，而不是"不该做什么"。正文中应当包括这些内容：描述性句子（descriptive sentences）——提供针对事实的信息和陈述；观点式句子（perspective sentences）——用来解释个人对于自然环境和心理世界的观点。观点式句子用来描述个人的想法、情感、信念、意见、动机和知识，它是影响社交故事成功与否的重要因素，特别是其中包括了用以提高心理理论能力的内容（请参见第五章）。卡罗尔·格雷建议，正文中还可以包括：合作式句子（cooperative sentences）——用来确定在特定场合，什么人可以提供帮助；指导式句子（directive sentences）——在一个特定情况下，建议如何回应对方，给出可供参考的回应选择；肯定式句子（affirmative sentences）——用来解释一个共有的价值观、意见或规则，以及说明为什么需要建立特别的行为规范，为什么一致性是社会的普遍期望；控制式句子（control sentences）——由儿童自己撰写，落实一些个人可以应用的策略，以帮助记忆。在卡罗尔·格雷开发的撰写社交故事的模式中，文字描述要超出指示命令。最后，社交故事也需要一个标题，以反映该故事的主要特征。

近年来，有不少研究人员大量研究了卡罗尔·格雷在社交故事方面的工作，发现这种方法在改善孤独症及阿斯伯格综合征儿童的社会理解力和社会行为方面效果显著（Hagiwara and Myles 1999; Ivey, Heflin and Alberto 2004; Lorimer 2002; Norris and Dattilo 1999; Rogers and Myles 2001; Rowe 1999; Santosi, Powell Smith and Kincaid 2004; Scattone et al. 2002; Smith 2001; Swaggart et al. 1995; Thiemann and Goldstein 2001）。

不管在友谊发展的哪个阶段，社交故事都是学习相关社会线索的一个非常有效的方法，不过第一阶段的效果尤为突出。因为年幼的孩子需要更多指导，从而了解别人的想法和感受，以及处在某个特殊情境中被期待的角色和行动表现。以下是一段未发表过的以安抚动作为主题的社交故事的片段。

> 有时小朋友会过来拥抱我，这是表示友好的行为。昨天的拼写测试我错了三道题，当我的朋友埃米看到我的考卷，知道我错了三道题的时候，她认为我会感到难过，我当时也真感觉难过。埃米用手臂环抱我，告诉我："没关系，朱厄妮塔。"埃米是我的朋友，她拥抱我，好让我的感觉好一些。对有些人来说，一个拥抱会让人感觉好很多，比如一个拥抱就会让埃米感觉好很多。埃米给了我一个拥抱，因为她知道我感觉难过，而且她希望我能够感觉好一些。她抱了我之后，我会对她说谢谢。

对于上述情境，我们需要向孩子详细说明埃米为什么会用手臂环抱朱厄妮塔。这些孩子往往无法理解别人的想法、感受和意图，因此，常觉得别人的行为看起来不合逻辑而且令人困惑。一个安抚的动作可以修复对方内心的感受，而不是那些拼写错误；只有当孩子能够理解这一行为（安抚的动作）的目的是为了修复内心沮丧的感觉，才有可能理解埃米的行为是合乎逻辑的，也才不会因为自己困惑而拒绝接受对方的好意。

撰写社交故事之后，孩子周围的人需要了解如何帮助他成功地使用新的知识和执行新的策略。他可以准备一个社交故事文件夹，将这些故事作为在家和学校的参考资料，也可以多印几份放在口袋和钱包里，一旦遇到和某个社交故事内容相关的情境，就可以随时拿出来读，以唤起自己的记忆。

与友谊发展第一阶段有关的其他社交故事主题还包括：加入和退出的技能（比如，加入和退出某项活动），什么时候及如何提供帮助，与他人共享的重要性，以及如何接受其他儿童建议的游戏。成功加入一个儿童团体参加活动，是他们最难培养的技能之一。普通儿童大都会先观察，聆听，逐渐靠近，然后顺其自然地加入（Rubin 2002）。对于加入过程中的每个阶段，我们可能都需要为他们写一个社交故事。他们需要特定的指导以了解怎样确认并明白一个适合加入的信号，然后才能自然地加入团体当中。比如，一个欢迎的表情或动作、对话中一个自然的停顿或两个活动之间的转折，这些都可以视作"绿灯"信号。

社会信号活动

我用驾驶汽车的比喻解释不注意或者不认识社会信号的后果。我们在生活中建立了各种道路标志和驾驶规则，以防止人员受伤和交通事故。家长或老师可以让孩子想象，一位司机如果没有看到或看不懂交通标志，导致闯红灯、超速或追尾，都可能引发交通事故。

阿斯伯格综合征儿童往往无法辨认也不懂得如何回应社会信号，从而预防可能产生的社会性意外事件。在课堂上，当老师发出类似清喉咙的"咳咳"声时，普通儿童知道这可能是一种警告信号，像道路标志告诉司机前方有红绿灯一样，接下来必然会去观察老师的表情，就像司机会注意信号灯一样 ——如果老师是微笑的表情，这就是一个"绿灯"的信号，代表你可以继续做手头的事情；如果老师皱着眉，眼睛盯着某同学，这就是一个"黄灯"信号，代表你必须小心，最好先停下来观察；如果老师是用一种生气的表情盯着你，这就是"红灯"信号了，清楚明确地告诉你必须立刻停止手头的事情，否则后果严重。而阿斯伯格综合征儿童可能只会将老师的"咳咳"声解释为嗓子太干，需要喝口水或吃颗润喉糖。

阿斯伯格综合征儿童无法了解"请勿追尾"类型的社会信号，常常侵犯其他人的个人空间；或是不了解"道路封闭"标志代表"后面没有出口"，或"施工中"代表"请不要打扰"。如果他们没有适当地回应社会信号，这不代表他们故意作出鲁莽行为或有意激怒他人，而是因为根本就不了解社会信号，以致容易发生伤害他人感情的社会性意外事件。

我们可以利用社交故事进行社会信号训练，解释某一特定的"道路规则"，提供一个清晰的信号示范，以及练习如何回应特定情况。面部表情就像是红绿灯的概念，可以借由一大张红绿灯图片，以及一些面部表情的图片进行说明。可将面部表情图片分类，并确定红绿灯信号与每种表情的关系：这是绿灯的脸、黄灯的脸，还是红灯的脸？当孩子看到特定的黄灯或红灯表情时，需要作出什么样的适当回应或提出什么样的问题，比如"我很抱歉""你生我的气了吗"或"我应当做什么"等等。如果孩子对于某种社会信号的意义感到困惑时，他们也应当给出回应或提出问题，以防止发生进一步的社会性意外事故，比如"我做错了吗"或"我已经糊涂了"。

•友谊发展的第二阶段——6~9 岁

普通儿童到了这个阶段开始体会某些游戏需要和朋友一起玩，而且这些朋友也正好喜欢这些游戏。儿童们在游戏过程中能够逐渐接受并习惯朋友在游戏中的影响力、偏好和目标。大部分儿童能够开始敏锐地了解同伴的想法和感受，察觉到自己的某些行动和意见可能会给对方带来生理和情感上的伤害，而且已经可以控制自己的某些行动和想法，"先想想，不说出来"，或者说些"善意的谎言"，目的是避免可能伤害朋友的感情。这个阶段的友谊对互惠和互助有更多的期待。

两个有类似兴趣的儿童可能会建立起一段友谊。儿童开始根据人的个性而不是拥有的物品确认友谊，"跟他在一起很有趣，我们一起开心大笑"。互惠的概念（她来参加我的生日，我也要去参加她的），真诚分享资源的态度，以及游戏时力求公平的原则，变得越来越重要。当处理冲突时，儿童的普遍观点是违规者必须撤回自己的行动，而受害者的理想解决办法是施加同样的不适感给对方，也就是"以牙还牙"。责任归属和裁决结果取决于谁先挑起冲突，而不是谁又做了什么和冲突如何结束。到了 8 岁左右，儿童开始有了"最好的朋友"这个概念，这个人不仅是他玩社会游戏时的首选玩伴，而且也是能够帮助自己解决实际问题（他知道怎么修理电脑），以及修复情绪压力（我难过时，她会逗我开心）的人。不过，这个阶段的儿童并非个个都拥有"最好的朋友"。

适合第二阶段的方案

角色扮演活动

在友谊发展的第二阶段，普通儿童已经能在和同伴们一起玩的时候，建立良好的合作关系，在处理冲突时也有比较富于建设性的想法，但是，阿斯伯格综合征儿童必须运用社交故事和角色扮演活动学习各种合作型游戏的相关道理，并进行大量练习。比如，给予以及接受赞美，接受建议，为共同的目标一起行动，了解个人的身体空间，身体的接近和接触方式，应对和给予批评，确认厌倦、尴尬和沮丧的信号，以及何时和如何打断对方。可以为角色扮演和示范社交互动（比如给予赞美）的活动录像，以便事后练习并获得有建设性的反馈意见（Apple, Billingsley and Schwartz 2005）。

在面对冲突和意见分歧的时候，我们需要鼓励儿童找一位成人来裁判，而不是由自己判定对错以及处理后果。社交故事和角色扮演活动都需要强调协商和妥协的好处，公平以及向别人道歉的重要意义。阿斯伯格综合征儿童的自我控制能力可能比较薄弱，如果某个儿童倾向于专横或霸道，经常以威胁或攻击的手段达到自己的目的，就应当建议并鼓励他采用不同的处理方式，因为对别人友好，才可以得到自己想要的东西。

在教室和操场内安排助教

为了帮助儿童成功融入教室或操场的社交环境，学校需要安排助理教师。助理教师可以观察儿童的社会行为表现，尤其是那些符合其所在年龄段应有的能力表现，并及时给予正面反馈和指导。助教的角色具有许多功能。

- 协助孩子找出相关的社会信号并作出反应。
- 利用特定的活动或游戏，比如角色扮演和社会性排练，以及与儿童一起撰写社交故事，提供个体化特殊辅导。
- 鼓励其他儿童在游戏中能够让阿斯伯格综合征儿童参与并顺利融入。
- 在阿斯伯格综合征儿童和同伴之间出现潜在冲突时，能够提供指导并协助处理。
- 给阿斯伯格综合征儿童及时提供正面的反馈。

在学校里需要助理教师的时间取决于孩子的能力、环境气氛以及同伴团体的能力因素。

玩人偶、娃娃和阅读小说

我注意到，在发展的第二阶段，阿斯伯格综合征女孩的应对机制不同于男孩。女孩更喜欢仔细观察其他女孩的社会性游戏，并回到家里模仿与玩具娃娃和想象的朋友一起游戏，或自己假装扮演某位社交能力不错的女孩。这些活动都能有效地分析并演练交友技能。

女孩的特殊兴趣有可能是读小说，这使得她们能够深度理解各种想法、情感和社会关系。我们可以鼓励男孩也去玩人偶，比如，那些魁梧的动作片英雄模型，不过要让他们表演日常生活的场景，而非相关的电影情节。此外，还可以鼓励他们从那些和个人特殊兴趣相关的主题开始阅读小说。比如，如果对火车着迷，他可以开始阅读《铁路边的孩子们》①。

共同兴趣

这个阶段的普通儿童，在面对"怎样才能成为好朋友"这样的问题时，一个常见的回答是"我们喜欢同样的东西"。共同兴趣是建立友谊的一个基础。我认识的一个阿斯伯格综合征儿童对昆虫，特别是蚂蚁，非常感兴趣，而且具有丰富的知识。虽然同伴们可以忍受他对蚂蚁的热衷，以及滔滔不绝只谈论蚂蚁的行为，但始终不把他当作一个可能的朋友，因为其他人对这个话题完全没有兴趣。这个孩子正在学习交友技能，比如，如何进行双向对话，需要等待别人说完而不要打岔，如何给予和接受赞美，以及如何表现同理心。当他使用这些技能与班上的同学相处时，这些技能都依赖于智力和外界指导，其他孩子总是感觉他十分做作和不自然，因此，他还是没有交到真正的朋友。

碰巧，附近住着另一位阿斯伯格综合征儿童，同样也对蚂蚁感兴趣。父母便安排这两个年轻的"昆虫专家"碰面。两人见面后所形成的社会关系融合程度令人感到惊讶。两个孩子开始固定结伴，进行蚂蚁考察活动，一起分享有关昆虫的信息和资源，一起开展对蚂蚁的研究工作。两个孩子保持着固定联系，花很长时间进行真正互惠的谈话，讨论他们关于蚂蚁的最新发现。通过观察他们两人之间的互动过程，可以发现谈话中有一个很明显的自然平衡关系，他们能够表现出与其他孩子在一起时不曾出现的高度和谐：非常有耐心地等待对方说完话，能够专注倾听，展现同理心，以及赞美对方。

父母和老师可以依据儿童的特殊兴趣为他们安排适当的朋友。为阿斯伯格综合征儿童的家长设立的地区性家长支持团体组织，可以提供当地其他儿童的姓名、联系地址及其特殊兴趣等资料，帮助建立一段可能成功的友谊。不过我注意到，如果有一方对这个共同兴趣不再那么热衷，这段友谊也可能就此结束。

特殊兴趣也可以促进阿斯伯格综合征儿童与普通儿童之间的友谊。我妻子的妹妹颇有艺术天分，曾经这么描述自己的学校生活：

> 我很渴望能结交朋友，当有人称赞我的绘画作品时，我通常会慷慨地将画作送给对方，直到有人批评我自我感觉太过良好——这真是一个让我永生难忘的教训，我只不过是想赢得友谊。（来源于私下交谈内容）

---

① 译注：《铁路边的孩子们》（*The Railway Children*）是英国经典儿童文学作品，1906 年出版。

如果孩子具有特别的绘画天分，老师可以找另一个具有互补能力的孩子，让两人有机会建立起合作关系。比如，某个孩子擅长写故事，那位绘画小艺术家就可以加入进来负责画插图。这种活动可以帮助他们理解合作技能和团队工作的价值。

幽默感

对于"怎样才能成为好朋友"这个问题，另一种普遍回答是"有幽默感"。阿斯伯格综合征儿童通常只能从字面意思上理解别人的谈话内容，所以有时可能无法明白别人在开玩笑。不过，他们有时也可能表现得很出色，颇有一些个人独特风格的幽默感（Darlington 2001）。年幼的阿斯伯格综合征儿童可能会觉得某种口音非常可笑，因此，反复模仿这种音调，当作一个私有笑话，不过他并不与其他人分享，或是解释为什么觉得可笑。幽默能力发展到一定阶段，也可以创造出双关语、词语联想和文字游戏（Werth, Perkins and Boucher 2001）。幽默能力发展到下一个阶段，能够出现如同憨豆先生喜剧节目中的闹剧画面，以及比同龄儿童更早对蒙蒂·皮东（Monty Python）六人喜剧表演节目[①]中超现实的幽默内容感兴趣。

6~9岁的普通儿童开始发展出一些和粗俗语言及行为相关的玩笑，不过他们懂得识别玩笑的性质和适当的环境气氛，以及谁会欣赏这样的笑话。阿斯伯格综合征儿童可能会多次重复一个曾受欢迎的粗俗笑话，而不知道其他人早已失去兴趣。他们也不知道在操场引起哄堂大笑的笑话并不一定适合在星期日的午餐桌上讲给祖母听。这时，他们需要一个社交故事，以了解有些笑话只适合讲给某些人，而其他人并不会有同样快乐的感觉。

汉斯·阿斯伯格医生曾提到阿斯伯格综合征儿童缺乏幽默感。根据与好几千名阿斯伯格综合征儿童接触的经验，我却有不同的看法。很多孩子具有独特的、与众不同的对生活的看法，这些都是洞察力和幽默感的基础。我同意克莱尔·塞恩斯伯里所写的："我们并非缺乏幽默感，我们缺少的是一些社会技能即如何识别他人是否在说笑话，我们自己是否该说笑话，以及欣赏和理解与社会习俗相关的笑话。"

有些阿斯伯格综合征青少年具有良好的想象力，可以创造出有趣的笑话

---

① 译注：蒙蒂·皮东的六人喜剧表演节目是英国 BBC 自 1969 年起播放的超现实的喜剧。

和幽默小品，不过其主题始终围绕着自己的特殊兴趣，因此，可能无法引出别人的笑声（Lyons and Fitzgerald 2004; Werth et al. 2001）。我认识不少善于创作笑话的阿斯伯格综合征青少年，虽然有时我也不太确定自己是否应该笑，不过看到他们在听到这些有特色的笑话时的笑声，我也会深深为其感动。

社交同心圆

阿斯伯格综合征儿童需要指导以了解在社会习俗方面的幽默、与人谈话的主题、接触方式和私人空间、问候和表达情感的动作等方面，由于关系的亲疏远近不同而有所不同。我常利用一项活动帮助他们：在一张很大的纸上，画出一连串的同心圆，在最里面的一个圆圈里，写上他和亲密家人的名字；接下来的圆圈，写上除家人以外清楚了解他的其他人，比如老师、关系比较近的亲戚、邻居以及他的朋友等；再往外的圈子，写上家人的朋友、熟人、远亲以及他认识但不算是朋友的其他儿童；再往外，包括一些认识但不常碰面的人，比如医生和邮差；最外面的圈子，则写下陌生人或者很少见面的亲戚。

在这些圆圈里的人名确定之后，活动中谈话的主题就侧重于讨论社会行为的多样性，比如，不同类型的问候在不同圆圈中的区别。大人在和孩子做这项活动时，可以跟孩子一起从杂志中找出各种问候举动的图片，把它们剪下来，然后讨论决定哪个图片适合放在哪个圆圈里。比如，握手的动作适合向医生问候，而不适用于欢迎祖母的来访。虽然喜欢而且尊敬老师，但对于 7 岁大的孩子，每天早晨给老师一个拥抱和亲吻便不适合，应当建议他采用一种充满感情的口头问候。如果能够考虑来自其他文化的问候情况，这个社交同心圆活动就会更吸引年纪较大的孩子。北欧国家以微笑的方式向女性友人问候，而法国则采用吻面礼；至于新西兰的毛利人，对于一位尊贵的客人所采取的传统问候方式是伸出舌头！不过父母必须向孩子解释，除非在新西兰，伸出舌头的动作就绝不是一个能被大家接受的问候方式。

社交同心圆的活动也可以用在学习友谊的方案中，用来说明和解释与友谊相关的各种规则以及不同层面。例如，可以清楚地解释和某人的关系从熟人转换成亲密的朋友。社交同心圆活动的最大好处是帮助儿童从视觉上直观看到我们周围复杂的人际关系层次，并学会在与圆圈中的某类人士交往时，该说些和做些什么。

什么话不该说

阿斯伯格综合征儿童通常都不近人情地诚实，总是直率地说出心里的话。他们忠于事实的真相，而不是人们的感受，因此，他们需要学习不能总是说实话。虽然诚实是一种美德，不过这个阶段的同龄人已经懂得说些善意的谎言，以避免伤害朋友的感情，也知道不能向大人告发朋友的违规行为，以表达对友谊的重视和忠诚。不过，对他们来说，同龄人的某些行为肯定是不道德和不合逻辑的，因此，他会勇于向老师报告"是 xxx 做的"，以及向朋友报告是谁犯了愚蠢的错误，但这绝对不是交朋友和维系友谊的好办法。他们可以通过社交故事学习和了解到，为什么有的时候不说实话才是适当的，以及什么时候应当保持沉默。

教室里的人类学家

有时可以这么形容阿斯伯格综合征群体：他们是来自不同文化的人，看待和思考这个世界的方式往往与众不同。有些阿斯伯格综合征成人曾建议把"阿斯伯格综合征"改为"错误星球综合征"（Wrong Planet Syndrome）。克莱尔·塞恩斯伯里是位毕业于牛津大学的阿斯伯格综合征成人，她写了《操场上的火星人》（*Martian in Playground*, 2000）以帮助家长和老师认识阿斯伯格综合征。将阿斯伯格综合征群体视为来自不同文化或星球的人，有助于改变成人和同伴对待他们的态度，也有助于改进干预策略。

阿斯伯格综合征儿童努力想要了解普通人的社会习俗，其实很像人类学家发现了一个新的部落，想进一步认识部落的人群特征和生活习俗。这位人类学家需要找一位来自该部落的人介绍他们的文化、习俗和语言，而指派给他们的老师或助教就充当了向导的角色，为他们解释这个新的文化或文明生活。这个过程是在不断发现和解释某一特殊习俗存在的道理。初次接触新文化的旅游者需要一本导游手册，撰写社交故事就是向导（老师）和人类学家（儿童）一起合作的一本手册。阿斯伯格综合征青少年和成人通过撰写和阅读这样的导游手册，能够理解其他人群，明白怎么与他们共处。对于其他人群，阿斯伯格综合征成人发明了一个名词称呼他们，叫作"神经典型发育人群"（Neurotypicals, NTs）。

这个文化代言人（或私人向导）可以陪我们这位"人类学家"坐在教室的

角落，或在操场的某个角落，一起观察、评论和记录其他人的社会互动过程，并随时给予解释说明。此外，两人也可以进行"标定友好举动"的比赛活动，轮流找出其他人的友好行为，向导有时需要告诉他们哪些行为属于友好的或不友好的。与向导一起玩"观察别人"的游戏，可以使他们不必冒风险成为大家的注意焦点，或被视为最容易犯错的人，就可以获得与友谊相关的信息。

课后的社交体验

阿斯伯格综合征儿童在学校里要比同伴多花一倍的心力，因为他们不仅要学习功课，还要学习社交课程。与其他儿童不同的是，他们主要利用认知能力而不是先天直觉学习社交和交友。斯蒂芬曾说过："为了学习怎么做朋友，几乎用尽了我全部的脑力。"在结束一天的学校生活后，阿斯伯格综合征儿童大都经历了足够的社交经验，此时他们迫切需要独处和好好放松自己。就他们而言，友谊的学习体验止步于学校大门。因此，他们往往会拒绝父母的建议，同学校里的朋友在校外保持联系，或放弃与邻居一起玩的机会。如果我们认识到他们在学校里已经有了足够的交往机会，就必须接受他们此时已经没有精力或动机继续与人互动的现实。如果父母需要安排额外的社交活动，应当选择简短、结构化的、有人监督、容易成功而且是自愿参加的活动。

社交能力训练团体

到目前为止，有不少研究报告提出了以阿斯伯格综合征儿童、青少年和成人为对象进行社交能力团体训练的成功范例（Andron and Weber 1998; Barnhill et al. 2002; Barry et al. 2003; Bauminger 2002; Broderick et al. 2002; Howlin and Yates 1999; Marriage, Gorden and Brand 1995; Mesibov 1984; Ozonoff and Miller 1995; Soloman, Goodlin-Jones and Anders 2004; Williams 1989）。团体成员在集体中可以学习为什么某项技能是重要的，并且运用示范、角色扮演、评阅录像等方法，得到来自团队领导和其他参与者的有建设性的反馈。这一方案的重点训练项目有：对话的技巧和解读，解释身体语言，认识别人的观点，以及结交朋友的能力。这一方案的另一种形式是安德龙和韦伯（Andron and Weber 1998）建立的，以情商发展为重点，利用家人资源——尤其是兄弟姐妹，作为社交能力训练团体的主要成员。他们的训练内容强调，要发展阿斯伯格综合征儿童在不同社交情境中恰当的感受和情感能力。

目前我们还很难确定，社交能力训练团体是否真能够有效改善阿斯伯格综合征儿童的社会融合能力，因为现有的成效评估还都只是质性研究（没有明确的量化研究）。我们也无法得知，这样的技术是否真能改善他们在自然情境中的特定技巧。不过无论如何，根据以往的经验，父母、老师以及参与者都认为这样的社交团体很有帮助，尤其是团体成员更为肯定这样的机会，与类似的人群一起分享自己的困惑以及社会体验，可以成为日后发展友谊和自助团体的基础。

适合同伴的方案

同班同学中如果有阿斯伯格综合征儿童，那么也需要给予其他儿童一些说明和指导，帮助他们认识并学习如何鼓励阿斯伯格综合征儿童建立交友技能。这些同学必须了解，阿斯伯格综合征儿童的游戏及互动方式与普通儿童不同。如果没有老师的引导和支持，他们的举动可能会被排斥或遭到嘲笑，而无法顺利融入同伴的活动。所以，在为阿斯伯格综合征儿童制定方案以帮助他们具备一定能力与同伴融合的同时，也要为其他儿童制定一些方案以促进双方的融合。普通儿童需要知道如何回应阿斯伯格综合征儿童的某些不友好行为，以及如何鼓励他们培养起交友能力。成功的互动需要双方都能以建设性的心态投入，而老师首先要做个好榜样，同时表扬愿意适应、欢迎阿斯伯格综合征儿童的其他儿童。这种同伴社交团体也需要属于他们自己的社交故事，以促进彼此之间的了解。此外，当老师不在场或忙于其他事情的时候，也需要同班同学伸出援手，帮助阿斯伯格综合征儿童。

· 友谊发展的第三阶段——9~13岁

在友谊发展的第三阶段，普通儿童挑选朋友和玩伴时，已经很在意性别的区别；而且在定义朋友的时候，他们已经不仅仅局限于对方能否帮助自己，同时也会根据人格特性。朋友是一个以互补的态度、想法和价值观提供真心关怀的人。孩子们越来越需要伙伴，需要更多的交友机会，以及保持恒久的友谊；同时他们也强烈希望同伴能够喜欢自己，拥有更多相互分享经验和想法（而不是玩具）的愿望。

当自我意识逐渐显露出来之后，普通儿童开始认识到让人感觉值得信赖的重要性；他们向朋友寻求意见时，不再局限于实际生活的问题，也包括人际关系上的烦恼。朋友之间互相修补情绪和支持对方成为重要成分；如果某个人感到悲伤，他的亲密朋友会想办法让他开心；如果生气了，朋友们也会想办法安抚他，以免他陷入更大的麻烦。

对普通儿童来说，朋友和同伴小团体的影响力会越来越大，表现为对自信心的强化或破坏，以及决定什么是合适的社会行为。同伴小团体的接纳态度和价值观会超过父母的意见，同伴小团体的影响力也会大于成人。

如果朋友之间发生冲突，这个阶段的儿童会开始使用比较有效的修复机制。比如，争论时的火气不再那么大，为了避免直接对立，会采用暂时隔离的方式；坦承错误，而不再认为朋友之间只需要简单地分出输赢；朋友之间的冲突，如果能获得满意的解决，反而能增强彼此之间的关系；如果宽恕朋友，也可以客观地看待冲突。这些在友谊中呈现的人际关系综合技巧，都将成为他们成年以后形成的人际交往技巧的基础。

适合第三阶段的方案

同性之间的友谊

这个阶段的儿童在选择朋友和同伴时，会有明确的性别偏好。男孩喜欢参加自己感兴趣的团体游戏或季节性体育活动，但阿斯伯格综合征男孩对这些可能毫无兴趣。相比其他人，他们不太明白团体游戏的规则，缺乏必需的球类技巧、身体灵巧性和协调性，而且他们的动作往往很笨拙。威尔·哈德克罗夫特（Will Hadcroft）曾在自传中写道：

> 我害怕别的男孩子，他们也都清楚这点。争球对我来说如同噩梦，我常常不怎么争抢就让球溜走，我的队友对此非常生气。（Hadcroft 2005, p. 62）

这些男孩很清楚，自己永远会是团队的最后人选，因而也被其他男孩主动回避和疏远。

当阿斯伯格综合征男孩独自在操场徘徊的时候，可能会有两组人想要接近他，一组是具有侵略性的男孩，他们想要找落单、脆弱而轻信，容易被捉弄和欺负的对象（请参见第四章）；另一组是一些女孩子，同情他孤单一个人，想包容和支持他参与她们的活动和游戏。通常这个年龄段的普通男孩不太喜欢和女孩接近,而且喜欢用一些带有性别歧视的贬损之辞评论女孩子,不过,女孩们的态度积极而热情,乐意邀请这个孤单的男孩加入她们。如果阿斯伯格综合征男孩不懂得如何与一群女生交往,她们也能够对他宽容(而不是批评)——"他是个男孩,当然不了解,我们很乐意帮助他"。因此,双方可能会就此开启真诚的异性友谊。

对于阿斯伯格综合征男孩,在这个阶段就拥有异性朋友,通常会出现两个结果:一是其他男孩认为他"认敌为友",因此对他更加疏远;或者这个男孩为了融入女性文化而模仿她们,塑造出女性的身体语言、模仿女性化的用语和兴趣。这个男孩可能喜欢与女孩建立起的友谊,而且确实获得一些好处,不过其他男孩会嘲笑他像个女生,并以"同性恋"的称呼羞辱他。阿斯伯格综合征男孩如果因而认为世上唯一能接纳和理解他的都是女性——包括他的妈妈、姐妹和女性朋友,可能会造成性别认同方面的问题。

我注意到,在友谊的这个发展阶段,有些阿斯伯格综合征女孩可能会不喜欢和同性伙伴们在一起。她们往往批评女性同伴总是喜欢玩情感或注重感觉的游戏,或热衷谈论她们喜欢或反感的那些人(往往基于一些不合逻辑或不实际的理由)。女性的小派系形式变化非常快速,经常变更不同的成员,这点也常令她们感到困惑。此外,也有一些同伴压力让人不舒服,因为女孩们的话题总是围绕着衣服和配件如何搭配才能够最符合时尚潮流。阿斯伯格综合征女孩很难理解友谊的这一层面,她们通常倾向于选择符合逻辑的、真实的和舒适的生活方式,而忽视来自同伴的压力。这些女孩挑选衣服往往考虑的是舒适度而不是流行风格,所以通常衣着男性化,因为男式服装穿起来最舒服和实用。至于发型,她们不是留着一头足以把自己遮掩起来的长发,就是剪一头方便整理的短发,而无视够不够女性化。

其他女孩的活动也常令阿斯伯格综合征女孩感到困惑且没有逻辑可循,而男孩们那种偏向体能而非情感导向的活动对她们来说会更有趣。她们可能开始对男孩子的活动感兴趣,甚至可能被男孩团体接纳和吸收,变成大家所说的"假小子";而男孩们一向比较能容忍侵犯自己地盘的异性,如果她们不知道如何应对某个社交场合,也比较容易得到男孩的支持,而不是嘲笑:"因为她是个女孩,当然不可能了解,不过这没什么关系,我们不在意。"

阿斯伯格综合征儿童需要同时拥有不同性别的朋友，因此，我们必须做一些社交方面的策略规划，以确保他们能得到不同性别朋友的支持。老师们应该经常检查班里团体成员的接纳及排除条件，并且积极鼓励同性朋友给予阿斯伯格综合征儿童以支持和配合。

一位导师或好友

这个阶段的儿童有寻求同伴的强烈愿望，而不只是为了能有人一起玩。阿斯伯格综合征儿童如果不能顺利获得友谊，常会感到孤单和悲伤（Bauminger and Kasari 2000; Carrington and Graham 2001）。他们迫切需要友谊方面的相关方案和指导。在这个阶段，除成人以外，如果有同龄人能跟他们一起讨论方案，就会有更好的效果。普通儿童中，如果有人能和他们建立起一种自然的融洽关系，就可以鼓励这个普通儿童成为他们在教室、操场或社交场所里的导师或好友。好友的意见往往比家长或老师的意见更容易接受，尤其是这个朋友属于善于与人交往而且受人欢迎的类型。学校的导师、好友或家中的兄弟姐妹，可以从儿童同龄人的观点提供有关该穿什么或该谈什么的最新信息，这样他们在同伴中的表现就不会那么突兀了，而且不会因为不懂潮流而受到嘲笑。

在同伴看来，阿斯伯格综合征儿童在人际关系中很可怜，他们不懂穿衣时尚，不喜欢流行的电视节目或相关物品；反过来，他们也觉得，同伴了解的阿斯伯格综合征文化（特别是知识方面）没有价值。佩塔是个阿斯伯格综合征女孩，她在气候方面有着渊博的知识，她觉得其他同龄女孩们很无聊，只会谈论杂志或化妆品，而她热衷的气象学却在其他女孩眼里同样无聊。

另类朋友团体

阿斯伯格综合征儿童在这个阶段，比较难以被新建立的同龄社会小团体认同。他们可能因为动作笨拙被崇尚运动能力的小团体所排斥；或因为不同的学习风格被专注学业的小团体拒之门外；或是因为有限的社交能力，而受阻于崇尚社交活动的小团体。不幸的是，总有那么一个声名狼藉的团体愿意接纳这些孩子。这一团体总是敞开大门，加入的门槛就是：有不适当的或反社会的行为表现——这是最不适合他们的一种模式。老师应当安排他们进入一个被社会认同的团体，并鼓励团体中人气较旺的某个成员担任阿斯伯格综合征儿童的导师或好友。

　　同样，老师也可以根据他们的特征，组织起一个另类团体，这个团体的成员可以包括收藏家、科学家或电脑专家。每个学校都会有几位这样的学生，具有和阿斯伯格综合征儿童相似的能力和兴趣，但又不具备可确诊为阿斯伯格综合征的其他特征。这个新团体可以利用课后或午餐时间聚在一起，相互比较并交换彼此都感兴趣的事物（通常是根据日本动漫人物制作的商品），或由自然科学老师提供一个项目让他们参与，或者到学校信息技术课老师那里学习程序设计的技能。这种友谊建立在共同兴趣之上，可以让他们免受批评而有安全感。

　　家长支持团体可以考虑为阿斯伯格综合征儿童和青少年发行定期刊物，请孩子们踊跃投稿，内容可以包括：能与读者和编辑人员分享的特殊兴趣的相关信息，团队成员的近况和作品展示，有趣的影片和书籍（包括介绍阿斯伯格综合征的书籍）的评论，以及漫画、评论、来信和咨询等专栏。一位阿斯伯格综合征青少年提到，他参加过社会能力训练团队，使他有能力担任其他阿斯伯格综合征青少年的导师，在学校刊物的咨询专栏撰写与交友有关的建议。

建立团队合作技能

　　阿斯伯格综合征儿童在进入青春期的初期，就会逐渐察觉到自己的特殊，并且讨厌人家提到他在交友方面有困难，或被建议应该参与相关的训练。他们不希望自己的社会性困难被大家特别关注，或被认为是社交能力迟缓。有一个方法可以让这些处于前青春期或青春期的孩子愿意接受那些以促进社交和交友能力为目标的方案——就是将方案的名称由"促进交友能力"改成"团队合作技能"。因为从本质上来说，作为一个好朋友应当具备的特征，完全等同于作为一个好的团队成员所应当具有的特征。同伴可以接受在学校中训练的团队合作技能。这个年龄的孩子会因为在运动方面的出色表现而获得极高的评价，尤其是在集体项目中，但是最成功的团队不是要有最好的队员，而是有配合最默契的队员。团队合作技能训练也关系着将来能否有成功的职业生涯，因为任何公司都要求求职者具有团队合作的能力，而阿斯伯格综合征青少年可能会乐于接受团队合作能力的指导，并视之为自己能顺利挑选职业的必要条件，因此，他们的合作意愿和动机都会更强。

戏剧表演课程

　　针对不喜欢被大家议论朋友太少或处世幼稚的阿斯伯格综合征青少年，戏剧表演课也是一种可选择的方案。20 世纪 40 年代，汉斯·阿斯伯格医生的护士维克托林·扎克（Viktorine Zak）在维也纳儿童医院曾为阿斯伯格综合征儿童创立了世界上首个训练方案。她运用戏剧活动教导他们社交能力（Asperger [1944] 1991）。我曾有机会见到汉斯·阿斯伯格医生的女儿玛丽亚，她还能够描述出扎克护士在儿童医院所实施方案的内容。不幸的是，维克托林·扎克在开发这个方案后就在一场盟军轰炸维也纳的事件中丧生，而她拼命想保护的那些孩子也无法幸免于难。他们永远葬在一起。

利亚纳·霍利迪·维利在她的自传《故作正常》里面提到，自己如何通过观察、模仿和行动提高社交能力（Willey 1999）。对于处在友谊发展第三阶段的孩子，戏剧表演课是一个特别合适而有效的策略。阿斯伯格综合征青少年可以由此学习并练习适合青少年之间的互动，比如，合适的谈话主题，聆听的艺术，如何对别人表达内心情感，以及什么时候和在多大程度上可以向他人暴露个人信息。通过戏剧活动，可以教导阿斯伯格综合征儿童正确的身体语言、面部表情和音调，并且提供机会让他们排练如何回应某些特殊情况，比如遭到捉弄。

电视节目

我们也可以利用当前流行的电视节目说明并教导某些社会行为。憨豆先生的连续剧特别适合用来说明如果一个人无法充分了解他人的想法和感受，出现违反社会规范行为的后果。憨豆先生这个角色和他的各种经历对于阿斯伯格综合征儿童特别具有娱乐性和启发性。有关社会规范中不合逻辑的内容也可以借由如《歪星撞地球》①之类的电视剧或《星际迷航》（Star Trek）等科幻电视剧中的角色（如 Mr. Spock 和 Data）进行讨论，这些角色的知觉、经验和智慧有助于启发和指导阿斯伯格综合征青少年。

利用资源

有一些图书介绍并讨论这个年龄阶段（以及其他年龄阶段）儿童的交友情况，相当具有启发性和娱乐性，比如，贾奇·朱迪·沙因德林（Judge Judy Sheindlin）写的书《学校里的潜规则：你不能以貌取人》（*You can't Judge a Book*

---

① 译注：《歪星撞地球》（Third Rock from the Sun）是 1996 年开始在美国 NBC 电视台播放的系列情景喜剧。

by it's Cover: Cool Rules for School, 2001），书的内容包括一些需要孩子作出社会判断、与友谊有关的情节，比如，在一幅插图里，某位孩子打开午餐盒，以一种疑惑的表情盯着同伴，图画的旁边有一段描述以及选项。

妈妈为你准备的意大利腊肠三明治从午餐盒里消失了，你怀疑是你的一个朋友拿了，因为他身上有腊肠的味道。

这时候你应当：

1. 问他是否看到了你的三明治。

2. 拿走他的午餐盒，检查里面是否有你的三明治。

3. 偷走他的午餐。

4. 告诉他，虽然你的午餐闻起来像是意大利腊肠，但实际上是狗食。（Sheindlin 2001, p. 51）

另一本卡拉林·比纳（Caralyn Buehner）写的书《我做的，我道歉》（*I Did it, I'm Sorry,* 1998）也采取了类似的风格，着重解释在某些社会情境下正确的反应方式往往不止一个，社会问题绝对不同于科学问题（特别是数学问题），几乎没有唯一正确的答案。阿斯伯格综合征儿童常常想要寻求一个确定的、正确的而且简单的问题解决方案，不过在这个社会里所谓最合适的解决方案，往往都是基于所有参与者对某一解决方案的优点和后果进行评估分析的产物，这需要有相当复杂的推理能力，以及有能力判断各种可能性和公平性的平衡，而并非追求唯一的确定性。根据我的临床经验，阿斯伯格综合征儿童在面对社交问题时，能够选择的解决方法非常有限，而且其中一些方法显得不成熟、具有挑衅意味或过于冲动。不过，在他人的鼓励以及仔细思考之后，他们也能提出或学到其他一些更合适、更有效的办法。

我也强烈推荐卢克·杰克逊（Luke Jackson）的建议，他是个出色而聪明的阿斯伯格综合征青少年，曾为其他阿斯伯格综合征人士写过一本自助指南（L. Jackson 2002）。他分析了同伴互动的内容，提出一些相当有智慧的建议。

关于规则，我相信每一位阿斯伯格综合征青少年都听过一些关于合适行为的规则，你是否听说过以下这些：

• 不要侵犯别人的空间 —— 这意味着离别人太近了。

• 无论如何，绝对不要死盯着别人看（哪怕她们的身材超级棒！）。

• 不要随便评论别人的体型，无论是赞美还是批评。

• 不要骂人，不要谈论与"性"有关，或涉及种族歧视的话题，不要做性暗示。

• 除非是对自己的家人，或对方同意成为你的男朋友或女朋友，而且在你们双方都同意的情况下，否则绝对不能随便拥抱或触摸别人。

如果你从未听说过这些规则，那么，恭喜你，现在终于听到了！不过，这里有一些"但是"……你可能刚好看到和听到有那么一群青少年，他们要么非常亲密地挤在一起，要么以一种危险的方式压在别人身上。接下来，他们会对别人的身材作出各种无理的评论，呃……让我说些什么好呢？！他们会抓住每一个机会说脏话，或做性暗示，他们总是随意碰别人或拥抱别人，从不管对方是否是自己的家人，或男（女）朋友。

如果那些规则的确没错，那么，上面这些例外情况就像是青春期的男孩和女孩在执行他们的青少年仪式，将所有的规则抛出窗外，视而不见。我们生活在一个多么奇怪的世界啊！无论如何，我想说的是，你们要严格遵守规则，不管其他人是否想破坏它们。（L. Jackson 2002, pp. 104-105）

无论是青春期前期或青春期的阿斯伯格综合征孩子，都需要获得有关青春期发育的信息，以及了解青春期发育如何影响他们的身体和思考，他们也同时需要足够的信息和建议，熟悉友谊发展的自然变化和性关系的变化。伊莎贝拉·埃诺（Isabelle Hénault）曾设计出一些方案，并撰写成书，专门针对阿斯伯格综合征青少年解说青春期发育和性特征（Hénault 2005）。

• 友谊发展的第四阶段——13 岁 ~ 成人

前面三个阶段的友谊发展还只限于小范围的亲密朋友，到了第四个阶段，朋友的数目以及交友的广度和深度都会逐渐增加。基于不同的需求（比如，得到安慰、具有幽默感或能提供实际建议），人们会去结交不同的朋友。朋友可以被定义为"无论我什么样，对方都能接受我这个人"，或"对事情的看法和我相同"的人，朋友提供了个人认同感，而且与自己的人格相容。这个阶段很重要的一点是：一个人必须首先能接受自己，然后才能在成人的层次上和他人建立联系——否则，友谊就会成为一种解决个人事务的手段。在这个阶段，友谊的定义通常变得不那么具体，比较倾向于抽象的层次，而且被形容为自主性的相互依赖。友谊也不具有任何独占性或排他性，冲突的解决主要借由自我反省、妥协和谈判。在青少年阶段，友谊的建立主要基于共同兴趣，比如，学业上的成就，共同参与体育活动或休闲活动，热衷于某个话题（如消除世界贫穷问题）。在这个阶段，与朋友相处的时间和对朋友的忠诚都会超过家人。

阿斯伯格综合征青年能够很清楚地认识到自己面对各种社交场合的困难。斯科特（Scott）有阿斯伯格综合征，他在大学时代的论文中如此描述：

> 社交能力对我来说犹如外语，我的人际互动行为大都显得笨拙不自然。我必须时时猜测某个行为到底应不应当做，不像我的同伴们，几乎不费什么力气单凭本能就可以做到。这些干扰我日常社交生活的障碍，就是我所患的神经发育障碍的主要问题，一种被称为阿斯伯格综合征的高功能孤独症谱系障碍，它使我很难像普通人那样正常生活。不过虽然时常感到沮丧，但我并不认为这是一件可耻的事情，这只不过是另外一种看待世界的方式而已。我接触过的大多数人都不了解阿斯伯格综合征，所以常常误解我的行为，比如我的每一个努力结交朋友的行为，总是一步步把他们推得更远。（来源于私下交流的内容）

适合第四阶段的方案

作为第四阶段的好朋友，其中一个特征就是"无论我是什么样，对方都能接受我这个人"。有些阿斯伯格综合征成人告诉我，没有人能够接受他们的本来面貌："别人总是希望我变得不一样，变成他们的翻版。"不过最终，他们总会找到一位真正能接受他们的朋友——不会一再坚持要求他改变，而且会真心赞美他们的某些阿斯伯格综合征特征。

不过，这种接受也可能来自另一种友谊形式：动物朋友。

把动物当作朋友

动物能无条件接受一个人，小狗看到你总是显得开心，不管它当天是否情绪不佳或疲惫不堪；马儿似乎总能了解你，而且希望成为你的伴侣；小猫喜欢跳上你的膝盖，满意地蜷缩在你怀里。我曾经提过，猫儿们像是有孤独症的狗，因此，猫与孤独症和阿斯伯格综合征个体之间有一种与生俱来的吸引力。罗纳德（Ronald）是位阿斯伯格综合征成人，他在给我的电子邮件中说道："我只有在独处或与猫儿相处的时候，才能感受到自己还活着，而且真正觉得自由自在。"因此，宠物或动物最能有效而且成功地替代朋友，成为人类的同伴，甚至可以替代家庭。而动物与一个不具有侵略性的人（比如阿斯伯格综合征人士）相处时，通常也会感到放松而且有认同感；宠物也可以成为舒适和安全感的来源。对动物有特殊兴趣而且愿意花时间多了解他们，甚至可以成就一项成功的职业（Grandin 1995）。我发现，阿斯伯格综合征儿童及成人有时对于动物的感知和共情的程度会胜于和人类相处。

网络朋友

互联网已经成为现代的"交谊舞厅"，让年轻人有更多机会相遇。这种沟通形式对于阿斯伯格综合征个体的最大好处是，他们可以通过打字的方式表达想法和感受，对他们来说，这绝对比面对面的交谈方式更流畅。在社交聚会场合，他们必须具有聆听并处理别人谈话内容的能力，同时必须过滤背景里的其他声音，快速回应对话，而与此同时又必须分析一些非语言的信号，比如肢体动作、面部表情和语调。如果使用电脑，他可以只专注于彼此的语言交流上，而不会受到太多感觉体验和社会信号的冲击。

在不同社交场合中，都可能会有某些人利用阿斯伯格综合征个体的天真和想拥有朋友的愿望，伤害他们。我们必须提醒他们要一直提高警惕，不要轻易将个人信息告诉对方，除非他和自己信任的人讨论过这段网络友谊。不过，基于分享经验、兴趣和相互支持的原则，还是有可能在网络中交到真诚而且永久的朋友。网络还提供大量机会去认识志趣相投的人，网友们能够接受彼此的理由往往在于对方的知识水平，而不是每个人的社会特征和外表特征。网络"朋友"可以通过聊天工具、网页和特定的讨论区，与他们分享经验、想法和知识。

支持团体

最近社会上有一个发展趋势，为阿斯伯格综合征成人建立支持团体。这些团体定期聚会，讨论各个方面的话题：从就业到人际关系，以及为团体成员安排各种社交场合，比如，参观火车博物馆，到电影院观看最新的科幻电影等。这些可以一起分享共同经验和处境的同伴们能建立起彼此之间的友谊。这种支持团体有很多不同的组成方式，比如，一开始先由阿斯伯格综合征青年的父母们组成支持团体；或者在团体训练机构中相遇的一群孩子，如果有意愿一直保持联系从而促成这样的团体；或者是年龄较大的阿斯伯格综合征人士想要帮助有同样诊断结果的人克服困难而组成支持团体。团体的组成也可以是大学高年级的学生，为了帮助刚进入大学的阿斯伯格综合征新生而组成；或者是某位原来参与过支持团体而且从中受益的阿斯伯格综合征人士，在搬到另一座城市后，组织起当地的支持团体。

在洛杉矶，杰里·纽波特成立了一个以成人为对象的支持团体——AGUA。他在某次团体聚会中认识了玛丽（Mary），后者也有阿斯伯格综合征。他们的关系逐渐超越了柏拉图式的友谊，陷入爱恋，最后结为连理。有关他们的罗曼史和关系发展，可以参见影片《莫扎特和鲸鱼》。

关于异性交往的信息

阿斯伯格综合征青少年可能热衷于了解并体验其同龄人所处的异性交往的世界，包括性关系方面的经验，不过我们需要关注他们从哪些地方得到相关信息。如果他们没有亲密朋友可以讨论私人问题，比如，对于某人的爱慕和性感受，那么，他就只能从电视节目（特别是肥皂剧和情景喜剧）或是成人刊物上获取相关的信息。电视剧和情景喜剧常常刻意描写强烈、戏剧化的情绪和人际关系。这些青少年可能会牢记其中的动作和剧情，却用在不适当的场合。举个例子，蒂姆看了一部在青少年中流行的喜剧，剧中有一句台词"I want to have sex with you"（我要和你做爱），引起观众哄堂大笑。蒂姆没有考虑自己身在何处，也不了解当他对着班里的女生说这句话时，为什么班上同学都没有笑。阿斯伯格综合征儿童在看了成人杂志之后，也可能会假定男女之间的亲密举动很快就会发生，而没有意识到需要取得对方的同意。

有关异性交往的信息也可能来自同龄的伙伴。这些同伴看得出他们个性天真，容易受骗而且脆弱。某些怀有恶意的同伴或许就会向他提供一些不适当的信息，告诉他一些容易引起别人嘲笑的建议，或鼓励别人也带着恶意的企图捉弄他。他们很容易上当，还需要承受被故意错误引导的不良后果。因此，我们必须能够让这些青少年取得和异性交往的正确信息，尤其是在从朋友关系转变为异性关系的初期，需要找到一位可信任的人指导他。

我认识一位曾经非常封闭的阿斯伯格综合征女孩，到了青春期身体发育的时候，因为总受到男孩们的注意而显得受宠若惊。不过由于个性天真，她无法体会到其实男生感兴趣的只是"性"，而不是对于单纯的聊天或相处过程感到愉快，而她也缺乏其他女性同伴提供有关约会和"性"亲密关系的意见，以及需要注意什么特殊情况。阿斯伯格综合征少女往往没有处世经验，或不知如何分辨性方面的侵略举动，因此，当她们渴望得到同伴的欢迎时，很容易就陷入"性"方面的危险处境。

社交焦虑

阿斯伯格综合征青少年，特别是女孩子，会越来越了解自己在社交方面的无知，知道自己容易犯下社交方面的错误。由于过分担心自己社交方面的能力不足或犯下明显错误，常会导致社交恐惧症，从而社交退缩行为也越来越严重。卡丽（Carrie）告诉我："我经常处于持久的焦虑状态下，很难面对每天的社交活动。"

这种焦虑感常在一天结束的时候最为严重，特别是临睡前，当他们回顾自己当天的社交经验时。尽管他们已经颇有能力察觉别人的想法，但这也成为焦虑感（我或许做了一件蠢事）或抑郁感（我总是犯错误而且屡教不改）的一个重要起因。

因此，阿斯伯格综合征青少年应该从父母和同伴那里得到有关社交能力的正面反馈，并且愿意接受指导和排练，以明确在社交场合应该说些什么、做些什么。这种干预的目的是将负面的自我认知转变为正面和乐观的自我认知，强调"成就"而不是"错误"。有关如何改变态度以及自我认知的相关策略，请参见第六章的"认知行为疗法"以及第十四章的心理治疗方案。

维系友谊

如果真的发展出友谊，阿斯伯格综合征个体会遇到的困难之一，是他们不知道如何维系这段友谊。他们在该阶段的主要问题包括：不知道应该多久和朋友见一次面，见了面应该谈些什么话题，送什么礼物才合适，什么样的语言和动作符合移情原则，对于不同的观点如何表达出大度和宽容的态度。阿斯伯格综合征个体由于"非黑即白"的价值倾向，只要朋友出现违反友谊的举动，势必会结束这段友谊，而不是寻求和解。一个有效的策略是：鼓励他们在作出仓促的决定之前，先向其他朋友或家人寻求建议。

向其他人说明阿斯伯格综合征

如果一个幼儿被确诊为阿斯伯格综合征，从幼儿园到小学阶段都能采用早期干预改善社交能力的方案，而且一直延续到高中结束，那么，应当可以达到很好的效果。虽然目前我们并没有长期的研究数据证明他们的社会理解力和同伴关系的确有进步，但根据临床经验可以证实，社会理解力训练方案对于个体的确有帮助。不过如果他们到了青少年和成人阶段才被确诊，就错失了早期干预的介入时机，特别是到了成人阶段，已经没有机会进入这些相关训练计划和训练资源。

对于成人，可以选择的解决方法不是寻求一些不确定的训练计划，花费几十年的时间培养某些能力，反而是找到一些方法向其他人说明情况，让对方了解阿斯伯格综合征特征为何会困扰到朋友、同事和所有相识的人。例如，他们和人交谈时，常常无法注视对方的眼睛，尤其是在回答问题的时候。我认为，与其花费时间参与训练，学习什么时候该注视对方以及解读他人的面部表情，不如向别人直接解释回避目光接触的真实理由，例如："我必须移开目光，这样自己才能专心回答你的问题；这不代表我本人粗鲁无礼，不诚实或不尊重你。"如果要开始独自阐述一段别人也许会感到无聊的特殊兴趣的话，可以提前说明："有时我喜欢谈太多自己的兴趣，如果我让你感到无聊，请你要求我停下来，我绝不会认为你无礼。"他们可以创作一些口述的社交故事，以便对其他人解释那些看上去属于自我中心或鲁莽行为的根源到底是什么。

如果能给其他人一个简洁而准确的解释理由，他们就不容易感到困惑，而且更愿意接受阿斯伯格综合征特征。成人或许需要一些辅导，以找出合适的解释。不过我注意到，多年来，他们的父母或伴侣都已经帮助他们向别人提供了合适的解释。

移居到其他文化国度

我经常在世界各地做阿斯伯格综合征专题演讲，当到达一个和我的本国文化有显著差异的国家时，会惊讶地发现听众中有不少来自英语系国家的阿斯伯格综合征人士。比如，有次在日本，我遇到一个充满魅力的英国男子理查德，他已经在亚洲住了好几年。他提到自己在当地的社交表现如果有差错，一切行为都会被认为是文化差异所致，而不是故意侵犯或混淆视听。日本人相当能容忍他的笨拙社交能力，尤其是他日语说得流利，而且总是满口称赞这个文化，人们对他的态度就更友好了。斯蒂芬·肖尔在写给我的电子邮件中提道："有些阿斯伯格综合征人士（包括我自己）喜欢长时间出国旅行，或定居在国外。我们与众不同的表现以及缺乏社交能力，都会被认为是外国人的原因，而不会被认为是故意的不良行为。"

阿斯伯格综合征人士也可以结交一些来自其他文化的游客，分享面对社交文化的无知经验，因为他们面临着相同的挑战。

与同事建立友谊

由于阿斯伯格综合征个体的友谊发展迟缓，当他们达到友谊发展第四阶段时，可能已经从高中毕业，从而必须从工作地点、大学和休闲活动场合寻找朋友。对于年轻人，把工作同事转变为知心朋友将会是一个不小的挑战。他们在工作岗位上需要找到一位社交导师，能够理解他们的异常人格和交友能力，并且以一个朋友和代言人的身份提供指导。

这位导师也可以帮忙判定其他同事愿意与他交往的真诚态度如何。有时，阿斯伯格综合征个体容易对一个友好的举动、笑容或动作作出过多的解释，以致误解别人的意图。这种情形可能导致他对某个和善友好的人产生强烈的兴趣或过度迷恋。

社交的时间长度

我们每个人能够从事社交活动的时间都有容量限制，我以装满"社交水桶"的比喻来形容。有些人的社交水桶很大，需要很长一段时间才能装满；阿斯伯格综合征个体的社交水桶很小，或者根本只是一个杯子，很快就能装满。对他们来说，一般的社交活动持续的时间都太长了，远超过他们所能负荷的程度，尤其是他们的社交成功度往往取决于智力成果，而非天生本能，因此，社交活动很容易让他们精疲力竭。

如果人际互动是简短且目标清楚的，他们会表现得更自在一些，而且在互动完成时，也比较有能力得体地结束这段互动。普通人不应当将阿斯伯格综合征个体突然结束一段对话和聚会的行为视为失礼的举动，因为他们并非有意冒犯谁，可能只是因为精力耗尽而必须离开，绝对不是轻率的冲动之举。

此外，还有一个影响社交时间长度的因素，就是他们无法找到想要交谈或花时间相处的对象。就像达伦（Darren）对我说的："我不是反社交人士，而是找不到太多我喜欢与之相处的人。"

社会理解力发展的预后

汉斯·阿斯伯格医生认为：

> 普通儿童只凭先天本能，通常在无意识的状态下就可以学习到必要的社交习惯。这些本能却困扰着孤独症儿童，而他们的社会适应性必须通过智力才能得到发展。（Asperger［1944］1991, p. 58）

获得一项技能的渠道有两条——先天本能或后天教导。阿斯伯格综合征儿童或成人需要接受后天教导才能具有某些社交能力。我建议，他们的学习过程应当包括详细说明某些社会规则存在的理由，因为对他们来说，除非他们认为存在理由是合乎逻辑的，否则绝对不会轻易改变自己的行为。针对他们的教导方式应该采用彼此发现对方的社会世界的做法，因为他们几乎就像是人类学家，针对一个新发现的文化进行研究，而老师或新文化的代言人需要发现并从欣赏的角度看待他们不同的思考方式和文化。我们需要记住一个重点：不要带有特定价值观，评判某个文化绝对优于其他文化。

阿斯伯格综合征个体常常感到其他人群都是喜爱社交的狂热分子，其他人会假定每个人都可以且能够轻而易举地与人交往，那些不喜爱和擅长社交的人一定具有某种缺陷或者愚蠢而且必须被纠正。其实，这两种不同文化之间应当取得一个妥协；不过那些处在主流文化中、以"社交电报"方式轻易沟通的人会假定这一鸿沟需要由少数人弥补，而不是自己所处的主流群体。

但是，当主流群体与阿斯伯格综合征个体互动时不应当抱有这样的假设。普通人可能会抱怨他们不善于解释，到底为何会作出与社会规范相冲突的行为。可是，普通人没有意识到自己其实也不善于解释，为什么他们有违反某些社会规范的例外情况以及出现这些社会行为的本质原因。

1938 年，汉斯·阿斯伯格医生在谈到社交互动能力的预后时，写了下面这段话。

> 如果我们以一种务实的方式教这些儿童各种"礼仪规则"，他们就

会记录下来，当作生活模式执行。更"现实"的做法是——以日程表的形式，包括有日常例行事项的各种可能变化，以及双方必须坚持用一种学究的方式写下的规则——这样一来，所有情况就会变得更好。但是，就我看来，良好的预后结果并非来自生活习惯的养成，或者经过无意识和本能的方式自我成长，反而是需要通过意识和智力的训练模式，并经过多年的困难和充满冲突的努力，最后达到同化于社区的最佳结果，而且随着智力越来越成熟，结果也能够越来越成功。（Asperger 1938, p. 10）

他们会逐渐建立起一个有关社交经验和社会规则的自我心灵图书馆。这个过程就像是学习一门外语，怎样面对除了发音规则和语法以外的所有问题。有些阿斯伯格综合征成人认为，社交谈话就像是在运用一种完全不同的语言，他们没有翻译，也没有人向他们解释一切。

我用一个有五千块的社会性拼图作为比喻。普通人的脑子里天生就有拼图盒子上的完整图案，亦即天生就拥有如何与别人交往和联结的能力。他们的社交拼图在儿童时代就可以轻松完成，且凭着盒子上的图形（或本能）一直都可以顺利解决社会性问题（拼上一块拼图）。而阿斯伯格综合征个体脑子里天生不曾拥有这个图案，只能根据经验界定每一小块的联结和模式，因此，很希望他人的指导。随后，这些社会性拼图会以一小堆、一小堆的方式拼凑成几个互不联结的小图案；经过三四十年之后，他们才可能确认出大多数特定的模式，拼图的速度也快了起来。有些阿斯伯格综合征人士最终能够拥有很好的社交能力，可是其他人并没有意识到，他们付出了多少努力，经过了多少不懈的支持、理解和教育，最终才能达到这一境界。我想借用利纳亚·霍利迪·维利在其自传《故作正常》中写的一段话作为本章的结尾。

回首往事，我可以回想起那些确有兴趣和我交往的人，我可以看到自己曾认识的一个男孩，那仿佛就是昨天发生的事情。我可以清楚记起我们谈话时，他的脸庞和脸上的表情。今天，如果他注视我的表情一如往昔，我相信自己能够看出他的善良和温柔，但在那个时候，我没有好好把握住机会和他相处，我错过了他伸出来的友谊之手。如果那一切都发生在今天，我一定不会再错过，因为他的面容对我来说，不再是毫无意义的了。（Willey 1999, pp. 61-62）

本章重点及策略

- 第一阶段（3~6岁）

  1. 成人可以扮演儿童的朋友。

  2. 教导他学习轮流和寻求别人帮助。

  3. 与别的儿童一起组织一场化装表演。

  4. 鼓励他观看其他儿童游戏互动的录像。

  5. 与他一起玩装扮游戏。

  6. 鼓励他表现友好。

  7. 撰写社交故事，帮助他了解特定的社会情境。

  8. 利用"社会信号"的活动教导社会信号，以防止社交意外事故发生。

- 第二阶段（6~9岁）

  1. 运用角色扮演活动，提供合作型游戏的练习机会。

  2. 安排一位助教在教室和操场对阿斯伯格综合征儿童及其朋友提供指导和反馈。

  3. 鼓励男孩和女孩玩人偶或娃娃，以及阅读小说。

  4. 与志趣相投的儿童寻求共同兴趣。

  5. 帮助他发展幽默感。

  6. 利用社交同心圆的教学方式，帮助他学习问候、与人交谈的主题、触摸、个人身体空间和表达情感的肢体动作等。

  7. 教导他哪些话不能说。

  8. 以教室内的"人类学家"角色引导他认识社交习俗。

  9. 确认放学后的社交经验要简短、结构化、受到监督、容易成功而且自愿。

  10. 帮助他加入社交能力训练团体。

  11. 为普通儿童提供学习方案，让他们了解如何和阿斯伯格综合征儿童一起玩，并成为他的朋友。

- 第三阶段（9~13岁）

  1. 鼓励结交同性和异性朋友。

2. 鼓励某个同伴成为他的导师或好友。

3. 帮助他找到并加入一个有共同兴趣和价值观的另类团体。

4. 介绍以发展团队合作能力为目标的训练，作为教导交友能力训练的替代品。

5. 鼓励他参加戏剧课。

6. 利用电视节目，特别是情境喜剧以及科幻节目，解释各种社会行为。

7. 利用各种相关书籍和资源教导交友能力。

• 第四阶段（13 岁～成人）

1. 鼓励他们将动物视为可能的朋友。

2. 鼓励他们利用网络资源交朋友。

3. 支持团体对于阿斯伯格综合征青年非常有价值。

4. 提供有关异性交往的信息。

5. 探寻不同的策略，来降低他们在社会情境中的焦虑感。

6. 指导如何维系友谊。

7. 教导成人如何向别人解释阿斯伯格综合征症状。

8. 探讨移居到其他文化国度的益处。

9. 指导如何与工作伙伴建立友谊。

10. 如果有必要，鼓励他们限定社交活动的时间长度。

第四章　捉弄与欺凌

> 孤独症谱系儿童，仅仅因为他们的与众不同以及不合群，就会经常遭到来自同学的折磨和排斥。因此，我们常常可以看到，无论是在游乐场还是在上学路上，一个孤独症谱系儿童被一群嘲笑他的小顽童包围着。他或许正在盲目地攻击对方，或许是在无助地哭泣，无论哪种情况，他都毫无招架之力。
>
> ——汉斯·阿斯伯格（［1944］1991）

第三章提到的那些方案和活动都是为了提高阿斯伯格综合征儿童和青少年的社会性知识和融合能力。父母和老师都希望这些融合是令人愉快、卓有成效的，但是，虽然会有一些孩子很乐意接受阿斯伯格综合征同伴，并表现出关怀、照顾和友善的态度，不过也有一些孩子具有"侵略性"，把他们当作可以轻易捉弄和欺凌的对象。

捉弄的类型

从我的临床经验来看，对阿斯伯格综合征儿童最常见的言语捉弄和辱骂是"笨蛋""神经病"和"同性恋"。虽然在一般儿童的互动中也能听到这些带有贬义的词汇，但是对他们造成的伤害会更深。因为这些儿童一向以自己的智力为傲，当他们在社交场合表现不佳或者不够自信的时候，智力优势往往能够有效地补偿他们的失落感。因此，被称为"笨蛋"绝对是对他们相当严重的个人侮辱，而且非常可能造成他们强烈的挫折感。而被称为"神经病"也同样是严重的个人耻辱，特别是当他正在接受心理医生和精神科医生的辅助治疗并服用药物时，他可能因此开始怀疑自己的心智，继而担心日后出现心理障碍。在今天的学校里，"同性恋"也很不幸地成为极具杀伤力的侮辱词汇。阿斯伯格综合征儿童习惯于从字面理解词义，会当真认为自己就是同性恋者。因此，这些词义不明、带有嘲弄性质或是令人生气的评论，可能会对他们产生终身的影响。

有时，其他儿童在游戏过程中的嘲弄和身体冲突是善意的，特别是男孩子们喜欢玩一些诸如"小狗打架"的游戏，并且互相取笑。普通儿童在 3 岁左右就可以区分真实的打架以及非恶意、游戏性质的打架（Rubin 2002）。当打斗双方都笑闹着，愉悦于此类体验的时候，就不能算作捉弄。但是，由于阿斯伯格综合征儿童很难确定对方的意图，其他人很快就不愿意和这个逗不起来的孩子一起玩了。

什么是欺凌

如果你向周围的朋友、同事和孩子询问"欺凌"的定义，得到的答案一定是多种多样的，因为一个人眼中的欺凌在另一个人看来也许只是一种消遣别人的行为。对学校来说，为了保证政策制定和实施的一致性，有必要就"欺凌"达成一个统一的定义。一般而言，欺凌包括不对等的权力，从生理或情感上伤害别人的意图和一个欺负的对象。在查阅了有关儿童受欺凌事件的文献之后，格雷（Gray 2004a）运用阿斯伯格综合征的相关知识将"欺凌"定义为："在一种生理、语言、社交和情感等不平等的互动关系中，抱着负面的意图，长期针对某一特定的目标反复作出一些负面的行动。"

在学校的一些特定的场所，比如，走廊、校车、操场以及成人不易觉察的环境中，最容易出现欺凌事件。阿斯伯格综合征儿童还常常在住家附近被邻居孩子、家庭共同的朋友或年长的手足欺负。欺凌事件中经常会有旁观者，而且有不同的表现形式，其中最常见的是语言或者身体上的对抗和恐吓，破坏私人用品，以及贬损对方的行为和评论。成人如果出现类似的行为，可能会因为侮辱他人而触犯法律，或者因为骚扰他人而遭惩罚或解雇。

有些欺凌看似微不足道但会造成严重的后果。比如，公然偷走孩子的帽子，并在孩子试图索回的时候恐吓他；或者说一些不怀好意的闲话，散播谣言，羞辱孩子甚至对他作出猥亵动作。同伴的回避和排斥是他们经常遇到的另一种欺凌，比如，用餐时被排斥在团体之外，没人回答他的问题，游戏分组总是最后一个被选上，或者根本不被邀请参加社交活动。虽然父母和老师总是鼓励阿斯伯格综合征儿童和同龄人交往，但是一些普通儿童并不欢迎他们。如果同伴故意或者恶意拒绝，那么单单改善他们的社交能力无济于事。

还有一些成人加诸孩子的欺凌，比如，某位亲戚或家庭朋友喜欢取笑或捉弄孩子；而有些时候，欺凌也会来自老师。当某位老师利用自己的权威地位嘲笑和羞辱，用讽刺的口气回应，过度地批评或者惩罚，或者用面部表情表示出怀疑或不接纳的意思（比如"我觉得他很笨"的眼神），都符合欺凌行为的定义。这些举动会产生一种允许班上同学出现类似行为的氛围，使得这个孩子成为公认的欺凌目标。

从我的临床经验来看，还有一些很少发生在一般儿童身上的欺凌事件常常落在阿斯伯格综合征儿童身上。因为他们通常都很天真，容易信任别人，并渴望成为团队中的一员，所以容易被其他同龄人"算计"。例如，某个孩子故意提出不合乎社交规范的奇怪建议，而阿斯伯格综合征儿童的社会理解力有限，没有多少社会经验（不会辨认社会性含义、前后关系、暗示和预测后果），很容易就被说服跟从他人的建议。而其他儿童或成人并不了解事情的来龙去脉，往往认为阿斯伯格综合征儿童已经充分了解自己的所言所行及其隐含的重要性和意义。最终，阿斯伯格综合征儿童受到斥责或惩罚，还成为那些故意陷害他的孩子的笑柄。

威尔·哈德克罗夫特在自传中写道：

> 过分害羞和胆怯通常意味着注定被伤害，凌弱者会锁定这些特征并加以利用。由于我总是相信自己听到的一切，因此很容易上钩。通常当其他孩子貌似天真地问我问题时，我根本无法分辨他们是真心的，还是想让我再次上当。（Hadcroft 2005, p.38）

另外一种欺凌行为是先折磨阿斯伯格综合征儿童（同时确定不会被老师发现），然后欣赏他被欺凌后的反应。面对挑衅，他们通常会不计后果地作出冲动的反应，而面对同样情境，更小的普通儿童都知道不能马上行动以免落入"陷阱"，或者知道如何反应才不会惹祸上身。当他们报复此前的挑衅行为时，可能会造成自己都意想不到的伤害，结果是那些始作俑者变成成人眼中无辜的受害者，甚至得到补偿。

这些暗中进行的欺凌所带来的混乱场面，往往会使全班有机会逃脱某些无趣的活动和考试，从而经常被一些孩子利用。在我调查过的几起阿斯伯格综合征儿童所导致的破坏性事件中，其他孩子告诉我他们故意激发了这些孩子的情绪，事发后老师按惯例把要闹事的孩子带到校长室接受惩罚，全班其他孩子就此成功地逃脱了考试。

阿斯伯格综合征儿童在社交方面的天真表现也会导致一些不寻常的欺凌事件，格雷（Gray 2004a）称之为间接的欺凌。有些孩子一开始会表现得很友善，但是接下来的行为就完全相反了。卢克·杰克逊提到过自己的一段经历，他是一名十多岁的阿斯伯格综合征少年，写过一本给阿斯伯格综合征青少年的自助指南（L. Jackson 2002）。卢克说，有一次，一个孩子以非常友好的态度开始和他交谈，同时他的同伴蹲在卢克身后。这时，站在前面的"朋友"出其不意地推了卢克一把，他往后倒向身后的人，但他们并不伸手扶他，结果卢克摔倒在地，头撞在水泥台上，造成脑震荡。

妮塔·杰克逊在自传中提到了另外一个例子。

> 在课间，他们会找到我这个又矮又胆小的胖女孩，告诉我他们很惭愧从前经常捉弄我，问我是否愿意接受一包看起来没有开封过的饼干，一罐苏打饮料，或是一包土豆片，当作他们道歉的表示。当我伸手去袋子里拿饼干或者土豆片的时候，他们都围着我看（这时我突然意识到袋子其实已经开过，但是还来不及细想到底是怎么回事），我往往已经塞了一大把放进嘴里。咬着，咬着，然后猛然意识到有刺痛的感觉。这种刺痛感不断在增强，整个嘴巴顿时火辣辣的——原来这些孩子在袋子里撒满了奇辣无比的咖喱粉。
>
> 不过汽水罐才是最可怕的。这些坏孩子会把蚂蚁、毛毛虫、蛆甚至马蜂放进去。幸好我从没有被马蜂蜇过，不过我真的吞过蚂蚁、毛毛虫和蛆。（N. Jackson 2002 p.26）

有多少人被欺凌过

最近一项针对四百多名 4~17 岁的阿斯伯格综合征儿童所做的调查表明，他们遭受欺凌的次数比普通儿童至少多四倍（Little 2002）。调查中，超过 90%

的母亲反映，她们的孩子在此前一年中曾被欺凌。与普通儿童不同的是，有十分之一的阿斯伯格综合征青少年是少年黑帮的攻击对象，他们在受到欺凌时多采用躲避的方式，且这一比例出人意料的高。此外，不以性骚扰为目的的生殖器恶作剧也远远高于普通儿童。但是和实际情况相比，利特尔（Little）的调查结果可能还只是保守估计，因为这些孩子往往不愿意向父母报告具体的欺凌事件（Hay et al. 2004）。

为什么他们更容易成为欺凌对象

　　一项针对普通儿童欺凌事件的调查发现，被欺凌对象可分为被动型和主动型（Voors 2000）。被动型被欺凌对象通常是身体羸弱的儿童，在社交场合会感觉焦虑，缺乏自尊和自信，表现得害羞和孤单。虽然他们在学业上没有困难，但是体育成绩很差，而且几乎没有什么朋友。他们对欺凌的反应通常也是被动的，很容易放弃自己的权利，不太会气愤地寻求报复机会，也没有朋友的支持。这些被动的人格特征和能力也反映了一部分阿斯伯格综合征儿童的特征。

　　主动型的被欺凌对象在交友方面也有困难。无论是同伴或成人都发觉这类儿童的社交能力和社交成熟度倾向于侵略和挑衅，容易引起他人的愤怒。他们不懂得判断一个社交场景，或在互动中担当建设者的角色。例如，这类儿童可能不懂得怎样加入一群玩耍的儿童，而是出现一些类似扭打等不适当的行为试图引起别人的注意，或试图控制整个局面。当他看到"停止"的信号时，也无法作出正确的回应。当其他儿童看到他被欺凌时，可能会觉得"他活该"，或是"没有别的办法可以制止他了"。主动型被欺凌对象的特征符合一部分年幼阿斯伯格综合征儿童的表现：他们想参与，却又不知道该怎么做。

　　阿斯伯格综合征儿童容易受欺凌的另一个原因是，他们在游乐场所经常会主动寻找并且需要一个安静的角落。在课堂上，他们或许能够妥善应对社交需要，但是下课之后他们通常已经精疲力竭，需要在独处的环境中平复心理和情绪，而不像其他儿童那样，恢复情绪的最好方式是在游乐场中喧哗、活动、和朋友互动。不幸的是，被欺凌对象的一个最主要特征就是独处。当他们脱离同伴在角落里恢复精力的时候，也就陷入了最容易被欺凌和捉弄的危险环境中。

　　根据我的临床经验，阿斯伯格综合征儿童很难判断同伴的人格特征（请参考第十四章），因此，他们往往无法区分"好孩子"和"坏孩子"。其他人凭直觉就能知道需要避开哪些孩子，哪些孩子值得信任，而他们往往缺乏这种"侦查雷达"式的功能和鉴别系统，所以无法回避那些喜欢捉弄和欺凌别人的孩子。

此外，阿斯伯格综合征儿童还可能因为他们的服饰、发型、爱好和兴趣不符合传统的性别观念而受到欺凌。正如克莱尔·塞恩斯伯里所说："在很大程度上，我们不受社会性别定式的影响，也不把自己局限于社会所认同的男孩或女孩的基本要求中——这也是我们容易被欺负和孤立的原因所在。"（Sainsbury 2000, p.82）

被欺凌的征兆

比起其他同伴，阿斯伯格综合征儿童更难以描述出自己被欺凌或捉弄的事实经过，因为他们缺乏心理理论能力，也就是说，他们无法确认别人的想法和意图（Attwood 2004d; Baron-Cohen 1995）。他们不能凭直觉判断出其他人的行为是否属于某种欺凌行为，有时会认为这只是一种游戏而无条件地接受这类说不清的混乱行为。

普通儿童知道，和别人交流自己遇到的社交、情绪或实际问题会有好处，但阿斯伯格综合征儿童通常只依靠自己解决功课和社交上的问题——他们并不认为寻求他人的指导和帮助是避免自己受欺凌的一种方法。这导致成人只能通过一些蛛丝马迹的证据，而不是通过孩子的直接描述，判断他是否受到欺凌。斯蒂芬·肖尔曾向我解释："小学的时候，我从来不会告诉父母自己被欺负的事情，他们往往是通过午餐室监视器看到的。"

有一些具体的证据可以帮助判断孩子是否受到欺凌。比如，孩子的个人物品经常丢失或损坏，衣服被扯破，以及身上出现明显的擦伤、割伤或瘀伤等。还有一些心理证据，比如焦虑现象加剧，由此导致的肠胃系统问题，出现胃疼、便秘或拉稀等症状；以及一些与压力有关的症状，比如睡眠困难、拒绝上学、总是避开某些特定场所等。

我注意到，被频繁欺凌的阿斯伯格综合征儿童，其中有些只有 6 岁，已经被介绍到心理诊所接受抑郁症治疗。在多次恳求对方停止欺凌但无效，或者成人也没有察觉这一现象的时候，阿斯伯格综合征儿童的抑郁症状甚至会严重到想自杀，觉得唯有如此才能从痛苦中解脱。

另一种极端的后果是孩子试图用暴力去阻止欺凌行为，比如，突如其来的猛烈的身体回击，或使用工具造成对方致命的伤害。阿斯伯格综合征儿童可能因为暴力报复行为遭受停学处分或面临司法判决，不过，如果审慎评估整个攻击事件，就会发现主因是欺凌频率的升级导致他们无法继续忍受，当其他所有方法都无法停止欺凌事件时，暴力反抗最终出现。

被欺凌的其他征兆还表现为孩子的特殊兴趣突然改变，从比较温和的主题，比如，交通工具和昆虫，变成武器、武术和暴力电影，特别是与报复行动有关的电影。孩子画的画中也可能充斥着暴力、报复和复仇的内容。

妮塔·杰克逊在她的自传中曾提到过欺凌事件对其想象力和自尊心的影响。

> 虽然一直都有失败者的感觉，我还是保持着一个信念，自己有一天能够报仇雪恨。我用图画和故事的形式，精心设计各种情节，详细描述自己如何实施报复计划。在想象世界中，我就是一个胜利者，勇敢而强壮，而且深受欢迎。我小时候一直希望自己到十来岁时就能完成这一梦想。

> 不过，这样的愿望从来没有实现，我所计划的报复行动也从来没有发生。13 岁那年悲惨地来临，然后又过去了，我依然是个孤独而可怜的胆小鬼，很容易受制于别人的欺凌，对别人的要求更是唯命是从——就像一个匍匐在主人脚下的卑微奴隶，沉默而卑躬屈膝。我感觉自己完全没有了做人的尊严，更像是一个被踩蹋的肥胖动物，或是一个长期服用镇静剂的可怜虫，除了"抱歉"，对同伴再也吐不出第二句话来。我那时真的感觉自己根本就不值得别人喜欢。（N. Jackson 2002, p.24）

此外，在家里和年幼的手足一起玩耍时，阿斯伯格综合征儿童可能会模仿欺凌者的行为。不过他们往往并不了解这种行为是不可接受的，只是单纯地效仿他人加诸自己的行为，或者通过重复这样的行为试图理解为什么其他人会这样做。

欺凌事件的影响

一些研究表明，被欺凌的普通儿童很容易缺乏自信，焦虑和抑郁程度加剧，学业退步，在社交环境中越来越孤立（Hodges, Malone and Perry 1997; Ladd and Ladd 1998; Olweus 1992; Slee 1995）。对于普通儿童，欺凌事件所造成的心理后果可能会持续十年以上（Olweus 1992）。对于阿斯伯格综合征儿童而言，更容易出现这些后果，因为他们的自信心本来就低，更容易出现焦虑情绪（请参见第六章），而且很难理解他人行为的意义。他们会不断质疑为什么自己会成为欺凌目标，以及怎么做才能制止欺凌行为。根据临床经验，经常遭受捉弄和欺凌所带来的心理后果可能会持续很多年，而且是造成临床抑郁症、焦虑障碍和愤怒情绪管理问题的主因。

我和一些成年阿斯伯格综合征人士讨论过他们小时候被欺凌的情况，发现他们一直无法理解为什么自己很容易成为被欺凌对象，也不清楚其他孩子折磨他们的动机何在。他们会在脑子里不断地回忆这些事情，试图了解为何自己被挑中。他们不断地重演过去，却无法从这些不公平经历中解脱。不断回忆成了一种日常体验，虽然欺凌事件发生在很多年以前，当这些事件不断在脑海中反复出现时，不良情绪也一次次重现。为了克服从小经历的欺凌所造成的根深蒂固的伤害，他们通常都需要接受心理治疗。除非能够最终理解原因，否则他们无法轻易地释怀、忘却或消除这种心理创伤。

降低欺凌事件发生频率和后果的策略

欺凌事件可能发生在每一所学校，而且不仅局限于学龄儿童之间，也会出现在工作场所。几百年来，前人的智慧积累了不少降低欺凌事件发生频率和后果的策略，但直到最近才有科学研究确认这些策略的实际效果（Smith, Pepler and Rigby 2004）。经过最新的研究评估，以下策略可以有效地降低欺凌事件发生的频率。

团队工作

团队工作是降低欺凌事件频率的必要条件。团队成员包括被欺凌对象、学校行政人员、老师、家长、儿童心理医生、其他儿童以及曾参与过欺凌事件的儿童（Gray 2004a; Heinrichs 2003; Olweus 1993）。学校必须制定特定的行动规范明确什么是欺凌行为以及如何制止欺凌事件，并保证落实执行。欺凌行为的定义应当采用广义定义，而不局限于恐吓和伤害性行为。此外，也必须安排相关工作人员的培训计划，统一团队关于欺凌行为的定义和正确处理方式的认识，并持续执行。

培训工作人员

为降低欺凌事件和帮助特定孩子，学校设计的方案应该首先培训相关工作人员。工作人员需要学习在哪些情况下最容易出现欺凌事件，怎样监督、处理欺凌行为，以及怎样提供合适的后续解决方案。

公正的裁决

公正的概念特别重要。在考虑事件责任归属之前，必须根据所有的事实资料进行冷静而客观的评估 —— 做一个公正无私的侦探，不应当把损害和受伤的程度作为衡量责任轻重和后果承担的唯一标准。在忍受长时期的欺凌之后，阿斯伯格综合征儿童可能不得不激烈地反击。虽然这种反击会表现过度，但有时却是他们唯一能够制止欺凌行为的方法。

如果教育机构对身体攻击行为有明文规定的处理方式，那么，阿斯伯格综合征儿童必须因攻击行为而接受处罚，但我个人认为，那些用欺凌行为挑起对方攻击的人也应当接受同样的处罚。这样的做法才符合公正原则，即必须为对方的行为承担道义上的责任。对成人来说，还可能包括法律上的责任。如果孩子感到裁决不公，很可能会采用"以牙还牙"的策略进行报复，企图引起对方相同的不适感。一般而言，阿斯伯格综合征儿童更可能采用身体攻击，而不是语言攻击作为报复手段。

仲裁天平

为了帮助那些容易作出不成熟举动、自我中心或不能正确判断的儿童，我发明了一种"仲裁天平"的活动，教会他们在面对冲突时（包括被欺凌和捉弄）作出责任轻重和归属的判断。心智发展小于 9 岁的普通儿童通常会把责任归结于挑起争端的一方，并认为报复行为是正当的。他们无法正确判断回应行为的严重程度，以及对自己和别人产生的后果。在这个认知发展阶段，解决冲突的手段就是"以牙还牙"，试图让对方体验与自己至少是相同程度的不适感。在成人作出"公正裁决"的时候，儿童按照自己对责任、冲突解决方法和报复行为的理解来看，往往会觉得不公平。

"仲裁天平"是一种互动的教育策略，通过视觉推理帮助孩子们理解某一特定行为的"重要程度"——分量，和怎样"平衡"地分析整个事件——天平，然后用事件的"分量"判断责任轻重和后果承担的程度。俗话说，"各打二十大板"，我就是依据这个设计此项活动的。

活动的第一阶段是确定这一事件牵涉哪些人。每个当事人需要在一张纸片上写下自己的姓名，然后把所有纸片放在孩子面前。如果只有两个孩子是当事人，那么，写着他们名字的两张纸片要分别放在天平两侧的托盘上进行测量。作为裁判的成人要准备一盒至少20块的木头或塑料积木。积木的数量代表某一特定行为的"分量"，轻微的违规行为可以判给一到两块积木；严重违规行为或已造成严重伤害的行为，应判给多块积木以体现其"分量"。

接下来需要孩子从自己的角度描述事件的整个经过。在描述过程中，如果听到一名当事人出现了违规的行为（包括语言以及想做但没做的设想），就要问孩子们这一言行（或设想）的"分量"是多少，值多少块积木。其间，成人需要提供一些指导，告诉孩子为什么裁判需要对某些行为调整积木的数量。这些指导可能包括特定行为对他人情绪的影响，可能造成的身体伤害程度和修复被损坏物品的费用。确定积木的数量之后，就在写着这个孩子名字的纸上放相同数量的积木。在整个回顾过程中持续进行这样的步骤，每个当事人都会拿到一些积木。等到描述告一段落，让每个孩子计算自己总共拿到多少块积木，并由此决定最终裁决。

这个流程设计帮助孩子认识自己和别人做过的所有事情，以及所产生的后果和分量。我们可以举例解释这一流程。比如，一个阿斯伯格综合征儿童正面临被学校停课的处罚，他强烈感到不公，就可以描述一下怎样使用"仲裁天平"向孩子解释整个事件和结果。

在这个事件中有三位当事人：埃里克有阿斯伯格综合征，11岁，但是其解决冲突的能力和同理心比实际年龄至少小2岁；另一个孩子斯蒂芬；还有一名临时代课老师。

斯蒂芬最先挑起冲突，用脏话骂了埃里克。我问埃里克，你觉得斯蒂芬的行为值多少块积木，他回答了，我也同意他的判断，斯蒂芬得到两块积木。接着，我问埃里克他接下来做了什么，埃里克回答说他没有搭理斯蒂芬。我告诉他这是正确的行为，所以不判给积木。接下来我问埃里克，无意中听到斯蒂芬骂人的老师有没有处罚他，埃里克说没有，所以我们决定给老师一块积木，因为他没有做适当的干预。后来斯蒂芬骂了埃里克一句更难听的话，我们同意这个行为值四块积木。然后我问埃里克这时候老师做了什么，他说老师这次没听见，所以老师没有得积木。不过我问埃里克他有没有告诉老师斯蒂芬在骂人，埃里克说没有，我认为埃里克应当得到一块积木，因为他没有把升级的挑衅情况报告给老师。接着我问埃里克听到脏话后做了什么，埃里克说他用同样的言语反击回去，所以埃里克也得到四块积木。

我询问接下来的情形，埃里克说斯蒂芬跑到他的桌子旁拿笔乱涂他正在做的作业，我们同意这一行为值两块积木。这时写着斯蒂芬名字的纸上有八块积木，埃里克的纸上有五块积木，老师的纸上有一块。在埃里克的作业被乱涂了之后（老师没有看到这一情况），我问埃里克报告老师没有，埃里克说没有，所以又得了一块积木。然后我问他接下来做了什么，他说他用拳头打在斯蒂芬的脸上作为报复，以制止斯蒂芬继续欺负他。

"他流了很多血吗？"

"是的。"

"你打在他脸上什么部位？"

"鼻子上。"

接下来，我向他解释了攻击别人的脸部可能会造成多么严重的伤害，而且对方会非常疼。我们也学习了学校处罚暴力行为的规定，最后一致同意这一行为值十二块积木。埃里克可以看到虽然是斯蒂芬最先挑起争端，并作出比埃里克更具挑衅的行为，但由于他最后打了斯蒂芬的鼻子，因此，总共得到十八块积木，斯蒂芬得到八块，老师一块。使用这种方法，我们向埃里克解释了裁决结果并鼓励他接受学校的停课处罚，而且让他们明白为什么斯蒂芬没有受到相同的处罚。

孩子的生活地图

卡罗尔·格雷（Gray 2004a）建议为孩子绘制生活地图，帮助他们找出容易被欺凌的场所和相对安全的地点。我们能从中发现有些地点需要额外的监视，并帮助孩子建立更多的安全避难场所。这一方案的实施主要依赖学校工作人员的监督预防，而大部分欺凌行为都是暗中进行的，只有15%左右的行为才能被老师发现（Pepler and Craig 1999）。不过由于欺凌现场通常有一些孩子会目睹整个过程，应当鼓励他们作为关键当事人介入干预计划。

正面的同伴压力

学校制定针对欺凌行为的规范时也需要学生的参与。应当安排课程定期检查这些规范，并讨论特定的事件和应对策略。学生需要参加有关欺凌的培训课程，了解欺凌对施受双方产生的长期影响。针对曾经有过欺凌行为的学生，需要提醒他们行为所造成的短期影响是触犯行为规范和遭受惩罚，长远来看则会影响到双方的交友能力和职业成就。同时还要警告他们自己也可能会出现情绪障碍，并很有可能触犯法律。针对"沉默的大多数"，即那些既不是欺凌者也不是被欺凌者的学生，则需要鼓励他们帮助欺凌事件的双方。

旁观者常为目睹欺凌事件而感到不安，他们需要一些有建设性的策略和鼓励应对这种不安。他们以前的回应可能包括庆幸自己不是被欺凌对象；担心自己介入并成为受害者，因而不作任何反应；因为处于沉默的大多数群体，感觉不到自己有责任介入事件；不确定应当做什么，所以什么都不做；被警告不许介入；习惯于保持沉默；或基于同伴压力不敢说出事情的真相。也有一些孩子会认为这样的事情很好玩，或者被欺凌的孩子本来就"欠揍"，从而公然鼓励欺凌者的行动。应当教导这些旁观者清楚地认识到什么是错误的，是必须被制止的，如果自己无法制止就需要向成人报告。这就相当于填平了一部分被欺凌者和欺凌者之间的鸿沟。在"沉默的大多数"中间，有一些孩子社会地位较高，有强烈的社会正义感和天生的自信。可以私下鼓励这些孩子，因为他们有能力成功干预并制止欺凌行为。他们较高的社会地位也能够鼓舞其他旁观者勇于表达不同意见。正面的同伴压力绝对可以减少欺凌事件的发生。

在制定有关制止欺凌行为的规范中，我建议应当包括为鼓励旁观者的积极干预而采取的奖励措施，让那些没有采取任何干预行为的旁观者也必须为他们的无所作为承担部分后果，因为无所作为就相当于间接鼓励了欺凌行为。不作为的团体必须要承担责任，换句话说，他们必须为没有做任何事情而承担后果。

保护者

老师可以鼓励建立伙伴关系或保护者体系，招募有社会道德观念且社会地位较高的孩子做保护者。他们的职责是帮助监控阿斯伯格综合征儿童的周边情况，向老师通报任何秘密事件，鼓励被欺凌对象告状，而且公开声明欺凌并不酷，捉弄和欺凌行为必须停止。

保护者的另一个重要作用是修复阿斯伯格综合征儿童情感和自尊心受到的伤害。成人固然有同情心并且能给予安全感，但是一位受欢迎的同龄人的支持所带来的修复价值，对阿斯伯格综合征儿童来说是更加有效的良药。

有时候，阿斯伯格综合征儿童并不了解别人的某种行为是捉弄或欺凌。监控者和保护者应当具有足够的社会敏感度，能够很快分辨出友善或者不友善的行为，从而快速作出相应的反应。很多情况下，保护者能够从成年监控者难以察觉的场合把他们从水深火热中解救出来。

利亚纳·霍利迪·维利在自传中提到她的保护者克雷格（Craig）对她帮助的例子：

> 我一直很惊讶同学们能够忍受我的怪异。不过事实是，如果没有克雷格这么一个好朋友在身边的话，一切都会完全不同。我这位好朋友既聪明又有趣，而且深受大家的喜爱。有他在我身边，我在团体中的地位就骤然升高。他几乎是我一生的朋友，而且更像是我的守护神。他明里暗里都在支持我，例如，他会在吃饭的时候给我留座位，陪我走到教室，开车载我去参加聚会。克雷格总是在我还没有觉察到需要帮助时就跳出来救我了。（Willey 1999, p.40）

每一所学校都会有潜在的克雷格存在，就像在游乐场中帮助阿斯伯格综合征儿童的一般是他们的兄弟姐妹。如果好朋友或亲戚乐意提供这样的支持，我们应当认可、表扬，鼓励他们成为保护者。比尔·盖茨曾在一所高中的演讲中指出："你们要友善地对待怪人，因为最终，你会在他们其中的一位手下工作。"

被欺凌者的策略

被欺凌者也可采用一些策略，比如，避免那些可能产生危险的场所。阿斯伯格综合征儿童通常需要一个与外界隔离的环境调整身心，但是这样的地方也是他们最容易受攻击的地方。卢克·杰克逊曾提出过以下建议。

> 有一天，事情多得超出我的承受力。我试图躲在换衣间里，避开那些折磨人的事情——我真希望那时我已经写完了这本书，从而知道躲起来是一个最糟糕的决定。有两个坏家伙很快发现了我，然后就像猫捉老鼠一样开始戏弄我。（L. Jackson 2002, p.137）

> 在学校课间，千万不要去任何安静的角落，要选择更安全的地方，比如图书馆。我知道这听起来有点奇怪，就是当你认为自己躲得很好的时候，却是最容易被找到并受到欺负的时候。阿斯伯格综合征不善于猜测别人的想法，所以最好的办法是总和朋友待在一起（如果你有一个的话），或者至少待在一个人多的地方。（L. Jackson 2002, p.151）

人越多的地方越安全，最好的躲藏地点是在一群孩子中间，或者至少在他们周围。这样，当侵犯者靠近被欺凌目标的时候，阿斯伯格综合征儿童可以受邀加入群体，或者就在周围待着。这种邀请加入行为也应成为教室约束欺凌行为规范的一部分。还有一些方法，比如，课间留在有监护者的教室中，安排一些群体活动（比如下象棋），或找一些志同道合的同学一起在游乐场玩。

对于怎样避免成为被欺凌对象，一些传统的建议反而会让情况更糟。比如，"不要理会任何欺凌的语言和行为"之类的建议根本不可行。认为忽视欺凌行为就能够防止欺凌行为的产生，是一个似是而非的神话。事实是，欺凌者的行为会不断加剧，直到被欺凌者产生回应。唐娜曾写信告诉我她小时候受欺凌的经历。由于她对于欺凌行为几乎没有回应，或者反应很慢，特别是在身体疼痛方面，结果导致其他孩子认为"没有关系，还可以接着干，因为她根本没感觉"。

被欺凌的孩子必须作出回应，但是他到底要做些什么或者说些什么呢？一般的建议是要求这些孩子尽量保持冷静，维护自己的尊严，用自信和积极的回应解决问题。但是，阿斯伯格综合征儿童本来就很难保持冷静和维护自尊，奇怪的"自言自语"反而更容易让他们控制自己的情绪。被欺凌的孩子应当认识到，他们没有做错任何事情，他们不应当受到这样的对待，需要改变的是那些施加欺凌的孩子。

格雷（Gray 2004a）建议让孩子事先准备好一句真实且可持续使用的简单命令回应，比如，"停！你不应当这样对待我""停！我不喜欢你这样做"。他们最好不要说不符合自己心意的话，比如"我不在乎"，因为阿斯伯格综合征儿童在任何情况下都很难做到不诚实。还有一种回应是开玩笑，但他们一向没有幽默感。如果被欺凌对象分辨不出对方的行为是否友善，可以这样回应："你在开玩笑吧，是友好的那种，还是不友好的？"孩子们还要清楚地表明自己的感受："你的言行让我感到糊涂、生气"等等。重要的是要表明他会向成人报告这一欺凌事件。接下来这个孩子需要做的是，离开当时的环境，去找大人或者一群安全的孩子。如果欺凌行为发生在教室里，老师可以事先允许被欺凌者自动换位置，而不必当时征得老师的同意。

阿斯伯格综合征儿童刚刚转入初中或高中的时候最需要保护，因为这个年龄的侵犯者最喜欢找机会捉弄和欺凌他人。妮塔·杰克逊在她的自传中给出了一些明智的建议。

> 有阿斯伯格综合征并不意味着我的人格和情感缺乏，却让我更容易受到伤害。因此，我得出了一个结论，任何像我一样的阿斯伯格综合征青少年都应当事先被提醒当他们和主流社会接触时会遇到的问题。父母需要告诉你们的孩子，孩子需要听父母说些什么。而我却从来没有这样的经历……看看在我身上都发生了什么！（N. Jackson 2002, p.83）

相关人员的策略

还有一些适合心理医生、学校心理咨询师或助理教师的策略。第一步是和孩子一起探讨为什么有人会作出欺凌行为。因为先天的心理理论能力不足，阿斯伯格综合征儿童无法了解他人的想法和动机，所以他们经常会很困惑为什么有些人如此不友好，为什么自己会成为欺凌目标，自己应当怎么想和怎么做。我推荐卡罗尔·格雷（Gray 1998）建立的两套策略：连环漫画对话[1]和社交故事。连环漫画对话可以用来发现和解释事件中当事人的想法和感觉，而社交故事

---

[1] 注：连环漫画对话（Comic Strip Conversation）是由卡罗尔·格雷发明的一种教学方法，用单线条人物、对话框、想法框，以及不同颜色代表不同情感的方式，用漫画形式说明在某一个特定社交场合里双方的想法和感受。

则用来确认下次应当如何应对类似的情况。

连环漫画对话

连环漫画对话是以故事脚本的方式画出一个事件或一连串事件，用固定的人物形象代表每一位当事人，每个人物的对话和想法都用对话框和想法框表示。孩子和老师一起用各种颜色的笔填写，每种颜色代表一种情绪。当填写对话框和想法框时，孩子选用的颜色体现了他们所感觉到的情绪和表达的情感意图。这样老师就能够明确了解孩子对事件的解释和他们作出回应的理由。这个活动也可以帮助孩子找出错误的观念并修正，决定采用哪些替代反应，并进而分析替代反应怎样影响其他人的想法和感受。当孩子找到新的回应方法之后，可以用角色扮演的方式预先演练这些回应，并鼓励孩子汇报新的策略在实际情况下是否真的有效，他们必然会从这些活动中受益。他们也会喜欢做一本"荣誉簿"，记录每一次成功的回应，特别是记录某种成功的处理方法最终获得的表扬和适当的奖励。

资源

阿斯伯格综合征儿童也可以通过阅读一些适合其年龄段的故事书学习如何应对欺凌，比如，故事的主人公在受到欺凌的情况下采用了适当的回应方式。不过，我建议要谨慎选择有关欺凌事件的书籍，因为某些故事提供的策略并不符合传统价值观，也不一定适合。

在学校里，针对普通儿童的欺凌通常都会有既定的预防方案，其中一些也适用于阿斯伯格综合征儿童（Rigby 1996）。另外，也有一些阿斯伯格综合征专家会特别为学校设计应对欺凌行为的方案（Attwood 2004c; Gray 2004a; Heinrichs 2003），家长可以要求学校采用这些方案。

父母能够做什么

父母绝对是减少欺凌事件发生的重要成员，他们需要熟知学校的相关政策和计划并积极参与，鼓励学校作出适当的反应。同时，父母也需要鼓励孩子建立自信心，增强他们公开自己遭受欺凌过程的能力，以便更有效地报告给朋友、老师、家长和咨询师。

有些父母或许会考虑带孩子参加武术班提高自我防卫能力，以遏制欺凌行为。我认为，武术课程的重点在于怎样学会保持冷静，以及躲开某些扭打动作，而不是学习用武力反击。父母也应当了解，对普通被欺凌儿童的研究表明，单靠转学并不能有效地解决问题（Olweus 1993）。不过，父母可以考虑将阿斯伯格综合征儿童转入有良好约束方案的学校，以降低被捉弄和欺凌事件的发生率和影响程度。

有些阿斯伯格综合征儿童长期被欺凌，但始终抱有冷静而乐观的态度，这常常令我倍感惊讶。也许本章应当用一个阿斯伯格综合征儿童的话作为结尾。凯特曾经对她的妈妈说过："妈咪，我从来搞不清楚别人对我是友好呢，还是嘲笑，不过我不在乎。将来总有一天，有人想真心做我的朋友，我希望自己能有所准备，不会错过那个难得的机会。"

本章重点及策略

- 阿斯伯格综合征儿童和成人经常成为捉弄和欺凌的目标。
- 捉弄和欺凌会对儿童自尊心和心理状态产生不利影响。
- 减少欺凌事件发生频率和降低影响的策略包括：

  1. 采用团队工作方式，成员包括被欺凌者、学校行政人员、老师、父母、儿童心理医生、其他儿童和曾参与过欺凌事件的儿童。

  2. 为工作人员提供培训，帮助他们学会回应捉弄和欺凌事件，以及减少类似事件的发生。

  3. 在了解了全部动机、知识和事实的基础上，确保最后的裁决是公正无私的。

  4. 通过"仲裁天平"活动明确和解释责任轻重和后果承担。

  5. 绘制儿童的生活地图，确认安全的庇护场所。

  6. 利用正面的同伴压力防止捉弄和欺凌事件的发生。

  7. 选择社会性好、社会地位较高的儿童做阿斯伯格综合征儿童的保护者，并帮助他们修复自信心。

  8. 教育他人越多的地方越安全，最好是隐藏在一群人间。

  9. 忽视欺凌行为并不会减少被欺凌的可能性。

10. 教导被欺凌对象作出自信和诚实的回应。

11. 寻求专业人士的帮助，比如临床心理医生能通过"连环漫画对话"等活动发现阿斯伯格综合征儿童和其他当事人在事件发生时的想法、感受和意图，并向阿斯伯格综合征儿童解释为什么他会成为被欺凌对象，今后遇到类似问题应当怎样处理。

12. 利用书籍、资料和活动方案，提供更多的资讯和策略，以减少捉弄和欺凌事件。

13. 鼓励父母让孩子上武术班，提高自我保护能力。

14. 要注意，转学并不能有效避免被捉弄和欺凌。

第五章　心理理论

这个男孩说话的声调怪异，讲话方式和动作方式也很奇特。因此，他缺乏了解其他人话语的能力，很难作出适当的回应，也就不足为奇了。

——汉斯·阿斯伯格（[1944]1991）

心理理论（Theory of Mind, ToM）是一个心理学概念，指的是一个人为了理解他人的行为和预测对方接下来的行动，所需要的识别和理解他人的想法、信念、愿望和意图的能力。这一概念也可以称作"想法解读"（Baron–Cohen 1995）。通俗地说，就是"站在其他人的角度思考"，还有一个类似的概念是"同理心"（Gillberg 2002）。有阿斯伯格综合征的儿童和成人，不具有与其生理年龄相符的心智能力，难以通过外在线索识别和理解他人的想法或感受。

阿斯伯格综合征的诊断评估应包括对儿童或成人的心理理论能力成熟度的检测。我们已经发展出一系列针对儿童、青少年或成人的测试（Attwood 2004d）。针对不同年龄段，我们通过一些故事和相应的问题评估被试识别故事人物想法和感受的能力。弗朗西斯卡·哈佩（Francesca Happé）曾针对 4~12 岁的孩子设计了"奇怪的故事"测试（Strange Stories, Happé 1994），尼尔斯·卡兰达（Nils Kaland）和同事们为青少年设计了"日常生活中的故事"测试（Stories from Everyday Life, Kaland et al. 2002）。西蒙·巴伦 – 科恩和萨莉·惠尔赖特（Sally Wheelwright）设计了符合成人心理理论的测试工具（Baron-Cohen 2003）。在这些测试中，由医护人员记录儿童或成人能否提供体现心理理论能力的答案，并且记录答题时间，然后和同龄对照组的成绩相对比；此外，还要了解被试提供的正确答案是经过了分析，还是死记硬背的学习和记忆，或依赖瞬间反应或直觉。

普通儿童，特别是 5 岁以上的儿童，通常已经非常善于感知和理解社交线索，从而明白他人的想法和感受。这就像他们的大脑在挑选周围环境中的信息时，会优先选取社会性线索，而且他们也拥有一套心理理论能力理解社会线索的含义，并作出适当的回应。这种能力主宰了普通人的知觉，甚至令我们愿意采用拟人化的观点，把人类的社会性行为投射到动物和无生命的物体上。

阿米·克林（Ami Klin 2000）在海德和西梅尔（Heider, Simmel 1944）原创的"社会属性任务"（Social Attribution Task）的基础上，进行了一项非常耐人寻味的研究。他们制作了一部以几何图形为角色的动画片，这些角色要么和其他图形一起运动，要么因为其他图形的动作而引发一些动作。这部短片只有50秒钟，包含六个连续的部分。在观赏每个部分的时候，观众都要回答"影片中到底发生了什么事情"，并要求他们为这段无声影片加一段旁白。观众还被问到类似"那个大三角形或小的圆圈，是什么样的人"这样的问题。这项研究的创始人发现，普通大学生往往会采用拟人化的字眼描述图形的运动（比如，追逐、坑害或游戏）和感受（比如，害怕、兴高采烈或沮丧）。

用"社会属性任务"测试阿斯伯格综合征青少年，可以发现他们和同龄对照组的表现有着明显差异。通常他们的旁白比较短，而且缺少详细的社会性情节。很多人的评论内容与影片毫不相关，而且他们从影片中找到的社会性要素也只有对照组的四分之一。他们较少运用心理理论词汇，即使用了也是社会复杂度比较低的；也很少猜测对方意图，可分析出的人格特征比较少，而且相对简单。在对照组所叙述的故事中，一些模糊不清的场景也很容易被赋予社会性含义，包括对勇敢或兴高采烈的描述、复杂的人格和社会归属类型的分析，最终能得到一个连贯的社交故事。相比之下，阿斯伯格综合征青少年给出的旁白会使用不同的词汇说明图形的动作，他们更多强调物体本身的属性，比如，描述某一动作是基于磁场的作用而产生的跳跃或震动。由此可见，阿斯伯格综合征人士更善于察觉周围的物理世界，而不是社会世界。

另一项采用拟人化的几何形状所做的研究表明，阿斯伯格综合征成人较少使用心理状态描述行动。这项研究还确认了大脑的哪些部位参与了思考的过程（Castelli et al. 2002）。对于普通成人，心智活动经由前额叶皮质（prefrontal cortex）、颞上沟（superior temporal sulcus）和颞极（temporal poles）进行；而参与研究的阿斯伯格综合征成人大脑的这些部分都不太活跃。因此，阿斯伯格综合征心理理论能力的损伤和迟缓有了神经学上的解释。

有学者提到，心理理论能力的缺损会影响到自我意识和自省能力（Frith and Happé 1999）。我曾经和一位阿斯伯格综合征青少年科里（Corey）谈到过"想法解读"的能力。他说："我不怎么擅长猜测别人在想什么，我甚至都不确定自己在想什么。"阿斯伯格综合征个体普遍存在理解想法和感受的困难，不管是面对他人还是自己。

不过重要的是，我们理解他们的问题源于心理理论能力和同理心的不成熟或迟缓，而不是完全缺乏同理心。如果暗指阿斯伯格综合征个体缺乏同理心，这对他们是一个可怕的侮辱，因为这句话意味着他们完全无法识别和关注别人的感受。事实上，他们非常关注他人，只是没有能力识别情感状态中比较细微的线索，或解读出复杂的心理状态。

心理理论能力缺损对日常生活的影响

虽然我们知道阿斯伯格综合征个体很难了解其他人的想法和感受，但我们依然很难想象这对日常生活的影响，因为"想法解读"对普通人是那么简单，凭着直觉就能进行。我们能"阅读"一张脸，翻译身体语言和口语韵律中的含义；我们也能轻易识别出那些透露他人当前或预期的线索。但是，因为心理理论能力的缺陷或发育迟缓，阿斯伯格综合征儿童和成人往往会在日常生活中受到影响。下面是一些实例。

难以通过眼神获取社会性和情感方面的信息

我们怎样知道一个人的想法和感受？方法之一是通过解读他人的面孔——尤其是眼睛周围的区域。众所周知，孤独症谱系障碍里的儿童和成人（包括阿斯伯格综合征）都较少与他人目光接触，他们很少会注视别人的面孔，因此，容易错失一些表情的变化。

克里斯（Chris）是位阿斯伯格综合征青少年，他对天文学有着浓厚的兴趣。在接受正式诊断评估之前，父母要求克里斯不要向我提起他的特殊兴趣，因为他的狂热很容易令人生厌，让人觉得古怪。不过知道他拥有丰富的天文学知识之后，我开始询问克里斯最近电视新闻报道中展示的火星表面照片。克里斯能意识到，当我渴望和他继续探讨有关天文学话题的时候（他自己也乐于这么做），他的父母正注视着他，而他们是反对谈论这个话题的。于是他糊涂了，试图闭上眼睛逃避父母的目光，不过依然希望我能继续天文学这个话题。我向克里斯解释，我无法和一个闭着眼睛的人交谈，克里斯说："既然我知道你就在那里，为什么一定要看着你呢？"

注视对方，并不只是为了知道他的位置，或了解他是否移动了位置。我们注视一张面孔，更多是为了从面部表情中解读出对方的想法和感受。当阿斯伯格综合征儿童或成人注视一张面孔的时候，他们到底是在看什么地方呢？在大多数情况下，为了确定对方的想法和感受，普通人注意看对方的眼睛，因为眼睛向来被认为是"心灵的窗户"。通过"眼神追踪"（Eye-tracking）技术，可以测量眼神的凝视位置。最新的研究表明，和对照组相比，阿斯伯格综合征成人较少注视对方的眼睛，而较多关注嘴巴、身体和周围物体（Klin et al. 2002a, 2002b）。这些设计巧妙的研究主要是通过观察找出被试在观看影片中的人物互动时到底注视什么地方。在其中一个场景中，对照组被试关注的焦点是演员睁得大大的眼睛所流露出的惊讶和恐怖，而阿斯伯格综合征或高功能孤独症被试则专注于演员的嘴巴。研究结果表明，对照组注视眼睛周围的次数比阿斯伯格综合征和高功能孤独症组多了两倍。如果只注视对方的嘴巴，可能会有助于理解语言表达的信息，但也因此错失了眼睛周围表达出的信息。

其他相关研究表明，即使阿斯伯格综合征被试注视了对方的眼睛，他们解读眼睛含义的能力也远远不如对照组（Baron-Cohen and Jolliffe 1997; Baron-Cohen et al. 2001a）。一位阿斯伯格综合征人士的话证实了他们的确无法读出眼睛所表达的信息："人们通过眼神交流信息，我却无法了解他们到底在说什么。"（Wing 1992, p.131）在依据眼睛传达的信息理解他人的想法和感受方面，阿斯伯格综合征个体存在两个问题：第一，他们很少注视对方眼睛，而我们知道主要的社会性或情绪沟通是通过眼睛完成的；第二，即使能够注视对方眼睛，他们解读眼神信息的能力也比较差。

字面解读

心理理论能力的缺陷或迟缓所带来的另一个影响是倾向于只从字面上理解别人的话。我注意到阿斯伯格综合征儿童常常对"Hop on the scales"（字面意义：在天平上跳；实际意义：起了决定性的作用）这类俗语的理解仅限于字面意思；对于"Let's toast the bride"（字面意义：让我们烘烤新娘；实际意义：让新娘祝酒）甚至会产生情绪上的激烈反应；他们往往对于"It's about time that you pulled your socks up"（字面意义：你该把袜子提起来了；实际意义：你该振作起来了）这类英语中的隐喻感到困惑。还有一个例子，当一个阿斯伯格综合征儿童写完一篇文章，他妈妈奇怪为什么他要在文章结尾画一幅图，他解释说因为老师要求在文章的最后必须"得出自己的结论"（draw his own conclusions）。（这孩子以为"draw"在这里还是字面上的"画"的意思，而不是"得出"的意思。）

近年来，我们已经知道阿斯伯格综合征儿童和成人无法从别人脸上识别相关的社会性线索以及解读他人的想法和感受，但一些新的研究证据表明，他们也很难从别人谈话的声调和韵律中了解其代表的含义（Kleinman, Marciano and Ault 2001; Rutherford, Baron-Cohen and Wheelwright 2002），而这些内容正是让听众超越字面理解对方意图的关键所在。我们可以通过理解对方的面部表情和说话语调是否协调，从而察觉对方是否在嘲笑或讽刺，而阿斯伯格综合征儿童和成人对讽刺的语言通常感到困惑，容易轻信，认为对方说的都是真心话，也因此常常成为被捉弄的对象。

被认为不尊重他人和态度粗鲁

由于不耐烦阿斯伯格综合征儿童以自我为中心的独断行为和谈话方式，其他成人和孩子会微妙地暗示他终止，但他们可能不会注意和理解这些线索，因此容易违反社交规则，并且对警告信号无动于衷。如果其他成人和孩子不了解这种表现本质上是由于心理理论能力的缺陷和发育迟缓所导致，就容易对他们的行为产生道德上的评价，认为这些孩子故意不尊重他人，态度粗鲁。其实他们并没有恶意，通常也不能意识到自己已经冒犯了别人，而他们也很困惑为何别人会生气。

阿斯伯格综合征个体往往非常痴迷于自己的特殊爱好，但是不能认识到其他人不可能像自己一样投入。因为他们在谈话中较少注视对方，往往不能察觉和识别出别人的不耐烦表情，也不能判断这样的主题是否和上下文相关，或能否引起别人同样的兴趣。

当一位妈妈问自己的孩子"今天在学校做什么了"，普通孩子能理解妈妈这样问的时候她已经知道了什么，想要知道什么，或是想要知道学校里是不是发生了一些趣事，而心理理论能力有缺陷的孩子，往往不知道如何回答这类问题。妈妈想要知道从一早进教室到离开学校期间发生的所有事情吗？哪些事情对她来说是重要的？她已经知道了什么？阿斯伯格综合征儿童无法从妈妈的角度界定重要事件，所以可能因为问题太难而拒绝回答，或者事无巨细地陈述一天当中发生的所有事情，使得这一过程变得非常乏味。

斯蒂芬·肖尔曾写给我这段话："当我到别人家里去做客，人家问我想吃点什么或喝点什么时，我根本不知道怎么回答。我通常会反问：'你有些什么？'当别人给了我一些选择之后，我才可以轻易从中挑出我想要的，否则，这样的问题对我来说实在是太难了。"

同样道理，对别人有趣的话题或活动，阿斯伯格综合征个体可能感到很无聊。比如，在学校里年幼的孩子通常要做"分享课程"，他们总是乖乖地坐在下面，非常有兴趣地听台上的孩子表达自己的经验。而对阿斯伯格综合征孩子来说，他们可能无法理解台上的孩子，或者对他人的经验毫无兴趣，所以很快就感到厌烦，然后被老师批评注意力不集中。无论是自己滔滔不绝无视他人的不耐烦，还是对别人的话题不感兴趣，其根源都是心理理论能力的缺陷，而不是不尊重他人，或者故意不遵守行为规范。

诚实和欺骗

我注意到，阿斯伯格综合征幼儿往往都非常诚实，如果父母问他们是否做了不应当做的事情，他们总是毫不犹豫地承认。其他儿童通常会看出大人在某些时候不是那么清楚（比如，他们其实没有看到是谁做的），而采用欺骗的手段逃避可能产生的后果。

阿斯伯格综合征个体的另一个特征是他们不知道什么时候应该说"善意的谎言"，也不知道如果在某些场合说了实话，可能会引起对方的反感。比如，有个孩子注意到在超市的结账队伍中有位女士体态肥胖，他用平时说话的口气和音量直接评论这位女士太胖了，真的需要减肥了。这个孩子认为对方应当感谢这样的观察和建议，但这会让孩子的妈妈尴尬不已，也会冒犯那位女士，不过这一切的后续反应都是他想不到的。基于对他人的想法和感受的了解，普通儿童通常会控制自己，但阿斯伯格综合征儿童和成人绝对会忠于诚实及真相，而不太会顾及别人的想法和感受。

学校里也会发生类似的事情。譬如，当老师不注意的时候，某个学生可能会做一些顽皮的举动；而当老师意识到有事发生但又不知道是谁做的时候，会要求捣乱者站出来承认。一般来说，普通儿童虽然明知是谁做的也不会表态，因为他们会服从于某种社会潜规则，就像澳洲人常说的"不要告发自己的同伴"，但阿斯伯格综合征儿童只会忠于事实真相，而不是社会群体。当老师询问的时候，他们会很快给出答案，而且不明白为什么其他人会迁怒于他，特别是那些没有捣乱行为的同学，他又没有告发他们，他们怎么也会生他的气呢？对阿斯伯格综合征儿童而言，他们只是合乎逻辑而且正确地回答了老师的问题。

阿斯伯格综合征儿童可能要到十几岁才能最终了解欺骗背后的意图，以及欺骗可以带来的预期结果。这会让父母和老师感到很突然也很困惑，一个往日诚实的孩子（也许仅仅是因为心智缺陷）怎么突然会骗人逃过一劫。不过一般来说，他们这种欺骗行为往往不够高明，很容易被大人识破。

当阿斯伯格综合征儿童的"说谎"行为成为家人和朋友的苦恼时，需要向他们进行合理的解释。首先，由于心理理论能力的缺陷和发育迟缓，阿斯伯格综合征个体可能无法认识到说谎要比闯祸更会得罪人；第二，阿斯伯格综合征个体可能会想到说谎是逃避后果或快速解决社会问题的一种方法，不过，他们往往没有意识到，为了保住面子而用说谎掩饰，这是一个铁板钉钉的错误。

阿斯伯格综合征成人可能出了名的诚实，有强烈的社会正义感而且坚守原则，他们强烈信守某些道德和伦理原则。不过如果他们的上级并不具有相同的价值观，这些令人钦佩的美德反而会给他们带来相当多问题。我怀疑社会上很多"打黑分子"具有阿斯伯格综合征特征，而且我确实遇到过这样的人，他们在公司或政府部门中将严格的书面行为规范应用到实际中，喜欢举报别人的错误和贪污腐败行为。他们会对自己公司的企业文化感到震惊，惊讶地发现部门经理和同事并不特别支持这种举报，结果是自己的理想幻灭，甚至出现抑郁症状。

偏执倾向

由于心理理论能力的缺陷或迟缓，阿斯伯格综合征个体很难区分他人的行为是有意为之还是意外发生的。我观察到一个阿斯伯格综合征儿童和同班同学坐在教室地板上听老师讲故事。当老师没看着这边的时候，后边的一个孩子开始用手指戳他的后背逗弄他，他变得越来越恼火，最终回头打了那个孩子，命令他住手。老师注意到了这个情况，但是没有注意到之前发生的事情，因此批评了这个孩子的攻击性行为。如果是普通儿童遇到这样的事情，他们会向老师解释自己被挑衅的经过，而且能认识到如果老师知道事情的来龙去脉就会有更公平的处理，但那个孩子却一直保持沉默。老师继续讲故事，过了一会儿，一个孩子上厕所回来经过那个孩子的时候，无意中碰到了他，而他不能理解这是个意外，还是出手打了那个孩子，就像打先前欺负他的那个孩子一样。还好，老师明白他真的无法区分对方的行为是故意还是意外，因此，主动解释并解决了这个事件。

还要加以说明的是，如果阿斯伯格综合征儿童和成人具有明显受迫害幻想症的倾向，可能来源于他们个人的社会经验，因为他们比同龄人遭遇过更严重的蓄意挑衅和捉弄。一旦怀疑其他人怀有敌意，与对方的任何互动都会让他困惑，甚至会怀疑对方的所有行动都带有故意的侵犯性；普通儿童则更有能力根据当时的气氛和社会性线索，理解其他孩子的真实意图。

解决问题

普通儿童年幼的时候就能认识到，一定会有其他人能帮助自己解决生活中的实际问题，其中一些人是真的有兴趣并乐意提供帮助，但阿斯伯格综合征儿童很难自发地察觉他人的想法和能力。当他们遇到问题时，"向可能知道解决办法的人寻求指导"通常不是他们脑海中浮现的第一个念头（甚至不是第二个）。他们常常对那些就在身边、明显能够提供帮助的人视而不见，最终决定由自己解决。

处理冲突

随着年龄的成长，普通儿童会变得越来越成熟，越来越善于说服、妥协以及处理冲突。他们越来越能够了解别人的观点，也知道如何听取他人积极的策略，怎样影响别人的想法和情感。成功处理冲突需要相当的心理理论能力，因此，可以预见阿斯伯格综合征儿童或成人必然欠缺处理冲突的能力。观察他们在实际生活中处理冲突的情况，可以看出他们的心智相对不成熟，缺乏变通的协商手段，而且倾向于采用对立的心态。他们通常使用"原始的"冲突处理策略，比如，恐吓或固执坚守自己的观点。他们总是不明白，如果对他人友好一些，或许更有可能得到自己想要的。在经过一番激烈的争论之后，他们也不太会出现懊悔的心情，或意识到修复他人的情感（比如，道歉）是有意义的。

在儿童时期的每个阶段，阿斯伯格综合征儿童都需要成人的指导解决冲突，不过到了青少年时期，我们期望他们自己有能力妥协、分辨和了解其他人的观点，学会协商、原谅和忘记冲突。阿斯伯格综合征青少年可能依然难以掌握这些能力，他们会表现出类似对立和违抗障碍（Oppositional and Defiant Disorder）的症状。在这个阶段，他们解决冲突的特征如下。

- 难以概括他人的观点和喜好。
- 说服他人的技巧有限。
- 倾向于对立和死板处理问题。
- 不愿意改变自己的决定，不愿意承认自己的错误。
- 讨厌被人打断。
- 具有一定要完成某件事的强迫心理。
- 倾向于惩罚对方而不是奖励。
- 倾向于逃避他人的要求。
- 不善于变通。

因此，他们常常会反对其他人的决定，违抗他人的喜好，否定他人的理由。他们都曾有过这样的经历：固执坚持自己的决定直到其他人屈服，而无法看出其实对方认为不继续争论才是更明智的做法。别的孩子有能力觉察朋友的观点、喜好和理由，至少会为了友谊而迁就他人的要求和决定，并且知道这样做会提高友谊的互惠性。阿斯伯格综合征儿童则需要有人引导了解什么时候以及如何作出请求，如何聆听和吸收别人的观点和倾向，如何协商作出某些协议和妥协，如何寻求并接受评判者的决定。总而言之，他们需要学习的是，不要因为情绪（尤其是愤怒）而干扰整体情况。我们可以用角色扮演游戏向他们解释适当和不适当的冲突解决策略。

内省及自我意识

乌塔·弗里思和弗朗西斯卡·哈佩（Frith, Happé 1999）曾经提到，由于在认知发展过程中，阿斯伯格综合征儿童心理理论能力的先天情况和后天发展与其他儿童不一样，他们也会发展出与众不同的自我意识。由于他们主要通过后天智力发展和生活经验而不是依靠先天直觉掌握心理理论能力，因此，在自我反省和解读他人心理时所表现的自我意识与众不同。弗里思和哈佩（Frith 1999）形容，他们这种较高层面的自我反省和明确的自我意识形式与哲学家颇为相似。

我读过一些阿斯伯格综合征成人的自传，同意他们的确具有准哲学家的风范。当他们用不同的方式思考和感知世界时，他们高超的智能会使我们现有的哲学体系取得新的进展。有意思的是，哲学家维根斯坦（Ludwig Wittgenstein）的确具有很多与天资优异的阿斯伯格综合征人士相似的特征（Gillberg 2002）。

认识尴尬情绪

一项主要检验高功能孤独症和阿斯伯格综合征儿童对于尴尬情绪认识的研究发现，心理理论能力和认识尴尬情绪的能力之间存在关联。在更详细地检验被试的反应之后，研究者发现一些有趣的特征（Hillier and Allinson 2002），某些阿斯伯格综合征儿童认为会出现尴尬的情况，普通儿童不那么认为，他们也很难合理解释为什么会产生尴尬。当他们达到某一智力水平阶段的时候，能够理解尴尬的概念，但是依然不太能将这一理解应用到一个新的情境中。在现实中，我观察到一些阿斯伯格综合征儿童在众人面前表演或做报告时，很少会感到尴尬或"怯场"。如果观察他们在社交场合的身体语言表现，会发现他们比其他人更少出现尴尬的肢体动作，比如，用手遮住嘴巴或脸红等（Attwood, Frith and Hermelin 1988）。

西蒙·巴伦–科恩和同事利用一系列故事开发了一套"失礼测试"，用以检验儿童能否觉察到失礼的行为（Baron-Cohen et al. 1999a）。这里的失礼可以定义为"一个不礼貌的言语或行为"。研究结果验证了很多家长的经验，即同普通儿童相比，阿斯伯格综合征儿童比较不擅长发觉自己失言或失礼，在日常生活中更可能出现这类行为。

8岁左右的普通儿童已经知道基于对他人情绪反应的预期，有些时候应当克制自己不去评论或批评他人，也就是说，为了不让朋友感到尴尬或苦恼，他们会保留自己的想法不说出来。阿斯伯格综合征个体则非常善于挑别人的错误并热衷于指出来。他们的评论往往被其他人理解为故意挑剔和带有敌意，而实际上，他们的本意是鼓励对方达到完美，并帮助他人了解自己的错误。我看过一个阿斯伯格综合征青少年在全班同学面前批评自己的老师，虽然老师所犯的错误可能微不足道，比如，只是拼错了一个单词，但是对于这个年轻人来说，纠正别人错误的愿望远远大于对老师情绪反应的关注。

焦虑感

不了解他人的想法和感受是造成不安全感和焦虑感的一个因素。马克·弗莱舍（Marc Fleisher）是一位阿斯伯格综合征天才数学家，和其他阿斯伯格综合征人士一样，他也是个心地善良的人，不希望有人因他而困惑或沮丧。他在自传中提道：

> 因为缺乏自信，我特别害怕不自觉地说出什么不该说的话，或是做了什么不该做的事，从而冒犯别人。我希望能够读懂别人的心思，这样我就能知道他们想要什么，也可以每次都做对。对我来说，与人交往比解任何数学题都要难，因为适合这个人的方式并不一定适合那个人。我也发现人们常常不会说出自己的本意，或信守他们说过的话。（Fleisher 2003, p.110）

社会推理能力的速度和质量

普通人在社交场合能够快速有效地运用心理理论能力。有研究表明，一些阿斯伯格综合征儿童和成人也能发展出较高的心理理论技巧，但在实际应用中，需要花费比其他人更长的时间认知相关线索，进行信息处理，然后作出适当的回应，因此，在行动中他们需要来自外界的更多鼓励和督促，而不是批评。当他们运用心理理论能力回答问题的时候，很少凭借直觉和自发性，而是更依赖于字面的、具体的和不相关的信息（Bauminger and Kasari 1999; Kaland et al. 2002）。

一个对电脑有浓厚兴趣的阿斯伯格综合征青少年对我说，他认为在社交场合，普通人的大脑就像是在社会化世界中运行的 WINDOWS 操作系统，而阿斯伯格综合征的大脑只是在 DOS 系统下缓慢运作（熟悉计算机系统的读者能够理解这一比喻）。

不凭借直觉而运用有意识的心智推理会大大影响反应的速度。阿斯伯格综合征个体与人交谈或处于社交场合需要应用心理理论技能的时候，对信息的处理速度就会突然变慢。由于时间上的延迟，导致互动双方无法达成统一的步骤。由于他们反应速度较慢，对方可能会认为他们过分谨慎或喜欢摆学者架子，甚至怀疑他的智商较低。有些儿童在欺负阿斯伯格综合征儿童的时候叫他们"白痴"，这样的侮辱会雪上加霜，导致他们自尊心低落或产生愤怒情绪。

我也注意到，阿斯伯格综合征儿童或成人的心理理论能力会因情况的复杂度、互动的速度和自身压力程度而受到影响。在大型社交聚会中，他们可能因为周围社交信息过多感觉大脑负荷过重；虽然他可能有相对不错的心理理论能力，但无法确定哪些信号是相关的，哪些是不相关的，特别是在社会性线索蜂拥而至的时候。

阿斯伯格综合征个体在处理社会性信息上所花的时间和普通人用不熟练的第二外语与熟练掌握该语言的人交谈时处理对方信息所需要的时间相当。如果对方说话太快，我们也许只能听懂其中很少的一些片段。因此，我总会调整自己与他们谈话的速度，尽量配合他们处理社会推理信息的速度。

在轻松的气氛下，阿斯伯格综合征个体通常能较顺利地分析对方的心理状态，但是处于压力之下，他们的任何能力都可能表现不佳。这通常会影响心理理论能力的测试结果：在刻意安排的测试环境中和在真实社会生活中，他们会有不一致的表现，因为真实生活中的情境通常更复杂，社会性线索出现时间比较短暂，而且更容易产生压力。

精疲力竭

我们知道，阿斯伯格综合征个体的心理理论能力常常发育迟缓，假以时日，他们最终能够获得相对高级的心理理论能力。但是，我们也需要进一步了解，当他们处理社交信息的时候，需要耗费相当大的精力，运用后天认知机制补偿心理理论能力的先天不足，常常很容易就会感觉精力耗竭；而他们有限的社交成功经验、低自信心和容易精疲力竭，容易导致临床意义上的抑郁症状。我的一位就诊者曾用一句简短但非常精彩的话描述她在社会环境中的困境——"我被所有人累出毛病了。"

提高心理理论能力的策略

社交故事

目前已经有很多可以提高心理理论能力的训练策略，其中一个主要方法是社交故事（请参见第三章）。社交故事中的观点式句子可以提供充分的信息发展心理理论能力，这些句子描述了每个人针对故事中的某一状况所具有的知识、想法、信念和感受。在准备和撰写一篇社交故事时，一个必要条件是取得所有参与者，特别是阿斯伯格综合征儿童的观点资料。我们可以编写社交故事词典，用来解释"知道、猜测、期待、意见"等词汇的含义，并配图说明这些心理状态名词，这种做法同时也可以促进阿斯伯格综合征个体的认知和词汇能力。

我们也可以从社交故事进一步发展出以特定心理理论能力为主题的练习，例如，请孩子完成以下句子：

我常谈到火车，因为我想 ＿＿＿＿＿＿＿＿＿。

我常谈到公共汽车时刻表，因为我想 ＿＿＿＿＿＿＿＿。

马特常谈到恐龙，我猜马特在想 ＿＿＿＿＿＿＿＿。

马特可能会喜欢我问他 ＿＿＿＿＿＿＿＿＿＿＿。

虽然社交故事被认为是一项可以提高心理理论能力的策略，但对于运用标准化的心理理论测试工具验证社交故事是否能够提高心理理论能力，怎样操作才能达到最佳效果至今仍缺乏系统研究。但我认为，无论老师、父母，还是训练师都需要社交故事这样的策略，而不能等到取得完善的研究结果之后再用。

心理理论训练方案

目前有多项研究在探讨那些针对提高社会认知能力特别设计的训练方案能否真的提高心理理论能力，这些方案包括以团体形式进行社交技巧训练（Ozonoff and Miller 1995），利用简单的电脑程序训练（Swettenham et al. 1996），或者发给老师训练手册和工作手册（Hadwin et al. 1996）。在研究过程中，干预训练前后都采用标准化的心理理论能力评估工具测试，结果表明，这些方案都提高了儿童通过心理理论测试的能力。不过这些研究没有发现儿童的能力能够有效泛化到训练方案以外的任务上。

有两项研究采用有趣的"图片在头上"的方式培养学龄前阿斯伯格综合征儿童的心理理论能力（McGregor, Whiten and Blackburn 1998; Swettenham et al. 1996）。训练的流程如下：将一张图片插入玩偶头上的一个小孔，用来解释别人看到和知道的内容，与自己看到和知道的内容不一样。

连环漫画对话

连环漫画对话（请参见第四章）最初由卡罗尔·格雷所创，运用简单的图画，比如单线条的人形，加上想法框和对话框（thought and speech bubbles）以及不同颜色写出来的句子，描述某一特定情境中的一系列行为情绪和想法（Gray 1994）。孩子们一般很熟悉漫画书和动画片，所以他们知道想法框的作用。我们了解到，3~4 岁的孩子就能明白想法框代表某人正在想的事情（Wellman, Hollander and Schult 1996）。最近有研究证实，使用想法框帮助孤独症儿童学习心理理论，的确能取得一些效果（Kerr and Durkin 2004; Rajendran and Mitchelle 2000; Wellman et al. 2002）。

在连环漫画对话中，单格的漫画或连环漫画就是孩子和成人之间的"交流"方式，我们用图画确定某人此刻的想法、感受、言语，已经做过的事情或可能要做的事情，用不同的颜色标识不同的情感状态或动机。我们可以先制定一个颜色对应表格，说明某一特定颜色或颜色的深浅程度代表着某一特定情感。例如，一个孩子决定用红色蜡笔代表生气，写下自己认为另一个孩子的话语所流露的情绪。这样的方法让我们有机会了解阿斯伯格综合征儿童对某一事件的看法，并纠正他们的错误认识。这种方法的另一个优点是，孩子和成人之间的交流不需要面对面的对视，他们共同注视的焦点是面前展现的图画。

在这个共同发现的过程中，我们通常是去了解漫画所呈现的想法和感受，而不是判定到底谁做错了。连环漫画对话用清晰的视觉描述说明一个人的想法和感受，可用于解释被双方误解的意图，那些类似讽刺的语言到底是什么含义，并通过描绘另一种行动、语言和想法探讨是否会有另一种结果。有意思的是，当我们向对方表达自己新的理解时会说，"是的，我明白你的意思了（Yes, I see what you mean）"，而不是"我听到你的意思了（I hear what you mean）"。

在临床上，我经常使用连环漫画对话的方法治疗情绪障碍患者（请参见第六章）。使用图画比使用语言更能让阿斯伯格综合征儿童顺畅地表达自己的想法和感受。虽然他们很难识别他人的想法和感受，但是根据我的临床经验，他们更难把握某种特殊情感的表达程度。他们的认知处于非黑即白的境地，不理解所谓的灰色地带。为此，我在连环漫画对话中增加了一项刻度尺，用 0-10 的数字测量情感表达的程度（比如，某人悲伤的程度）。对那些难以用有限的词汇量精确表达微妙情感的孩子，这一策略非常适用。

给老师的指导

巴伦－科恩和哈德温（Baron-Cohen, Hadwin 1999）在《怎么教孤独症孩子解读想法》（*Teaching Children with Autism to Mind-Read: A Practical Guide*）一书中提供了实用的资源和材料，包括评估和教学流程，同时阐述了他们的理论与实践的基本原则。其中有关心理状态的认知，可以分成理解信息状况、理解情感、理解伪装三个部分。

在"理解信息状况"部分，书中提供了很多活动传授如何形成视觉观点，用视觉带动行动的认知原则，以及怎样根据对别人的了解预测对方的下一步行动。在教导"情感"的部分，检查他们对于不同程度情感的理解，即通过照片和示意图辨识与情境相关的情感，以及与愿望和信念相关的情感。

接受训练的孩子需要具备至少 5 岁儿童的语言能力，同时了解每个人有自己的愿望和想法。一些活动会要求孩子挑选别人碰到某个情况时可能出现的感受。例如，出示一幅图画，显示有一辆汽车被卡在铁轨道口栏杆中间，而火车正朝着这个方向驶来。用书面语言描述这一幕的情境如下："杰米坐在汽车里，道口栏杆已经放下，火车就快过来了。这个时候，杰米的感受是什么？"老师会给孩子一些提示，比如，快乐、悲伤、生气、害怕等等。虽然答案看起来很明显，但是我的观察表明，如果那个年幼的孩子正好对火车特别感兴趣，他可能只会从自己的观点考虑这个情况——很高兴有机会能这么接近火车。如果孩子选择了这类答案，我们可以接着和他讨论杰米感到开心的同时，开车的爸爸或许会感到害怕，这也有助于说明处在同样情况下的两个人会出现完全不一样的感觉。

这些资料图画简单，故事线索清楚，没有其他不相干的情境细节，结构合乎逻辑、循序渐进。如果让孩子有足够的时间思考怎样回答问题，并经过大量的练习，孩子会越来越顺畅地解释人物的心理状态。这份指南的作者还专门做过量化分析，发现孩子们的心理理论能力得到了提高，并能在干预训练结束后保持。

电脑软件方案

在一套很出名的关于情感的电子百科全书《想法解读：关于情感的互动式指导》（*Mind Reading: The Interactive Guide to Emotions*）[1] 中，西蒙·巴伦－科恩和剑桥大学的同事们确定了 412 种人类情感（去除相似的情感）。他们测试了普通儿童在哪个年龄段才能了解某种情感的含义，并将所有情感归类成 24 个不同的组群。在此基础上，一家多媒体公司开发了互动式的软件帮助阿斯伯格综合征儿童或成人学习了解别人的想法和感受。

在这套软件中，演员们 [包括扮演哈利·波特的丹尼尔·雷德克里夫（Daniel Radcliffe）] 展现了与特定情感相关的面部表情、身体语言和说话特色。此外，这套软件的声音记录能分析说话的节奏，并根据每一种情感编写情境故事。这套电子百科全书相当于一个综合性的情感图书馆、学习中心和游戏区。

这套互动式的软件特别适合阿斯伯格综合征儿童和成人。阿斯伯格综合征个体在教室学习心理理论和技巧会很困难，因为在现实的社交场合中他们需要将注意力分散在不同的任务上，包括眼前的学业活动，与老师、其他同学的互动、情感和语言交流。相反，电脑软件可以提供及时的反馈信息，而无须苦苦等待老师的个别回应；同时，也可以反复播放同一情节，帮助他们慢慢寻找并分析相关线索。他们不用干扰别人或让班里同学感到厌烦，也不必因为总是犯错误而受到老师公开的批评，单独的活动环境让他们放松。此外，电脑软件减少了不必要的细节，强调最重要的线索，使学生有能力依照自己的速度慢慢进步。也许大家会觉得奇怪，他们要通过电脑而不是真实的生活场景学习理解别人的想法和感受。每一天人们都会通过直觉猜测对方正在想些什么或感觉如何，大部分时候我们能猜中，不过这种天生的能力也并非万无一失，谁都没有

---

① 译注：该软件由 Jessica Kingsley Publishers 出版发行，适用于 6 岁以上的儿童和成人。更多内容可到出版社网站 www.jkp.com 查阅。

完美的读心术。如果每一个人都能确切地表达自己的想法，不用任何假设或含糊的内容，我们的社会性互动一定会更容易。就像利亚纳·霍利迪·维利在发给我的电子邮件中提到的那样："如果每个人都能吐露真心，我们就不再需要学习心理理论了。"

本章重点及策略

- 心理理论的缺陷对于日常生活的影响
  1. 难以从他人眼中读取信息。
  2. 倾向于从字面上理解他人话语的意思。
  3. 倾向于被认为不尊重他人及态度粗鲁。
  4. 过度诚实。
  5. 有被迫害幻想倾向。
  6. 无法看出他人可能拥有知识和意图可以帮助自己。
  7. 说服、妥协和解决冲突的能力发展迟缓。
  8. 具有与众不同的内省和自我意识。
  9. 很难理解引发尴尬情绪的场景。
  10. 严重的焦虑感。
  11. 处理社会性信息花费的时间过长，因为他们主要依靠后天智力而非先天直觉。
  12. 身体和情感容易精力耗尽。
- 提高心理理论能力的策略
  1. 社交故事。
  2. 心理理论训练方案。
  3. 连环漫画对话。
  4. 电脑软件方案。

第六章 情感的认知与表达

> 想要理解这些儿童的情感特征，不能单靠"缺乏情感"这样的抽象名词。他们的情感特征，同其他人群有着本质上的差异，主要表现为内在情感与外在表现的不协调。
>
> ——汉斯·阿斯伯格（［1944］1991）

丰富的临床经验和许多阿斯伯格综合征人士的回忆录表明，虽然阿斯伯格综合征个体普遍拥有不错的智力水平，尤其是在了解事实方面，但他们在情感方面却相当幼稚，经常产生困惑。因此，阿斯伯格综合征的诊断中必须评估情感认知和表达能力。这项评估除了能够确认诊断结果，还可用来筛检被评估者是否有其他情绪障碍（特别是焦虑症和抑郁症）。

汉斯·阿斯伯格医生首先提出阿斯伯格综合征个体情感认知和表达能力与普通人有着本质上的差异，目前这项特征已经成为诊断标准之一。DSM-IV 中阿斯伯格综合征诊断标准之一是"缺乏社会性和情感的互动"；ICD-10 的诊断标准指出"无法建立同伴关系，包括共享相同的兴趣、活动与情感"。缺乏社会性和情感的双向互动指的是"回应他人情感的能力有缺陷或偏差，以及／或者无法配合社会情境调整其行为，以及／或者统合社会性、情感和沟通行为的能力薄弱"。克里斯托弗·吉尔伯格医生的诊断标准提到了"不适当的社会性和情感行为，以及有限或不适当的面部表情"（Gillberg and Gillberg 1989, p.632）；彼得·绍特马里和同事的诊断标准提到"难以感知他人的情感，无法与他人的感受相联结，呆板的面部表情，无法从他们的面部表情读出情感，无法用眼睛表达内心想法"（Szatmari et al. 1989b, p.710）。换句话说，这些诊断标准都表明，阿斯伯格综合征个体在认识、表达和调节情感方面的能力出现了临床意义上的障碍。

DSM-IV 的说明部分指出，阿斯伯格综合征通常会合并附加型或继发型的情绪障碍，特别是抑郁症和焦虑障碍。目前的研究指出，大约有65%的阿斯伯格综合征青少年兼有情感或情绪障碍，其中最常见的是焦虑障碍（Ghaziuddin et al. 1998; Gillot, Furniss and Walter 2001; Green et al. 2000; Kim et al. 2000; Konstantareas 2005; Russell and Sofronoff 2004; Tantam 2000b; Tonge et al. 1999）；不过，抑郁症的发病率也相当高（Clarke et al. 1999; Gillot et al. 2001; Green et al. 2000; Kim et al. 2000; Konstantareas 2005）。也有研究指出，双相障碍（bipolar disorder）的出现率极高（DeLong and Dwyer 1988; Frazier et al. 2002），另外一些研究证明了阿斯伯格综合征与妄想障碍（Kurita 1999）、偏执症（Blackshaw et al. 2001）和行为规范障碍（Green et al. 2000; Tantam 2000b）之间的关系。阿斯伯格综合征青少年出现其他的情绪障碍，似乎是一种常态，而非特例。

有研究表明，在孤独症和阿斯伯格综合征儿童的家族史中，家族成员出现情绪障碍的发生率比对照组要高（Bolton et al. 1998; DeLong 1994; Ghaziuddin and Greden 1998; Lainhart and Flostein 1994; Micali, Chakrabarti and Fombonne 2004; Piven and Palmer 1999）。结合这些研究调查的结果，我们再回忆一下父母在孩子出生之前的情绪状态，仿佛验证了一句带有挖苦性质的老话——"你从孩子身上得知：疯狂是可以遗传的"。目前，父母一方患有情绪障碍和孩子患有阿斯伯格综合征之间是否有直接的关联，尚不得知，但是，我相信今后的研究一定会得出更明确的结论。

如果父母当中有一方曾出现过情绪障碍，那么，阿斯伯格综合征儿童就有出现强烈情绪问题的遗传倾向。这或许可以解释阿斯伯格综合征个体为何具有高强度的情绪，为何在情感管理方面存在困难。不过，这肯定不是唯一因素。我们认为，除了在社会性推理、同理心、交流能力、独特的学习方式和高度敏感的感知觉方面存在困难，阿斯伯格综合征个体也更容易感受到压力、焦虑、受挫和情感耗竭带来的困扰。另外，他们更容易遭受同龄人的排斥，经常受到捉弄和欺凌，因而产生自信心低落和抑郁感。到了青少年时期，当他们逐渐觉察到自己缺乏成功的社交经验，也越来越了解自己跟别人不一样——这又是造成反应性抑郁症的一个重要因素。因此，遗传和环境两大因素都可以解释阿斯伯格综合征个体情绪障碍发生率何以偏高。

此外，从认知心理学发展而来的孤独症理论框架，以及神经心理学和神经影像的研究结果，都解释了阿斯伯格综合征儿童和成人容易出现继发性情绪障碍的原因。很多关于心理理论的研究（请参见第五章）证实，阿斯伯格综合征个体很难确认和定义他人与自己的想法和感受。对于他们来说，不管是人际间的情感交流，还是自己内在的情感世界，都是一个未知领域，这种状况当然对他检查和管理自己的内在情绪，以及与其他人互动时表达和控制情绪的能力产生了影响。

一项针对阿斯伯格综合征以及执行功能的研究发现，阿斯伯格综合征个体具有无法抑制情感和冲动的特征，同时也缺乏能够影响一般执行功能的直觉能力（Eisenmajer et al. 1996; Nyden et al. 1999; Ozonoff et al. 2000; Pennington and Ozonoff 1996）。执行功能方面的缺陷也会影响依靠认知控制情绪的能力。临床经验发现，阿斯伯格综合征个体经常不假思索地直接对情感线索作出回应。这种快速又冲动的反击行为，常被视为是一种行为规范障碍，或是愤怒情绪管理方面的问题。

运用神经影像技术检测孤独症和阿斯伯格综合征个体大脑的相关研究发现，他们大脑中主控情感认知和调节的部位——杏仁核，出现了结构和功能异常（Adolphs, Sears and Piven 2001; Baron-Cohen et al. 1999b; Critchley et al. 2000; Fine, Lumsden and Blair 2001）。杏仁核主要调节各种情绪，包括愤怒、焦虑和悲伤。神经解剖学的证据也证实阿斯伯格综合征个体会出现情感感知和调节的问题。

也有一些研究结果指出，阿斯伯格综合征个体可能出现面容失认症[①]，也就是无法看懂面部表情（Barton et al. 2004; Duchaine et al. 2003; Kracke 1994; Nieminen-von Wendt 2004; Njiokiktjien et al. 2001; Pietz, Ebinger and Rating 2003）。他们通常无法解读别人的面部表情。普通人的大脑有一个特定区域具备处理面部表情信息的功能，不过阿斯伯格综合征个体似乎不具备这种能力，他们只是将别人的脸看作一个物体，而且通常只关注脸上的单一部位。这种倾向容易导致错误地解读他人的情感表达，比如，他们往往认为皱眉的动作只代表生气，而皱眉也可能是在表达困惑的情感。普通儿童会综合考虑脸上的所有表情信号以及当时的环境氛围，以确定对方到底在传递什么情感。

心理学名词"情感表述障碍"[②]可以描述阿斯伯格综合征的另一个特征，即他们在确认和描述情感感受能力方面存在缺陷。临床经验和研究结果证实，通

---

① 注：面容失认症（prosopagnosia）即脸盲。

② 注：情感表述障碍（alexithymia）是指确认和描述感情状态的能力缺陷。

过阿斯伯格综合征个体在测试中的表现可以明显看出这个特征（Berthoz and Hill 2005; Hill, Berthoz and Frith 2004; Nieminen-von Wendt 2004; Rastam et al. 1997; Tani et al. 2004）。阿斯伯格综合征儿童和成人通常无法用较多的词汇形容情感感受状态，特别是那些微妙和复杂的情感。

评估情感理解力与表达能力

评估情感沟通能力的第一个步骤是确认儿童或成人情感表达的成熟度，表达和描述情感的词汇量，以及调节和控制情绪与压力的能力（Berthoz and Hill 2005; Groden et al. 2001; Laurent and Rubin 2004）。我注意到阿斯伯格综合征儿童的情感成熟度通常比同龄儿童落后至少三年，一些研究结果证实了我们的观察（Rieffe, Terwogt and Stockman 2000）。他们表达愤怒和爱意的能力往往落后于实际年龄，表达情感的词汇也相当有限，情感的表达往往不够微妙，没有太多变化。比如，其他孩子会感到伤心、困惑、尴尬、焦虑或嫉妒时，他们却只有一个反应——生气。他们的负面情绪（生气、焦虑或悲伤）通常表现得非常强烈，就像开关只设在最大音量档。

在评估辨识面部表情的能力时，可以给被评估者看一些面部照片，要求他们说出照片中的人物表达了什么情感，记下他们说错或感到困惑的地方，以及回答问题所花的时间。虽然有时答案正确，但他们却花了很多时间分析，并需要参考曾看过的类似表情；而对普通儿童或成人而言，这种活动非常简单，根本不需要花时间思考。阿斯伯格综合征儿童通常能够顺利辨识强烈的基本情感，如强烈的悲伤、愤怒或快乐；不过对于比较细微的情感表达，如困惑、嫉妒或怀疑，就不容易辨识。

进行诊断评估时，我会要求被评估者用表情表达指定的情感。普通的学龄前儿童很容易按照要求作出快乐、悲伤、愤怒或者害怕的表情；相比之下，我发现一些阿斯伯格综合征儿童和成人却无法完成这项任务。他们会刻意地操纵脸部肌肉，却常常集中在某一个特定位置，比如作出特定的嘴形表示悲伤，或作出一个完全不符合人类情感表达习惯的怪样。他们对此的解释是，自己内心没有感受到这种情绪，所以很难作出表情。

在评估孩子理解、表达和调节情感的能力时，可以向父母询问以下问题。

- 孩子是否有任何与情感相关的不寻常行为，比如：兴奋时不断拍手，或者想专注、放松时会摇晃身体。
- 孩子是否理解在某些情况下需要主动表达感激、道歉或同情。
- 孩子是否难以读懂别人无聊、烦躁或尴尬的表情。
- 孩子表达愤怒、爱意、焦虑和悲伤情感的能力是否不够细腻或不够成熟。
- 孩子的情绪是否变化很快。
- 孩子如何表达和回应别人的爱意。

与父母交谈时，可以询问孩子在学校里是否会刻意压抑自己的困惑和挫折情绪，然后回到家尽情发泄。我曾提到过有些阿斯伯格综合征儿童就像有双重人格——在学校里是小天使，在家里是小魔鬼，有文献将此称为"面具表演"（Carrington and Graham 2001）。不幸的是，父母因此往往受到指责，人们认为是他们没有能力处理孩子在家里的情绪问题。有位老师在报告中说："孩子在课堂上行为表现良好，因此，不当行为必然是因父母在家处理孩子情绪时的错误方法导致的。"这些老师尤其是学校主管人员需要了解的是，阿斯伯格综合征儿童在学校里有时会刻意压抑自己的情绪，回到家后把这些痛苦情绪发泄在年幼的弟妹和慈爱的父母身上。等孩子再回到学校，会变得更加困惑、受挫，其中的压力远超过身体语言所能表达的程度，而这些受压抑的情绪最终还是会在家里表现和释放出来。我们要明白，导致这一现象的主要原因是孩子在学校里无法表达强烈的压力情绪，而不是父母不知道如何在家管理孩子的情绪。

在诊断评估的过程中，我们也需要了解孩子感到痛苦时是否会出现任何不合适或不合常规的情绪反应，比如，咯咯地傻笑（Berthier 1995）或情绪反应迟钝。孩子或许一直在忧虑某件事，却不敢告诉父母真实感受，最终累积的情绪会在几个小时甚至几天之后突然以"火山爆发"的形式发泄出来。这些孩子通常不愿意说出自己的想法，只是在脑子里反复回忆发生过的事情，希望能想明白到底是怎么回事。对他们来说，每一次回忆都会带来一次相关情绪的发作，最后导致实在无力应对；当挫折感、恐惧或困惑情绪达到某种程度，就只能以非常强烈的行为方式表现出来了。通常情况下，如果父母发现孩子好像在反复回忆，最好仔细询问，让他表达出来，以随时帮助他解决问题。不过我们应当了解，这些孩子几乎没有能力清楚地陈述和说明自己的感受，或主动提醒父母注意他的痛苦，而且他们好像也不知道父母可以帮助他们理解并解决问题。

有些阿斯伯格综合征儿童和青少年会觉得别人生气或苦恼一定是由自己引起的，他们会开口向别人道歉或妥协，虽然事实上与他／她无关。温迪·劳森（Wendy Lawson）解释说：

> 直到不久之前，我还认为如果周围有人生气，那一定是由于我的缘故。现在我才开始了解，人们不高兴或是生气其实有很多不同的原因，事实上可能跟我没有任何关系。（Lawson 2001, pp.118-119）

阿斯伯格综合征儿童可能会在年幼的时候就表现得过度依赖父母或疏远父母。在常规作息时间和预期安排计划改变或遭受挫折和失败时，他们会出现强烈的情绪反应，还可能由一种情绪快速转换到另一种情绪。我也会询问父母，孩子的情绪是否会在较短时间内像弹子一样来回蹦跳，在某些情绪之间快速转换，并且越来越强烈。温迪·劳森曾记录自己的情绪并解释说：

> 生活对我来说，不是"快乐"，就是"不快乐"；不是"生气"，就是"不生气"，而没有在两个极端之间的过渡情感。我总是一下子从极度冷静跳到彻底惊慌失措。（Lawson 2001, p.119）

不少父母曾提到阿斯伯格综合征儿童或成人只有在独处（McGee, Feldman and Chernin 1991）或沉浸在自己的特殊兴趣时最快乐（Attwood 2003b）。一些阿斯伯格综合征个体不会和其他人分享快乐，当别人表现快乐时也不知道自己该做什么。有时，他们会以一种不成熟或奇特的方式表现快乐，比如，开心得直跳脚，或是兴奋地使劲拍手。

医护工作者观察到阿斯伯格综合征儿童和普通儿童的外在表现有本质的不同。汉斯·阿斯伯格医生注意到阿斯伯格综合征儿童的面部缺乏细腻的情感表达，就像是木头人或戴了面具，有时还会出现不自然的表情，或过于严肃（Hippler and Klicpera 2004）。一位阿斯伯格综合征成人对我说："我刚刚才学会一种新的面部表情。"另一个人说："人们告诉我要微笑，可是我心里感觉已经很开心了。"

在对阿斯伯格综合征儿童进行诊断评估时，我会先讲几个故事，然后提一些问题要求他们回答，以此确定他们的心理理论能力的成熟程度（请参见第五章）。这些故事的内容包括如何描述人物的感受，比如，兴奋和失望。我仔细观察他们听故事时脸上的表情和身体语言，判断他们的情感表现是否同步反映了故事中的情感。我发现普通儿童脸上的表情呈现出他对故事主角的同情，而阿斯伯格综合征儿童虽然很专注地听故事，脸上却没有任何情感表现。我也注意到阿斯伯格综合征成人不会表现对影片人物的同情，当剧院中的其他观众都表现出同情时，他们仍然保持着"扑克脸"。

阿斯伯格综合征成人往往非常理性地感受情感，鄙视一些人的过度感性。他们也表示自己无法了解一些特殊的情感，比如，爱情。此外，阿斯伯格综合征成人也常常表现出明显的情感不成熟，例如，一位有阿斯伯格综合征的数学教授的情感成熟度可能只有普通青少年的水平。虽然他们常会因小事大发雷霆，在周围人中名声不太好，不过我注意到有些成人在紧急关头不会像一般人那么慌张，反而出奇地冷静。对于担任医院紧急救护人员或执行紧急任务的军人来说，这样的能力倒非常有用。

对于"一个人可以同时存在两种情感"的观点，比如，因职务升迁而感到开心，同时因为马上有新的责任而感到焦虑，阿斯伯格综合征个体会有特别的甚至幼稚的看法。肖恩·巴伦（Sean Barron）这样解释：

> 直到 20 岁出头，我才明白一个简单的社交常识——人们在同一时刻能够而且经常体验一种以上的情感。这一发现为我更好地理解他人打开了一扇大门。简直难以置信有人会在开心的状态下突然对某个具体事情发怒——同一个人竟然可以在同一时间表现出两种互相矛盾的情感！（Grandin and Barron 2005, p.255）[①]

对阿斯伯格综合征的诊断评估不仅要评估认识和表达情感的能力，还应包括修复情感的能力。我用一个故事评估儿童是否了解如何平复别人的情绪。我会要求孩子想象如下情境：他刚从学校放学回家，走进厨房，看到妈妈站在厨房的水池边，背对着他。当孩子问候她的时候，她转过身来，这时他注意到妈妈正在哭，而且看起来很难过。我跟孩子说明妈妈并不是因为他做了什么事而难过，然后问："如果她在哭而且很难过，你应当做什么呢？"

普通儿童和阿斯伯格综合征儿童的第一个反应都是问妈妈出什么事啦。我

---

① 译注：节选自天宝和肖恩合著的《社交潜规则》第 2 版中文简体版 2020 年由华夏出版社出版）。

表扬了这个回答，之后再问他："接下来你可以说些什么或做些什么让她感觉更好一些呢？"普通儿童很快就提出一些方法，比如，让妈妈开心的语言和安抚动作，而阿斯伯格综合征儿童则倾向于做一些让她感觉好的实际行动，比如，给她几张纸巾擦眼泪，泡一杯茶，自己乖乖去做功课，或者和她谈自己的特殊兴趣（因为他自己觉得这是件令人开心的事），或是让她独处（因为阿斯伯格综合征儿童认为独处是让人最快平复情绪的方法）。

有些阿斯伯格综合征儿童也会提出给妈妈一个拥抱，不过当问到这个动作为何有帮助时，他们往往回答不知道，只是听到其他人说过要这么做。阿斯伯格综合征儿童的确关心他人，也真心希望妈妈可以感觉好一些，不过他们主要是通过一些实际行动，比如，让她独处或者模仿别人的建议帮助妈妈平复情绪。他们明显缺乏表达情感的词汇和动作（或表达的程度不够），这种特征具有临床意义，不仅可以作为诊断评估的依据，也可以找出对孩子有效的情绪平复方法。医护工作者可以质化和量化孩子的情绪平复方法，作为诊断评估的一部分内容。另外，当他们需要接受情绪障碍的治疗时，也有助于确定哪些方法最有效。

除了理解、表达、调节和平复情绪的能力问题之外，这些孩子往往没有足够的自信心作出适当的回应。不久以前，我在一个年幼男孩家中进行诊断评估，并确定他有阿斯伯格综合征。评估结束后，这个男孩去了邻居家，让我能和他父母专心讨论诊断结果、干预策略和可能的预后。当我向男孩的父母确认诊断时，对此早有怀疑的妈妈终于忍不住痛哭起来，发泄长久以来积累的压抑情感。这时她流下的眼泪代表一种解脱，而不是绝望。我直觉地认为她需要亲人的安慰，由于她就坐在丈夫旁边，我想他肯定会安慰她。不料他却毫无表情，完全没有安慰的表示。之后，我们又谈了一些有关家庭和家人关系的话题，当丈夫离开房间时，孩子妈妈问我她的丈夫是否也有阿斯伯格综合征症状。从他自己刚才所描述的童年生活和目前的能力来看，的确呈现出不少典型特征。当他回到房间以后，我问他可不可以告诉我刚才妻子哭泣时他在想什么。他回答说："我知道她生气了，不过我不想做错什么，所以我什么都没做。"

总而言之，阿斯伯格综合征个体很难理解与情感相关的线索，就像有一个孩子在妈妈哭泣时问她："为什么你的眼睛会下雨？"同样，他们也困惑于如何回应这些情感线索，比如，某个孩子看到妹妹从秋千上掉下来，当妹妹哭着跑过来的时候，他问妈妈："我脸上到底应当作出什么表情？"那些最终能够发展出情感解读能力的阿斯伯格综合征个体，也可能因为担心作出错误的回应而没有信心付诸行动，因此，他们平复情绪的方法相当有限。

情感评定量表

医护工作者目前会使用一些自制量表评估普通儿童和成人的抑郁、焦虑或愤怒情绪的程度，这些量表在修正之后也可以用来评估阿斯伯格综合征儿童和成人。被评估者可以根据自己的经验用数字更准确地评价自己的情绪反应强度，而不需要使用具体和精细的词汇。我会使用"情感温度计"、条形图或"音量量表"等工具，这些模拟的测量方法既可以建立情感评估基准线，也可以在今后治疗情绪障碍的教育方案中使用。

情感理解和表达能力的评估还应当包括与情感变化相关的行为指标。这些指标也包括那些与阿斯伯格综合征特征相关的变化，比如，在某些情感的作用下，独处和沉迷于特殊兴趣的时间增加；由于焦虑或抑郁，思考过程中固执或前后不连贯的现象增加；或是出现想要控制他人日常生活的行为和凌驾于他人之上的行为倾向。这些行为指标是对常见的行为指标（比如，恐慌性攻击、自我评价过低和大发脾气）的补充。

阿斯伯格综合征个体和家人也可以通过撰写情感日记确定情绪变化是否有自然周期，或分析容易引发情绪的特定因素。比如，孩子出现焦虑障碍时，父母可以观察孩子白天的焦虑表现，并以 1~20 的分数记录孩子的焦虑程度。分数接近 0 表示这一天很轻松；10 分代表孩子焦虑程度中等；分数接近 20 则说明孩子当天处于高度焦虑状态。经过一段时间之后，我们也许可以看出一种曲线模式，其变化可能与生理或月亮周期，或一年当中某个特定的时间段有关，或就是一个与环境无关的情绪涨落模式。我们可以通过医学生理检查了解阿斯伯格综合征个体的激素是否有不正常的变化，或存在由双相情感障碍所引起的情绪波动。

焦虑障碍

普通人不时也会出现轻微的焦虑症状，但是许多阿斯伯格综合征儿童和成人大部分时间都处在焦虑状态中，或对某一特殊事件感到极度焦虑。已故的马克·西格（*Marc Segar*）是位阿斯伯格综合征人士，他在《孤独症思想者之战》（*The Battles of the Autistic Thinker*）一文中提道："通常孤独症人士很擅长忧虑。"我曾和一些因慢性焦虑接受治疗的阿斯伯格综合征人士交谈，很多人提到自己很少有不焦虑的时候，即使在幼儿时期也是如此。我不太确定这是由他们的生理特质所决定的，还是由他们每天都要面对的社交、不可预期事件、感觉超负荷所带来的心理负荷持续过度造成的。

可能引起焦虑情绪的特殊事件包括预期计划的改变（比如，代课老师上课），常规作息突然被改变，在公共场合被批评或鼓励，或是某项感知觉问题。如果阿斯伯格综合征个体的感知觉尤其是听觉非常敏感，会非常痛苦。我的妻妹最害怕的是狗叫声。她一度认为自己得了广场恐惧症（agoraphobic），害怕走出家门去附近的商店，因为一路上可能会听到狗叫声。感知觉敏感会导致焦虑情绪，反过来，焦虑感也会强化感知觉的敏感度，两者的交互作用对他们的生活品质产生了很大影响。

焦虑的状态会影响一个人的思考，因此，我们要想办法降低焦虑程度。当我们心情放松时，身体也会柔软灵活；当我们焦虑时，肌肉会收紧，变得僵硬。同理，思考和解决问题的能力也会受焦虑影响。当感到焦虑时，阿斯伯格综合征个体的思考会变得更僵化，"思路狭隘（tunnel vision）"和"单轨思维（one-track mind）"的思考模式会反映他们的焦虑状态。马克·西格曾说过："忧虑会带来很多问题，尤其在你解决某个难题的时候，忧虑会让你分心，无法专注于本来能做好的事情上。"

不幸的是，阿斯伯格综合征个体对易焦虑情境的逃避，会被他人视为具有控制或对抗外界的人格特征。其实孩子只是借由发脾气、情绪恐吓、固执反抗以及不顺从等举动回避那些让他们感到焦虑的场合。他们还会通过退缩到独处世界中，或专注于自己的特殊兴趣逃避焦虑场景。一般而言，阿斯伯格综合征个体最大的焦虑感来自社交场合，独处可以让他们避免犯下社交错误，受到别人的羞辱或欺负。特殊兴趣能让他们全神贯注而且乐在其中，焦虑也就不会侵入他的大脑。医护工作者还必须注意一点，使用不良药物（比如，饮酒或吸大麻）也是一种降低焦虑感的方法。

焦虑程度过高、持续过久，会导致现实感消失，出现妄想症。当某些固执的想法变成妄想，特别是当事人不再努力抗拒偏执，内心洞察力消失，他的想法会变得没有条理，甚至有精神分裂的嫌疑。如果出现这样的特征，需要转介给专门治疗阿斯伯格综合征合并情绪障碍的精神科医生，接受进一步的治疗。

由于长期处于焦虑状态，阿斯伯格综合征个体对任何可能增加焦虑感的场合都非常敏感，而且很容易惊恐。这也会影响那些为有慢性焦虑障碍的阿斯伯格综合征个体提供辅助支持的家人，降低他们的生活品质。他们的家庭生活也常常因此受到影响：为了避免可能的焦虑发作，阿斯伯格综合征个体和家人就像行走在充满焦虑的雷区之上，时时刻刻生活在紧张之中。

有些阿斯伯格综合征个体会担心一些根本不可能发生的事。马克·弗莱舍曾写过一本讨论阿斯伯格综合征生存之道的书，他在书中如此描述自己的焦虑感。

> 我有一个重要的发现：我担心的事有99%是根本不可能发生的。孤独症谱系里的人通常浪费许多精力，身体每个部分都处于紧张状态，结果是他们焦虑的事情可能永远不会发生。（Fleisher 2006, p.32）

阿斯伯格综合征儿童和成人最常出现的焦虑障碍类型包括：强迫症、创伤后应激障碍①、厌学症、选择性缄默症②和社交焦虑障碍（Ghaziuddin 2005b）。

强迫症

约有25%的阿斯伯格综合征成人具有明显的强迫症临床症状（Russell et al. 2005）。一些本人并不想要的念头会不断侵入强迫症患者的大脑，这种念头被形容为痛苦和不愉快的自我失调（egodystonic）。在普通人中，侵入念头通常会是洁癖、侵略、宗教和性方面的问题。临床经验和研究结果指出，阿斯伯格综合征儿童和成人呈现的强迫思维会偏向洁癖、欺凌、取笑、犯错误和遭受批评等主题（Mcdougle et al. 1995）。普通人和阿斯伯格综合征人群最容易出现强迫症的年龄都在10~12岁之间，或者青壮年时期（Ghaziuddin 2005b）。针对强迫症

---

① 注：创伤后应激障碍（Post Traumatic Stress Disorder, PTSD）是经历一次重大创伤事故或一系列事件之后的结果，在临床上表现为试图躲避类似事件或对此次事件的回忆，伴随有焦虑、抑郁、愤怒和幻觉等迹象。

② 注：选择性缄默症（selective mutism）的表现是逃避说话。

的治疗包括心理治疗，比如，认知行为疗法[1]（请参考本章后面的内容）和药物治疗的结合。

有时，父母也会将孩子的特殊兴趣描述为一种"强迫症状"，担心孩子患了强迫症，不过特殊兴趣与临床强迫症之间有着明显的本质差异。阿斯伯格综合征个体非常享受自己的兴趣，这并不是一种自我失调，因此，不符合强迫症的诊断标准（Attwood 2003b; Baron-Cohen 1990）。

强迫行为指的是一系列降低焦虑感的动作和仪式，通常反复进行，比如，不断洗手以免被细菌感染，或再三检查屋里所有电器的开关。阿斯伯格综合征儿童的典型行为常常包括反复或强迫的动作，比如，确定所有的东西都排成一条直线或对称的模式，囤积大量东西并反复计数，上床睡觉前必须完成某一特定的仪式等等。虽然这些都是阿斯伯格综合征的行为特征，不过，如果表现程度超过一般情形而达到临床意义，还是可以作出强迫症的诊断。至于行为特征是否达到临床意义，则要凭心理医生或精神科医生的主观判断了。

创伤后应激障碍

创伤后应激障碍指的是经历单独的创伤性事件或一连串创伤性事件之后的结果，其临床症状包括：想要逃避意外事件发生或有关意外事件的记忆，出现与突发意外事件相关的焦虑、抑郁、愤怒甚至幻觉反应。普通人的创伤后应激障碍常与经历战争和性侵害、身体与情感方面的虐待有关。我发现，阿斯伯格综合征儿童如果遭遇严重而且重复出现的欺凌事件，也可能引发创伤后应激障碍（请参见第四章），而且他们因为害怕欺凌过程中遭受身体方面的伤害，常感到无比焦虑（Russell and Sofronoff 2004）。

创伤后应激障碍患者的脑海中会不断出现创伤事件的侵入性记忆，很难停止。有位阿斯伯格综合征青少年告诉我，这种侵入性想法（害怕成为恶意欺凌的对象）往往在不断地与其内心想法争论。他提到自己发现一个侵入声音，"它不让我这么容易就冷静下来，这个声音不停地提到发生了什么，以及别人如何

---

[1] 注：认知行为疗法（Cognitive Behavior Therapy, CBT）是一种可以有效改变个体思考和回应情绪（焦虑、悲伤和愤怒等）方式的心理治疗方法，旨在改变情感的成熟性、复杂性、微妙性和词汇表达，以及不合逻辑或是反常思维，不正确的先入为主的想法。

恶意地对我"。最初发生的事件带来了明显的创伤，之后侵入性想法以及心理上的反复重现，会让他们不断体验相同程度的害怕和痛苦。

创伤后应激障碍的主要治疗方式是药物治疗和心理治疗。我采用连环漫画对话的方式画出单线条人物和想法框及对话框，以探索儿童或大人的创伤经验，并解释为何会发生此类事件，当事者对此都有哪些不同的看法，以及每个参与者（包括患者本人）当时的想法和动机。之后我们采用认知行为疗法中的认知重构策略（请参见本章后续内容）改变当事者的想法和反应，最终达到妥善处理，或终止症状。

厌学症

普通儿童拒绝上学有很多原因，包括感到焦虑，试图逃避某一科目，或者想跟朋友一起在校外玩，而阿斯伯格综合征儿童的厌学通常都源于焦虑感。年龄较小的儿童可能是分离焦虑，他不想离开妈妈的陪伴，需要父母在身边提供安全感和指导。教室对他们来说是一个很吓人的地方，容易引发相当强的焦虑感，继而出现与焦虑相关的生理症状，比如，想吐、头疼和肠道问题。

面对学校和家庭迥然不同的生活方式和环境，年龄较大的孩子可能出现厌学问题。功课表现不佳、社会交往不佳、害怕遭受欺凌以及对教室里或操场上大量的不愉快经历感到痛苦，都可能导致他们对学校的恐惧反应。在厌学症的治疗方案里，首先必须确认是学校的哪些因素引发了孩子的焦虑感，然后再进一步鼓励孩子在功课和社交互动上取得成功。

选择性缄默症

女孩比男孩更容易受到选择性缄默症的影响，她们不愿意开口讲话的原因通常是焦虑。感到焦虑时，可能会出现对抗、逃避或僵硬的反应，会让人变得激动不安（表现出对抗），试图逃走或回避，或者身体僵硬到无法参与对话。阿斯伯格综合征儿童如果在很小的时候出现选择性缄默症，那么，在相对轻松的气氛下，还是可以流利说话的，比如家里；而在学校环境中，由于焦虑感变得非常严重，他们就无法或不愿意开口说话。治疗方案应首先找出容易引发焦虑的环境，然后采取相应策略鼓励他们学习放松和恢复信心。

社交焦虑障碍

阿斯伯格综合征个体也常出现社交恐惧症或社交焦虑障碍，尤其到了青少年和成年阶段，他们逐渐意识到自己对社会情境感到困惑，经常作出错误的社交举动，经常遭受别人的嘲笑。普通人也会出现社交恐惧症，他们通常过于关注别人对自己的看法，而且害怕碰到难堪的事情。我注意到，附带社交恐惧症的阿斯伯格综合征青年最想躲避的是自我批评，而不是别人对他的批评，而且病态地担心会犯下社交错误。社交焦虑障碍的治疗方案包括药物治疗和认知行为疗法。如果阿斯伯格综合征个体合并有社交恐惧症，也需要对他们同时进行社交技能的指导，鼓励他们不必太过自责，并学习正确应对社交中产生的错误。

抑郁症

情绪障碍的心理学和生理学模型指出，长期焦虑和抑郁症会持续共存。一个人感到焦虑时会想："如果发生了这件事，应当怎么办？"如果处在抑郁状态，这个人就会假设必然发生最恶劣的后果。幸好，药物疗法和认知行为疗法对焦虑障碍和抑郁症都有正面的效果。

抑郁症的特征包括生理和心理的耗竭感，感到悲伤或空虚，不再喜欢以前感兴趣的事情等等。此外，也会出现社会性退缩，食欲改变导致体重增加或减少，睡眠习惯的改变，变得嗜睡或失眠。当事者自述感觉自身没有价值和出现罪恶感，无法集中精神，以及可能产生自杀意图。

阿斯伯格综合征个体很容易出现抑郁症。调查指出，大约三分之一的阿斯伯格综合征儿童或成人会出现临床意义上的抑郁症状（Ghaziuddin et al. 1998; Kim et al. 2000; Tantam 1988a; Wing 1981）。引发阿斯伯格综合征个体抑郁症状的因素有很多，比如，感觉不被社会接纳和理解，自尊心长期受到不利的影响；试图获得社会性成功但往往导致心力疲惫；感觉孤单；容易被同龄人欺凌和取笑；悲观的认知取向；总是想着一些负面的事情。我发现，具有临床抑郁症状的阿斯伯格综合征青少年常提到"我觉得我不属于这个世界"。这种抑郁情绪可能导致严重的社会性退缩，不想与别人接触，没有任何成功的社交经验，最终感觉人生变得毫无意义。

　　阿斯伯格综合征个体通常是完美主义者，对犯错误特别敏感，格外害怕失败。他们也缺乏乐观的心态，总是预期事情会失败，或者担心自己无法控制事态发展（Barnhill and Smith Myles 2001）。随着认知能力水平的提高，他们会越来越了解自己的与众不同，明白自己存在着不可弥补的缺陷，理解自己在社交中笨拙的表现。

　　阿斯伯格综合征的某些特征持续越久，抑郁强度就会随之增加。一些阿斯伯格综合征个体不愿意公开自己的内心感觉，宁愿退缩到独处的世界，逃避与人对话，尤其是当谈话内容涉及自我感受和经历时，他们宁愿依靠主观的思考解决自身的抑郁情绪。普通人通常都比较善于也比较有信心表达自己的情感，同时知道其他人可以提供更客观的意见，帮助自己修复情绪。对普通人而言，家人和朋友安全、爱抚性的语言和动作可以暂时有效平息或缓解他们的情绪，周围的人也可以通过有趣的事情或幽默话语转移抑郁者的思维。但这些情绪救援策略未必对阿斯伯格综合征个体有效，因为他们习惯依靠自己解决人际交往和实际问题。对他们来讲，关爱和同情心不是平复情绪的有效工具。

　　阿斯伯格综合征个体的抑郁症状与普通人的症状相似，不过专门研究阿斯伯格综合征的医护工作者发现，还有一些其他症状也能显示他们患有抑郁症。他们展现出来的特殊兴趣通常偏向于物理世界的信息，而不会从社会世界去获得乐趣（请参见第七章）。如果他们出现抑郁情绪，特殊兴趣就会变得有些病态，甚至会全神贯注于死亡的话题。

　　导致特殊兴趣转移到一些可怕话题的原因，有时有些不可思议，不过这却是孩子试图表达自己的疑惑、悲伤和不确定感的途径。帕特·豪林（Pat Howlin）在她撰写的一本有关孤独症和阿斯伯格综合征的书中曾提到一个故事。乔舒亚的父亲是一位战地新闻摄影记者，有一次参与某个任务，几天后失去联系，家人都极为担忧。乔舒亚开始不断询问妈妈有关战争时双方使用的武器，以及有多少人会被杀死之类的问题。在全家人倍感焦虑的这段时间，乔舒亚并未表现出忧虑或试图寻求家人的安慰。等到父亲终于平安归来，乔舒亚最想知道的问题是，父亲所拍的照片中有多少尸体。当问到乔舒亚为什么似乎表现得缺少关心和同情时，他表示自己能意识到妈妈和姐姐都很担心，不过他不知道如何去安慰她们，因为谁也不知道爸爸到底发生了什么事，而他又不想撒谎说爸爸没事——所以他根本不知道该说什么。其实他那些病态的兴趣和问题就是渴求他人帮助的信号，他确实在尝试表达并理解自己的感受（Howlin 2004）。父母和医护工作者需要看到特殊兴趣背后的含义，进一步了解这些难以被理解、难于表达自己情感的人，是否在用一种不常见但却是他们力所能及的方法表达自己的情绪障碍（焦虑或抑郁）。

临床经验证实，确实有一些阿斯伯格综合征青少年和成人因患临床抑郁症而视自杀为结束感情痛苦和表达绝望的唯一方法，他们通常会花很多时间计划自杀方案。不过，阿斯伯格综合征儿童和一些青少年可能会出现之前提到的"冲动自杀"现象，就是不经计划，一时兴起而戏剧性地作出结束生命的决定。利利安娜（Liliana）是位阿斯伯格综合征成人，她认为自己强烈的抑郁症状是一种"心理偏头痛"。我们知道有时普通人也会出现恐慌冲动行为——即快速而无预期地作出冲动行为，此时人们会突然出现一种强烈而不可抑制的焦虑感。在抑郁症冲动发作的时候，阿斯伯格综合征个体可能会突然出现强烈的和不可抑制的抑郁情绪，非常冲动而戏剧化地企图自杀，他们可能会突然冲向行驶中的汽车，或突然从桥上跳下去结束生命。身边的人事先不会发现他有任何明显的自杀企图，只是感觉到他有轻微的烦躁，就像通常遭受嘲笑或犯错误时出现的强烈情绪反应一样，而这些都有可能造成抑郁冲动行为。如果他们还有能力克制和避免自己受到伤害，而且过一阵子就能回复平常的情绪状态，这就应该不是严重的临床抑郁症。

一个人如果陷入抑郁，也容易出现自伤行为。妮塔·杰克逊在自传中提道：

> 抑郁症的另一个后果是，任何事情都可能引发我落泪：一个音调，一首曲子，一张照片，一个不在原位的物体，相框上的一粒灰尘……之后盘旋在我脑子里的，只有如何赶走痛苦，而唯一能达到目的的方法就是对身体进行伤害。自伤的方法有很多，并不一定要用刀子。（N. Jackson 2002, p.63）

> 阿斯伯格综合征并不总是以自我中心和不关心别人的人。我的许多阿斯伯格综合征朋友都说，他们会尽量保守自伤的秘密，因为不想让家人担心。（N. Jackson 2002, p.63）

治疗阿斯伯格综合征个体的临床抑郁症，通常必须结合药物治疗、认知行为疗法，鼓励社交成功的经验，鼓励培养自信心和更乐观的心态。本章后面的小节会对此进一步加以讨论。

愤怒

我们并不知道阿斯伯格综合征儿童和成人出现愤怒情绪管理问题的概率有多高，不过我们知道，当他们出现愤怒情绪的表达问题时，他们和家人一直在非常积极地降低愤怒情绪的发生频率、强度和可能的后果。对阿斯伯格综合征人士来说，一个微小事件引起的愤怒情绪，其快速发作程度和强度往往非常强烈。如果用音量控制从一到十的刻度比喻情绪的表达强度，普通儿童的愤怒情绪表达是逐渐由强度一提升到强度十，而阿斯伯格综合征儿童和成人可能只有两个强度指数，从一到二，和从九到十。如果某一事件导致普通儿童出现从三到八的情绪强度，阿斯伯格综合征儿童可能会出现九到十的反应。因此，某些阿斯伯格综合征个体的情绪调节和控制机制似乎天生失灵，难以具备有效控制愤怒表达的能力。

在生气的时候，阿斯伯格综合征个体没有办法依靠自己的智力和与年龄相符的控制能力平复情绪，或者考虑用愤怒之外的方法处理当时的情景，而往往表现出明显没有经过仔细思考的瞬间身体反应。当他们的愤怒情绪强度太高时，很容易处在一种"盲目愤怒"的状态，以致无法看到要停止的信号。

愤怒的情绪也可能出现在其他情绪的背景之中。我注意到阿斯伯格综合征个体容易将悲伤的情绪表现为愤怒。在一个针对阿斯伯格综合征青少年进行情绪管理的认知行为疗法项目中，我曾经询问每个成员如何表达悲伤。有些人的答案和普通人无异，如独处、散步，有时会哭，不过有好几位成员提到试图打破玻璃、玩暴力电子游戏和打枕头。如果普通人出现这些行为，通常是处于愤怒而非悲伤的情绪中。还有一种将愤怒和抑郁情绪混淆的现象，卢克·杰克逊的一段话可以印证："我生气时，总是叫着要杀掉自己。"

活动中有位成员提到悲伤时会对那些"想要让他高兴起来的人感到气愤"。对他来说，安慰的话语和动作并不能平复情绪，反而会造成更加愤怒和攻击的反应。有位女孩提道："痛哭对我没有帮助，所以我就会开始生气，扔东西。"对她来说，眼泪显然并不是发泄情绪的渠道。虽然对他们来说，身体反抗或破坏性动作的确能够平复悲伤情绪，不过其他人通常会干涉这种代表愤怒和攻击的行为。当普通儿童或成人出现负面情绪或想法，比如，感到悲伤、焦虑、困惑或者尴尬的时候，往往会使用许多丰富的词汇清楚地表达自己的情感，让别人很容易就了解，而阿斯伯格综合征个体则缺乏这种表达能力，因为他们表达情感的词汇也相当有限，所以很容易被人误解。

还有一些理由可以解释愤怒情绪管理为何会成为阿斯伯格综合征个体常见问题。对于年幼的孩子，甚至某些成人来说，攻击是获得独处的方法。学龄前幼儿如果被其他幼儿干扰，或被要求一起玩的时候，容易感到生气，他很快就会发现如果使用一些攻击冒犯型的语言和动作，能让其他幼儿与他保持距离，他或许会终身使用这种方法。道格（Doug）是位对自己的脾气很在意的阿斯伯格综合征成人，他说："愤怒可以拒人于千里之外。"格兰特（Grant）表示，"如果我看起来有威严，别人就不会轻易靠近我。"

面对冲突情境时，普通幼儿也会变得愤怒，容易产生攻击举动，从而获得物品拥有权、小团体优势地位或控制权。不过随着时间推移，这些攻击和威胁的举动会渐渐被协商、妥协和合作的态度所取代，而且他们也会认识到态度和善更容易达到自己的目的。而阿斯伯格综合征儿童不容易学会这些策略，他们还是习惯于依赖不成熟但快速有效的对抗，以及情绪恐吓的方法。我注意到，有些阿斯伯格综合征儿童会出现行为规范障碍，他们常常利用威胁或暴力行为控制周围的环境和他们的体验。例如，威胁妈妈如果坚持要他上学，就会伤害她；或使用暴力，让妈妈答应买与自己特殊兴趣有关的物品。耐人寻味的是，这些对抗、对立和攻击行为并非模仿自家成员，而他们的父母也常常是那种性格柔顺，面对冲突情境缺乏信心回应和不够果断的人。

如果阿斯伯格综合征个体对别人做的事情感到愤怒，也可能出现攻击的举动，并将之视为有效制止对方行为的方法。比如，阿斯伯格综合征儿童遭受到欺凌或捉弄的时候，他们能选择的制止方法非常有限。第一个选择可能是直接告诉对方停止，如果无效又不能摆脱对方，也无法跑去通知大人，他们唯一能做的就是还击，以尽快结束面前那些无法忍受的捉弄和折磨。我用"事不过三"这句话形容他们屡次请求对方停止捉弄或折磨后的反应，如果这个方法无效，这时他唯一能采用的制止方式就是暴力。虽然他们多多少少明白暴力行为是不被允许的，还有可能造成严重的后果，但是他们实在无法继续忍受折磨，已经无计可施。

在第一章中我们提到，如果孩子察觉到自己与他人不同，而且具有阿斯伯格综合征特征表现和行为时，会出现四种心理反应，其中一个反应就是变得傲慢自大，对自己和他人都抱有过高标准的期待。如果感到困惑或受挫，他们会非常生气，认为其他人很愚蠢，或是别人在故意混淆或扰乱自己。这种愤怒的感觉很快就会演变为报复、破坏、惩罚和暴力还击的想法。

本章前文提到阿斯伯格综合征儿童和成人抑郁症的发病率很高。典型抑郁症具有缺少精力、自尊心低落和自我谴责等症状，这些症状是内化型的。不过，有时抑郁症也可能是外化型的（责怪别人），并且伴随着周期性的强烈情绪发作，在医学中被称作"外化型烦躁抑郁症"。通常前来就诊的阿斯伯格综合征儿童和成人如果合并有愤怒情绪管理问题，在评估过程中必须首先确定他们的某些愤怒情绪表现本质上是否是临床抑郁症的表现，以便及时对症处理。

常规情绪管理和愤怒情绪管理问题也有神经学的解释。我们知道大脑内部有一个部位叫作杏仁核[①]，阿斯伯格综合征儿童和成人的杏仁核可能存在结构和功能异常。杏仁核有很多功能，包括感知和调节情感，尤其是害怕和愤怒两种情绪。打个比方，在高速公路上开车，大脑的额叶是司机，由他决定车子要怎么开，开到哪里等等；杏仁核的功能就像是汽车的仪表盘，向司机提供各种信息，包括发动机的温度、油箱的油量、车速等资料。阿斯伯格综合征个体的"仪表盘"无法正常运作，不能向司机提供有关情绪热度和发动机状态（情绪和压力程度）的准确信息，无法及时有效地发出即将产生故障的警告。

杏仁核功能异常可以用来解释阿斯伯格综合征儿童和成人无法意识到自身逐渐增加的情绪压力，他们的想法和行为也无法作为判断情绪恶化的指标。最终，他们的情绪压力会高涨到无法忍受的地步，而此刻为时已晚，他们的认知和意识已经无法控制住情绪的发展。总之，阿斯伯格综合征个体的外在行为缺乏提醒情绪崩溃的警告信号，让别人无法及早发现并帮助他们；而他们的意识中也缺乏警告信号，使他们无法及时进行自我控制。

虽然杏仁核的功能异常可以解释阿斯伯格综合征个体在情感沟通和调节情绪方面的困难，不过，这并不能作为逃避责任和后果的借口。我不希望听到阿斯伯格综合征个体说自己天生不能控制愤怒情绪，可以随意打破东西或伤害别

---

① 注：杏仁核（amygdala）是大脑中认识和调解情绪的部分。

人，然后将全部过错推卸给没发育好的杏仁核。

还有其他原因可能会导致愤怒情绪管理问题，比如，无法用语言表达自己的情绪感受（述情障碍，alexithymia），无法运用身体动作表述心情和发泄情感能量。有时，阿斯伯格综合征个体会试图通过故意针对他人的恶意行为平复自己的愤怒情绪。有个女孩在学校里非常有礼貌，一向遵守纪律，不过回到家里的表现却完全相反，非常可怕。不管在教室里还是操场上，她都会尽量克制自己内心的压力，但一回到家马上把情绪发泄到妹妹身上，对妹妹施加言语和身体上的凌虐。我问那个女孩为何回家之后对妹妹那么粗暴，她看着我，理所当然地回答："因为这样能让我自己感觉舒服一点。"心理学上把这种行为称为负强化：伤害妹妹的举动可以终止她自己的痛苦，因此成为维持攻击行为的一个有力强化物。

有时，阿斯伯格综合征儿童的攻击举动是一种先发制人的策略。根据经验，他们相信某个孩子对他一贯不怀好意，因此，在对方还未出现任何挑衅之前，他会预期有冲突发生，抢先出手，"他一定想欺负我，所以我就先打他"。

但是，愤怒感受和随之发生的攻击行为会进一步阻碍他们和同龄人之间的积极互动。由于同龄人通常不会把阿斯伯格综合征儿童当作朋友，也就不认为自己有责任安抚他们的愤怒情绪。

管理盛怒

下一部分就要讨论适合愤怒情绪管理的认知行为疗法，不过在此之前，读者还应该知道当阿斯伯格综合征个体处于极度愤怒和迅速自我失控的时候（例如，发脾气失控，进入盛怒状态），周围的人应该做和不做什么。

虽然我也认识一些基本不会发脾气的阿斯伯格综合征儿童和成人，但每个人都有生气的时候。一个人愤怒的感觉非常强烈，导致爆炸式的盛怒，在 DSM-IV 中被诊断为"间歇性爆发障碍"（Intermittent Explosive Disorder, IED）。

> 无法抵抗冲动，导致多次无关联的严重暴力或破坏事件。攻击行为的严重程度与促发其产生的心理社会压力源之间的关系，完全不成比例。这些症状不符合其他心理障碍的诊断，比如，人格障碍、精神障碍、行为障碍或是注意力缺陷多动障碍（ADHD），或酒精和毒品依赖。（美国精神病学会 2000, p.667）

因此，如果阿斯伯格综合征个体出现愤怒情绪管理问题，并间歇性发作相当激烈的愤怒情绪，需要诊断他们是否患有"间歇性爆发障碍"，以便及时接受合适的治疗。

要想管住一个愤怒的阿斯伯格综合征个体，必须首先了解哪些行为容易激怒他，是提高声音、对抗的姿态、讽刺的语言，还是情绪化以及对他使用身体约束等。提高声音和对抗的做法容易激化现有事态，使他们更加激动而且思维更加僵化，以致无法考虑其他可以降低愤怒情绪的方法；讽刺的语言会让他们感到困惑；而对方变得情绪化，无论是生气还是亲密，都会对他们产生反效果，起到"火上浇油"的作用。

我曾与一个阿斯伯格综合征儿童讨论哪些策略可以帮他避免陷入盛怒情绪。我问他："妈妈的拥抱是否能让你感觉好一点？"他坚决回答说："不！这会让我更发疯。"这是很有用的信息。身体接触，特别是试图对身体进行约束，可能会提高阿斯伯格综合征个体的愤怒情绪和能量。有时就连问他们一句"怎么啦"都可能激化事态，因为在经历严重的情绪痛苦时，他们的陈述能力显著降低，试图与他们对话会给他们带来更多的挫折感。

当阿斯伯格综合征儿童和成人盛怒时，我建议不必询问生气的原因，而是使用温和及肯定的语气，把重点放在分散注意力或更有建设性的释放情绪能量的方案上，包括建议他们投入特殊兴趣活动，因为这能让他们全神贯注并得到很大乐趣，愤怒情绪自然被排除了；独处也可以让情绪慢慢稳定下来；或者为他们安排耗费体力的活动，比如长跑，以消耗破坏性的能量。

爱

我们知道，阿斯伯格综合征个体的心理理论能力存在缺陷或发育迟缓，无法了解别人的想法和感受，甚至无法了解自己的想法和感受。当他们被转到诊所接受情绪障碍治疗时，医生们通常关注的是焦虑、悲伤和愤怒等情绪。不过，我通过多年的临床经验发现，还有第四种情感问题值得注意：那就是对爱的理解和表达。

普通孩子都喜欢寻求父母的爱，也能解读别人期待自己表达爱意的信号，他们知道什么时候应当表达情感，与别人相互传递爱意，或修复别人的情感。

小于 2 岁的孩子已经知道那些和爱相关的词汇和动作是最有效的情感修复工具。不过，阿斯伯格综合征个体往往不太理解为什么普通人如此执着于相互表达爱意和情感。对他们来说，拥抱很可能是一种身体被挤压的不舒服的体验，有些年幼的孩子很快就学会不哭，因为一哭就会引来别人对他的身体的不舒服挤压。

唐娜·威廉姆斯在自传中写道：

> 安妮坐在床上，有位专家和她坐在一起，并在她身边放了一个洋娃娃。这时安妮突然歇斯底里地大叫起来，仿佛这一情境让她更惊慌。哦，这个正常的安慰符号——洋娃娃——变成了可怕的提醒。在普通人看来，如果自己不能安慰一个人，至少"人的符号——娃娃"会让对方感觉舒服。但是，这一"常识"对安妮不起作用。（Williams 1998, p.171）

在表达爱的感受时，阿斯伯格综合征个体可能会喜欢简短而低调的表达方式，当他们体验到更高或超过预期的爱意表达时会变得困惑或感到负荷过度。不过，相反的情境也会出现，一些阿斯伯格综合征儿童和成人渴求频繁的爱抚（有时为了得到安全感），而且爱意的表达接近别人无法承受的地步。他们表达爱的方式往往不是通过丰富的情感词汇，也与年龄不相符，有些人的表达甚至很过火。有位成人对我说："我们能感觉并表达爱意，不过要么是言不达意，要么是强度不对。"

埃德加·施奈德（Edgar Schneider）在自传中解释了自己对爱的困惑：

> 有一次妈妈很生气，对我说："你知道问题在哪里吗？你就是不知道如何爱别人！你要学着怎样去爱！"我吃了一惊，完全搞不清她的意思，直到现在也没明白。（Schneider 1999, p.43）

有针对阿斯伯格综合征群体的心理分析研究指出，这些人不大会谈恋爱（Mayes, Cohen and Klin 1993）。我曾经协助夫妻中有一方是阿斯伯格综合征的夫妇进行婚姻关系咨询，要求他们分别描述对爱的看法。以下回答来自非阿斯伯格综合征的一方。

> 爱是：容忍、不作评判、给予支持。
> 爱是：与我们童年语言和经验联结的一种信念组合。当你遇见一个人，具有你所欣赏的特点，或你不具有的特点（但是是你赞许和尊

重的）——或者他们（你所欣赏的人）会投射出你的理想自我——你希望自己成为的形象，或认为自己就是和对方一样的人。

爱是：热情、接纳、爱慕、安全感、共同享受。

爱是：当我和那个人在一起的时候，我能感受到自己。

以下回答来自阿斯伯格综合征的一方。

爱是：帮助你的伴侣，为她做事。

爱是：想要与别人的情感联结在一起。

爱是：相互陪伴，有人依靠你，并以正确的方法帮助你。

爱是：我不知道它具体指什么。

爱是：容忍、忠诚，允许有私人的空间。

爱是：我不知道正确答案是什么。

爱是：目前还没感受和体验到。

玛克辛·阿斯顿（*Maxine Aston*）在她的书《爱河里的阿斯伯格》（*Asperger in Love*）中写道：

> 在伴侣关系中，阿斯伯格综合征男性大多诚实、忠诚和努力工作，大部分人终生忠于自己的伴侣。他们尽自己的能力给予爱。如果他们的伴侣了解阿斯伯格综合征，那么会很感激他们以实际行动的付出。阿斯伯格综合征男性不太可能给对方提供情感支持或同理心，而有些女性无法生活在由此引发的空虚感和孤独感中。（Aston 2003, p.197）

阿斯伯格综合征个体可能因为看到别人承受身体痛苦而表现出明显的同情心，也可能因为看到饥荒或天灾的照片而感动。不过，有时我不得不向某些阿斯伯格综合征人士解释，滴着血的伤口表示身体正在承受疼痛，而流着泪的面孔则表示正在承受情感上的痛苦，此时他可以采取一些实际行动以减轻别人的情感痛苦。

阿斯伯格综合征孩子的父母，尤其是母亲，常常因为孩子不会用语言和行为表达爱意而感到遗憾。当妈妈对孩子表达爱意，比如伸手拥抱孩子时，他的身体常常变得僵硬，别人的爱意也经常无法安抚他的痛苦。妈妈们常常不知道应当如何安抚孩子，因为她的爱和关怀总是被拒绝，看上去根本无法有效平复孩子的情绪。

阿斯伯格综合征儿童常常困惑于或误解父母表达的爱意，比如，每天晚上临睡前妈妈总是躺在一位有焦虑情绪的 8 岁男孩身边陪他，这是妈妈习惯表达爱意的行为，保证当他入睡时有一个爱他的人就在旁边。不过当我问他："为什么你妈妈要躺在旁边？"他回答说："她累了，她说我的床是天底下最舒服的一张床。"

老师们通常很快意识到，阿斯伯格综合征儿童不喜欢带有关爱含义的动作或接受有感情的公开表扬。阿斯伯格综合征个体不能忍受别人的爱意和感性行为。克里思解释说："我厌恶多愁善感，我认为这种故意显示出来的空洞情感其实毫无用处。人们应该尽量避免情感的泛滥，因为过于感性会让真实的情感变得毫无价值。"

虽然阿斯伯格综合征个体喜欢而且有能力表现微弱的爱意，不过等到青少年和成人早期，可能会因为迷恋上某个人而产生麻烦。这时候，爱的表现和表示爱意的举动可能变得非常强烈，别人的善意行为会被误解为具有特殊的爱的含义；再加上他们的心理理论能力的缺陷和发育迟缓，常认为别人也有同样程度的爱意，因此，总喜欢粘在这个人身边，想要和他说话。这样的举动容易被视为跟踪骚扰而受到指控。

虽然我们有一些治疗方案和药物可以处理焦虑、抑郁和愤怒情绪，不过医护工作者还未曾遇到前来求诊"爱情障碍"的例子。专家们认识到，阿斯伯格综合征儿童和成人需要接受一些课程理解和学习如何表达感情和爱意，如何表达喜欢和赞美，陷入爱河之后怎么办，以及伴侣如何期待自己在爱情中表现得感性、浪漫和热情。有关爱和伴侣关系的教育方案中应当包括运用一系列的社交故事或社会性文章（请参见第三章），说明为什么普通人喜欢情感联系并从中受益；如何表现出你喜欢某些人，以及如何判断他们也喜欢你；如何在阿斯伯格综合征个体喜欢的情感程度以及家人和朋友对爱意表达的期待之间达成共识。

夫妻或父母当中如果有一方是阿斯伯格综合征，训练内容则应包括教导有阿斯伯格综合征的一方何时、如何以及用什么频率表达爱意和感情。有时我也会运用认知行为疗法的策略，比如，通过情感教育帮助他们了解"爱"的概念和感受；用认知重构策略改变他们的思考和行为；用脱敏疗法降低与爱的感受相关的焦虑、困惑和挫折感。我希望能逐渐增加他们的容忍度、愉快感和能力，让他们有信心表达由喜欢到爱的一系列微妙情感。

天宝·格兰丁曾这样说过：

> 从我的大脑扫描发现，位于大脑额叶皮层和杏仁核之间的某些情感回路并没有联结在一起——这些回路影响到我的情感，并且与我对爱的感受能力有关。我能体会到爱的情感，不过跟一般神经系统正常的人所感受的方式不同。难道这就说明我的爱比其他人的更缺乏价值吗？
> （Grandin and Barron 2005, p.40）

认知行为疗法

如果某些阿斯伯格综合征儿童或成人已确诊有情绪障碍，临床心理医生或精神科医生需要根据他们独特的认知能力调整常规处理情绪障碍的心理治疗方案。情绪障碍的主要心理治疗方案是已经发展和完善了数十年的认知行为疗法（Cognitive Behaviour Therapy, CBT）。调查研究发现，认知行为疗法能有效改变一个人的思考方式，提高处理焦虑、悲伤和愤怒情绪的能力（Graham 1998; Grave and Blissett 2004; Kendall 2000）。认知行为疗法的重点目标是情感的成熟度、复杂度、敏感度、用来表达情感的词汇、情感功能失调和不合逻辑的思考以及对情感不正确的假设。因此，这套方法适用于心理理论能力存在缺陷和发育迟缓的阿斯伯格综合征儿童和成人，有针对性地解决他们难以了解、表达和控制情感的问题。认知行为疗法所采用的情感理论模式与当前研究人类情感的科学模式极为一致，换言之，认知行为疗法可以帮助阿斯伯格综合征个体有意识地察觉到个人的情感状态，了解如何回应各种情感，以及帮助他们更加敏感地感受他人的情感（Ekman 2003）。到目前为止，已经有一些个案研究和客观的科学证据证明，认知行为疗法能有效减少阿斯伯格综合征儿童和成人的情绪障碍（Bauminger 2002; Fitzpatrick 2004; Hare 1997; Reaven and Hepburn 2003; Sofronoff, Attwood and Hinton 2005）。

认知行为疗法包括几个阶段。首先，我们使用自填量表和临床会诊评估阿斯伯格综合征个体情绪障碍的自然特征和严重程度。接下来是提高情感知识的情感教育，通过一系列讨论和活动探索想法、情感和行为之间的联系，并且帮助他们界定情感和各种不同场景。人们对情感的认识越多，就越能适当地表达和控制情感。认知行为疗法的第三个阶段是认知重构，通过修正原来的扭曲概念和不正确的认识，帮助他们更积极主动地控制情绪。最后一个阶段是制订现实活动计划，练习新的认知技能，处理真实生活中出现的各种情绪问题。

我设计过两种以阿斯伯格综合征儿童和青少年为对象的特殊认知行为疗法，名为"情感探索"，一种是处理愤怒情绪，一种是处理焦虑情绪（Attwood 2004a, 2004b）。认知行为疗法通常由临床心理人员执行，不过，我设计的这两套"情感探索"方案适用于教育或临床心理人员、精神科医师、教师、语言病理学家、感觉统合治疗师和父母。

本章前面提到，一些适合阿斯伯格综合征儿童和成人的评估策略可以测量情绪障碍的程度，并找出与情绪控制困难有关的特殊情境。真正的治疗开始于学习情感，即心理医生所说的情感教育阶段。

情感教育

在认知行为疗法中的情感教育阶段，阿斯伯格综合征个体可以学习各种情感的特点，辨认自己和他人如何通过语言及行为表达不同程度的情感。针对儿童，这个方案可以从一个科学探索小项目入手，每次探索一种情感。我们首先从正面的情感开始，然后过渡到临床所关心的负面情绪。心理医生或治疗师通常会先选择一种情感，如幸福或快乐。下面我们列出一些可以用于认知行为疗法情感教育的活动和策略。

制作一本情感剪贴簿

教学方案最初的几项任务可以包括制作一本能表示情感的剪贴簿，在里面粘贴和阿斯伯格综合征个体本身情感有关的图画或说明，如果要表示自己很幸福和快乐，可以展示一种稀有蜘蛛的照片（因为他的特殊兴趣是昆虫和蜘蛛）。要注意的是，这本剪贴簿里展示的只是他们生活中的愉快事物，但不一定被其他儿童和成人所喜欢。我注意到，阿斯伯格综合征成人在愉快剪贴簿里会放很多图片，其中大部分是风景或动物，几乎看不到人物形象。

低龄儿童可以从杂志广告和各种快乐情境的图片中剪下有快乐表情的人物

图片贴在剪贴簿上；也可以选择一些图片，说明某一困难如何被解决。比如，有张图片显示孩子正处在学习某种技能的初级阶段，比如骑自行车，旁边可以写上注解，说明孩子这个时候还不会骑车，以及他的形象表现了某些情感，如焦虑感和挫折感。紧接着贴上一张孩子已经成功学会骑车的图片，说明他现在的表情非常开心。这本剪贴簿上也可以贴孩子喜欢的食物、玩具和人物的相关图片和描述。

教学方案中也可以包括探索与味觉、嗅觉和触觉等有关感受的任务，这些都可以记录在剪贴簿里。此外，剪贴簿也可以作为个人日记，记录他们得到的赞赏和优良表现，比如，各种证书、与快乐时光有关的纪念品等。这本剪贴簿需要定时更新，也可以用于认知行为疗法的后期，帮助改变某种特殊的负面心情，增强自信心和自尊心。

幸福和快乐的剪贴簿还可以用来展示对某一情境的不同感觉。比如，进行团体治疗时可以比较不同参与者的剪贴簿内容，这时我们可以明显看到，一个人喜欢的主题不见得就能吸引其他人，比如，某个参与者喜欢讨论火车，而别人都觉得无聊。因此，情感教育还应说明，能引起一个人愉快体验的主题不一定能让其他人高兴。

认识情感状态

认知行为疗法中情感教育的另一个重要组成部分是帮助阿斯伯格综合征人士学习通过身体感觉、行为和想法，找到明显的线索，觉察自身情感的特定状态。这些情感线索可以作为早期的警告信号，提醒他们可能升级的情感状态。情感教育的部分作用是弥补杏仁核的缺陷功能，通过认知能力向大脑额叶发送有关压力升高和情感被激发的信息。此外，我们也可以使用听觉肌电图（EMG）和皮电反应仪（GSR）一类的生物反馈仪器，找出身体的内在线索，以鼓励他们更好地意识自己的情感状态，在失去认知控制能力之前有效把握自己的情绪。

情感教育还包括学习如何解读他人的情感状态。妮塔·杰克逊在自传中写道：

> 我发现自己一直无法解读他人的面部表情，以及他们说话的内容和方式。回顾小时候在学校的日子，我终于意识到，为什么有人哭的时候，我会感到好笑，因为我认为他是在笑。我不了解自己为何有这种错误的

想法——我只知道自己当时就是这么认为的。（N.Jackson 2002, p.20）

对某些人来说，哭和笑这两种极端的表情非常相似，因为这两种情感都可能表现为流泪。阿斯伯格综合征个体为此感到困惑，绝对是可以理解的，不过这常常会被其他人误解。阿斯伯格综合征儿童会对别人取笑自己做过的事或说过的话感到十分痛苦。他们不知道为什么其他人会觉得某段话或某个动作有趣，他们也搞不清楚其他人究竟想和他一起开心，还是在取笑他。情感教育活动包括一些提高心理理论能力的策略（请参见第五章），以及解读面部表情和辨识别人意图的任务，能够帮助孩子分辨某个特定动作是友善的、不小心的或恶意的。

情感教育也应当包括从别人的面部表情、声调和身体语言解读情感信息。面部是情感的信息中心，阿斯伯格综合征个体常犯的错误是无法辨别哪些线索是相关的或多余的，以及误解某些线索。治疗师利用一系列游戏和资源，让他们学会一下子"击中信息"，并且能够解释信息的多元含义。例如，眉头紧皱可能表示生气或者困惑，或仅仅是皮肤老化的一种迹象；大声说话并不一定意味着生气。参与者可以参考大量图片比较反映不同情感的面部表情，并讨论在表达不同情感时五官的组合表现。

参与者要学习从声音线索识别心情。他们可以通过聆听某人说话的录音带，记录声调和重音的变化，也可以学习使用不同的声调，自己重复说同一个句子，代表不同的心情状态，如以低语、大声吼叫、叹气或快速的口气说出"你过来"这句话，就代表不同的含义（Pyles 2002）。有关利用肢体语言沟通的教学，可以运用改编过的"动作字谜游戏"，要求参与者不说话而作出一些动作，同时脸上也配合特定的表情，再由其他参与者猜出其动作和情感的含义。比如，作出打网球的动作加上困惑的表情，洗碗的动作加上放松的表情等。

我们也可以设计一些情感教育活动，增加情感表达的词汇量。阿斯伯格综合征个体容易忽视一些细微的情感表达，比如，介于轻微恼怒和盛怒之间的状态，或是感觉有一点难过和指望自杀才可以解脱痛苦的抑郁状态。父母通常都有过孩子因为一件小事显得过于激动的经历，比如，孩子发现自己喜欢的果酱没有了，家里也没有其他的果酱，而商店已经关门了，此时他的反应可能非常激烈，脸上挂着眼泪怪罪妈妈，并且认为妈妈根本不爱他。对父母来说，这实在是可笑又伤人的一种过度反应，不过本质上也是一个因为缺乏表达词汇而出现过度情绪反应的例子。

有一位阿斯伯格综合征青少年每个星期总有几次表示想要自杀，他妈妈对此非常担心。我立即为他做了一个临床抑郁症的测试，结果表明他并没有抑郁症的症状。接着我向他说明了"情感温度计"的概念，如何度量情感强度，并用一张小纸写下他说过的能引起别人强烈关注的话"我要杀了我自己"。情感温度计总共有十个刻度（从一到十），我请他针对说出这句话时的心情选一个合适的刻度，他选了二。我们发现他描述失望和伤心的词汇非常有限。由于他记得曾看过的一部影片中主角因悲伤而选择自杀时说的就是这句话，因此，他认为表达所有悲伤情绪的方式就是这句话。

阿斯伯格综合征个体往往搞不清楚什么样的情感反应是合适的，这时增加他们的情感表达词汇量就能发挥作用。斯蒂芬·肖尔在自传中提道：

> 很多时候，我有兴趣研究情绪和感受，特别是看到某人出现强烈情绪，或是我感觉自己在某些情况下不会出现"合适的"情绪反应时……我发现音乐可以成为内心感受的扬声器。如果我有某种特殊的心情，听音乐或脑子里回响起一段乐曲，就可以帮助我表达出这种情感……有时我觉得自己应该有某种特殊的情感，但是的确就是感受不到……当我的女朋友到瑞典读书一年后，我弹奏"马勒第九交响曲"，特别是最后一段乐章时，我突然发现自己终于体会到与离别有关的悲伤和失落，并且最终意识到，我们的情侣关系结束了。（Shore 2001, p.107）

测量情感强度

在完成辨别某一特定情感的步骤之后，我们需要使用测量工具确定情感的强度。治疗师可以运用"温度计""计量器"或"音量控制器"等模型，以及一系列活动定义情感表达的强度。比如，挑选一系列表达不同快乐程度的面部表情，分别对应测量工具中合适的刻度。此外，也可以选择不同的字词，形容不同程度的快乐感，对应测量工具的不同刻度。

其他的情感，比如悲伤、愤怒或爱意等，不太容易找到适合的图片。我曾收集过《新闻周刊》中有关悲伤情境的图片，比如，人类遭受天灾时的痛苦表情，或从运动杂志里剪切一些愤怒表情的照片。至于有关爱意的图片，则比较容易从流行的娱乐杂志里找到。

在情绪管理治疗期间，必须确保阿斯伯格综合征儿童和成人对于字词和肢体动作的定义与解释和治疗师保持一致，语义不清之处也必须事先澄清。根据临床经验，某些阿斯伯格综合征个体在情绪激动时容易使用过于强烈的言辞。情感教育也可以增加一个人的情感表达词汇量，并确保用词清晰和准确，进而避免造成极端、攻击或伤害性的不适当表达。

斯蒂芬·肖尔是位音乐教师，他提到有个阿斯伯格综合征学生无法分辨和表达不同强度的情感。斯蒂芬教他掌握层次变化的概念，并学习应用到身体情感上。斯蒂芬和学生通过轮流练习体验完整的情感动态范围，帮助这个学生将层次的概念转换到情感和生活中的其他方面，而不仅仅是开和关两种状态。

测量工具的使用方法明确之后，就可以用来确定某一特殊情境中情感感受的程度。如果想要了解阿斯伯格综合征个体某一特定的情感，可以问"如果……你会感到有多么快乐／悲伤／愤怒？"这时，除了让他们体会测量工具显示的数字之外，还要让他们知道相关的文字、面部表情、音调和身体语言，都可以用来表现情感的强弱程度。

这个活动特别适于确定阿斯伯格综合征个体在面对某种可能引起焦虑、悲伤或愤怒情绪的特殊状况时的情绪反应，也可以用来了解其他人使用的语言和动作如何影响他们的情绪感受。我注意到，因为心理理论能力和同理心缺乏，阿斯伯格综合征个体也无法判断自己的话语和行动如何影响别人。我们可以询问"如果你跟妈妈或者伴侣说你爱她，你觉得她会有多开心？"或者"如果你说了……你朋友会有多伤心？"这些问题的答案可以为交流双方提供很重要的信息线索。

表示各种情感的照片、阅读资料和电脑程序

情感教育的训练内容还可以包括制作一本相册，在里面贴上孩子和家人表达各种表情的照片，或者孩子在真实生活中表现各种情感的录像带。对生气行为的记录也是很有价值的资料。另外，还可以玩"猜猜看"的游戏，通过表演特别的及不明显的线索学习情感表达，例如，咳嗽声是警告信号，或眉毛上扬代表怀疑。

介绍各种情感的书籍也是训练方案中很有价值的组成部分。当然，必须选择符合孩子阅读能力的书籍，例如，年幼的孩子可以阅读由罗杰·哈格里夫斯

（Roger Hargreaves）[①] 写的《先生们》（*Mr Men*）系列，其中有《快乐先生》（*Mr Happy*）和《坏脾气先生》（*Mr Grumpy*）等不同的代表人物丛书。此外，现在也有一些适合不同年龄、讨论各种不同情绪障碍的书籍，在一些故事书中也有描写主角如何了解和学会控制自己情绪的内容。

对阿斯伯格综合征儿童和成人来说，某些电脑软件也是学习识别他人想法和情感的有价值的教材（Carrington and Forder 1999; Silver and Oakes 2001）。其中最常用的是西蒙·巴伦—科恩和同事们开发的《想法解读：关于情感的互动式指导》（Mind Reading: The Interactive Guide to Emotions）。另外，也有一套由我和丹麦同事特别为阿斯伯格综合征个体设计的情感教育新教材"CAT-kit"（详细资料请参考 www.cat-kit.com）。

将孩子的特殊兴趣结合到情感教育方案中

将特殊兴趣与训练方案结合的做法非常有效，可以促进孩子的学习动机，提高注意力和概念化能力。举例来说，我曾建议对气候有浓厚兴趣的阿斯伯格综合征青少年通过预报天气的方式表达自己的情感，可以安排那些对飞机有浓厚兴趣的孩子参观机场，观察乘客在道别和欢迎亲朋好友时的动作表情，以及等候安全检查的人的各种情感表现；对主题乐园有兴趣的孩子，则可以去体会坐过山车的惊吓感，以及乘坐鬼魂火车的恐惧感觉。

表达情感的其他方法

情感教育方案中，还有其他一些表达情感的方式。我注意到，有些阿斯伯格综合征个体虽然无法用语言表达情感，但可以通过其他方法表达，比如，写电子邮件，写日记或作诗，挑选和演奏音乐，用绘画表达情感，或回忆一部电影的画面。这时候，他们能够展现出色的表达技巧和深刻的洞察力。

进入教育方案

在阿斯伯格综合征个体理解了某种令人愉快的正面情感，比如快乐或爱意，以及表达情感的程度之后，紧接着是利用类似的活动和步骤了解一些负面的情感，比如焦虑、悲伤和愤怒。在我们探讨焦虑和愤怒等负面情感时，也需要通过一些策略学习对抗、逃避和麻木等行为概念，从而理解觉察危险或威胁时的

[①] 译注：罗杰·哈格里夫斯是英国著名儿童文学作家和插画家。

反应。孩子们需要探索焦虑和愤怒等负面情感如何影响自己的身体反应和思考能力，因为肾上腺素会造成心跳加快、呼吸急促和肌肉紧张，从而影响感知能力、解决问题能力和身体力量。经过成千上万年的演化，人类这些无意识的身体反应成为面对焦虑或生命威胁时的一种优势，不过在现代社会，当我们面对一些想象或误认为的威胁事件时，也会体验到相同强度的生理和心理反应。我们也必须知道，人在情绪激动时会变得比较没有逻辑性和理性，而且会影响到问题解决和做决策。学习时刻保持镇静和沉着，可以帮助孩子勇于面对各种人际关系中的问题和实际生活场景。

根据我的临床经验，有些阿斯伯格综合征个体对于探索和表达自己难以控制或容易引起困惑和负面结果的情感，常表现得过度敏感。有个孩子因为愤怒情绪管理的问题被转到我这里治疗，不过当我开始和他讨论愤怒情绪时，他表现得非常不情愿，甚至抗拒最基本的对话。面对这种情况，我会先开始讨论另一个负面情感并逐步探索可以到达的程度，让孩子有信心能控制这个情绪，然后再专注于有临床意义的问题情绪。

认知重构

认知行为疗法中的认知重构能够帮助个体矫正导致焦虑、愤怒以及自信心不足的想法。治疗师运用推理和逻辑，帮助个体改变想法、情感和行为。认知行为疗法通过运用阿斯伯格综合征个体在逻辑性和智力方面的特有优势，鼓励他们更有信心，更加乐观。

认知重构的第一个阶段需要确定针对某一特定想法或信念的证据，充分了解被治疗者。因为心理理论能力存在缺陷或发育迟缓，阿斯伯格综合征个体容易对环境和他人的意图作出错误的猜测，也容易仅仅依据字面上的意思断章取义，或用极端的方式解读事件。例如，学校里有学生对阿斯伯格综合征同学非常生气，然后在气头上说："明天你如果来学校，我就要杀死你。"这个阿斯伯格综合征孩子会仅从字面上理解这句话，因此，非常担心自己被杀害。另一个错误解读他人感受和意图的例子与爱意有关：一个5岁的阿斯伯格综合征女孩忧心忡忡地从学校回家，开始打包行李，坚持让妈妈当天晚上带她出城。最后妈妈终于发现她离家的原因是某个同龄小男生对她说："我明天要和你结婚。"

认知重构最必要而有效的步骤是挑战被治疗者有关事实和逻辑的某些信念，

提供一些可以了解别人真正意图的信息，并说明某个特殊事件在统计意义上风险不大，也不会危及生命安全。我们都可能有错误的概念认知，但阿斯伯格综合征个体缺乏建立观点、寻求澄清或考虑不同解释或反应的能力。在认知行为疗法中，我们运用"你在开玩笑"或"我不明白你刚刚说的话"之类的问题或意见，鼓励他们更加灵活地思考，并澄清以往的一些片面认识。这类表述也可以在有可能误读别人意图时使用，比如，先提问"你是认真的吗"或"你是故意这么做的吗"，或在作出不适当的反应之后，以"我很抱歉冒犯你"或"哦，亲爱的，我应该怎么做呢"等方式挽救局面。斯蒂芬·肖尔用下面的问题帮助澄清事实："我可以看到你脸上的表情，不过不知道那是什么意思，是不是我说的哪句话让你感到困惑？"

认知重构的另一个环节是增加对某个情况的积极反应，不过在面对容易引起焦虑或愤怒情绪的状况时，阿斯伯格综合征儿童和成人通常只能作出极少的反应。治疗师可以和儿童一起列一份清单，列出恰当和不恰当的反应以及每一种反应可能导致的后果，然后把不同的选择画成流程图，以帮助儿童最后确定对所有当事人都最适当的反应。

连环漫画对话

卡罗尔·格雷开发的连环漫画对话（请参见第五章）可以说明所有当事人的不同观点，矫正原本的错误认识和错误假设，从而帮助阿斯伯格综合征人士了解在某种状况下所有当事人的想法、信念、认识和意图。这一策略通过讲故事的方式画出一个事件或一系列事件，用单线条人物代表每一位当事人，用对话框和想法框代表他们的谈话和想法。儿童和治疗师使用不同颜色的签字笔，每一种颜色代表一种情感。在他们撰写对话框和想法框时，儿童选择的颜色代表他所认为或想表达的情感和想法。这个培训方案可以帮助孩子澄清对事件的理解，说明自己的想法和反应；还能帮助儿童找出并矫正错误的认识，了解不同的反应怎样影响其他当事人的想法和感受。

连环漫画对话也可以帮助儿童分析和了解对话和互动中的信息和含义。我发现，阿斯伯格综合征儿童常常假定别人的想法都和自己一致，或者认为别人也是想什么说什么。因此，连环漫画对话可以说明大家对某个情况的想法、感受和意见不一定完全一致。这个技巧也可以用来了解一些人回应治疗师和儿童所设定的各种反应时可能出现的想法或做法。这时，儿童在思考、说话和行为时可以选择对所有人都有利的内容。

情感工具箱

儿童在很小的时候就知道工具箱里有各种工具，可以用来修理机器或家里物品。我提出的"情感工具箱"被认为是认知重构以及治疗阿斯伯格综合征儿童焦虑和愤怒情绪非常有效的策略（Sofronoff et al. 2005）。这一策略的主要想法是找出不同类型的工具平复负面情绪，特别是焦虑、愤怒和悲伤带来的问题。工具的类型包括快速、积极释放情绪能量，或缓慢释放情绪能量的工具，以及促进思考的工具。治疗师协助阿斯伯格综合征儿童或成人及其家人找到不同的情绪平复工具，同时也找出可能让情绪或后果更糟糕的工具。在头脑风暴中大家一起使用纸和笔画出工具箱，注明各种工具和活动的含义及用途，鼓励积极地平复情绪。

身体工具

阿斯伯格综合征儿童和成人的情绪管理，可以说是"能量管理"的问题，即难以积极控制和释放过多的情绪能量。相对而言，他们没有能力运用放松和反思的方式缓慢释放情绪能量，反而会采用比较激烈的动作平复和释放情绪。

我要求他们列出在工具箱里找到的工具，并用不同类型的工具代表不同的能量管理策略，一把锤子可以表示通过积极运动释放身体情绪能量。接下来在一张大纸上画一把锤子，由阿斯伯格综合征个体和治疗师一起讨论有哪些既安全又合适的运动可以释放身体能量。低龄的孩子可以跳蹦床或者荡秋千，年龄较大的孩子可以跑步、锻炼或跳舞，这些活动都可以发泄精力和释放情绪能量。有个孩子选择网球练习，因为"它可以带走我体内想打架的冲动"。其他有益的活动还包括骑自行车、游泳或打鼓等。有些家务劳动也可以有效释放过多的能量，比如，在厨房里榨橙汁，或是用力拍打肉排，整理花园或重新布置室内物品等。

某些阿斯伯格综合征儿童和成人认为，破坏是一种非常有效的工具，可以快速终止受挫的不愉快感。某些家务活动有助于积极、令人满意地释放破坏性的能量，也无须昂贵的修复费用，比如，压扁罐头和包装箱用于回收，撕碎衣服当抹布等等。这种"创造性的破坏"可以作为情绪平复的首选方案。

放松工具

放松工具可以帮助阿斯伯格综合征个体冷静下来,降低心跳速度,并缓慢释放情绪能量。水彩绘画就是一种平复情绪的放松工具。放松工具和活动还包括阅读、聆听平静的音乐等,这些都能缓慢解开心结,放松害怕的情绪。阿斯伯格综合征个体常常会发现独处能有效放松自己,喜欢撤退到一个安静的隔离避难所去平复情绪。我们需要在家里布置一个有助于情绪复原的避难所,孩子的卧室是一个很好的选择;同样,学校也需要设置避难所,可以是教室里的一个隔离角落,或者是远离操场好斗孩子的安全区域(请参见第四章)。年幼的孩子可以通过一些温和的摇摆动作,或重复行为放松心情,比如玩挤压球、魔方,或者能让人放松的念珠之类的东西。重复和可预测这两个特点可以带来放松的感觉,阿斯伯格综合征青少年和成人可能会选择反复听同一首歌,虽然其他人并不觉得这种方式可以放松。

肖恩·巴伦曾说过:

> 我不知道其他人有多少种方法处理乌云压顶的惊恐感觉,对于我生活中所有的一切,最有意义的三种方法就是重复,重复,再重复!

(Grandin and Barron 2005, p.85)

打扫房间或整理物品等重复性的家务事,可以让阿斯伯格综合征成人在完成工作后感觉满足和放松。在教室里,老师可以利用一些例行工作帮助阿斯伯格综合征学生。举个例子,如果老师发现学生的情绪变得不安,可以安排一个较高责任感的任务,让学生暂时脱离周围的压力环境,如帮老师将一份重要文件送到学校办公室,或者安排他收拾物品以转移注意力,整理教室的小书架,将书籍按照字母顺序排列好。阿斯伯格综合征成人可以自行选择在家或工作场所能够让自己放松的工具。

认知行为疗法还包括放松技巧的训练,通过呼吸、肌肉放松以及冥想产生平静的感觉控制情绪。在阿斯伯格综合征个体面对事情无法思考或感到问题无法解决而情绪特别激动之时,这些技巧尤其有用。我常向阿斯伯格综合征儿童解释,如果你能保持冷静,就能变得更聪明;如果你容易激动,就会显得很愚蠢。对阿斯伯格综合征成人,我则解释说,如果你在解决问题时变得焦虑,智商会下降30点;如果你变得愤怒,智商就会下降60点。如果能一直保持冷静而且控制住情绪,不影响智力,自然而然会有解决方法。

如果阿斯伯格综合征儿童因为没有找到解决问题的办法而急躁,我常要求父母或老师首先帮助他们冷静下来。只有情绪冷静下来,他们才能运用聆听和灵活思考能力,开始考虑别人的意见或寻找其他解决方法。

社会性工具

社会性工具是利用与人或动物的相处平复情绪。在相处过程中,双方的社会性交互应该是愉快的,没有压力的,有时无须刻意回避社会互动,尤其涉及多人互动的场合。

在这种支持性的社会互动中,需要有人真诚赞美和关爱他们,给予赞许,而不是批评,用恰当的语言帮助平复他们的情绪。能帮助进行这种社会性情绪修复的人,可以是某位家人、朋友,或学校的工作人员,他们有时间有耐心陪伴孩子,不带观点地聆听,认同孩子的感受并表示理解。最能帮助低龄孩子平复情绪的应当是祖父母一辈。有时我会建议不和孩子住在一起的祖父母录下一些安抚的话语,这样当阿斯伯格综合征孩子处于压力之中,或需要放松,如难以入睡的时候,可以拿来听。

有时,阿斯伯格综合征个体最好的朋友可能是一只宠物。他们经历了白天大量负面情绪和压力事件之后回到家,小狗看到主人回来很开心,高兴地摇着尾巴,无条件地爱慕着主人,而且明显喜欢主人的陪伴。对于他们而言,动物的陪伴是一种非常有效的情绪平复方式,宠物是最好的聆听者,它们不会做任何批评,而且比人类更具有宽容心。

对阿斯伯格综合征青少年来说,网络聊天也是一种可能有效平复情绪的社交活动。阿斯伯格综合征个体通过打字而不是说话,能够更流利和深刻地表达自己的想法和感受。在网上与别人交流不需要眼神接触,也不需要解读别人的面部表情,费力了解对方音调或身体语言的变化。而聊天的对象也可能有阿斯伯格综合征,正好具有真诚的同理心,能够对某些情况提供建设性的意见,帮助自己平复情绪。我认识好几位成熟的阿斯伯格综合征成人,能给其他年轻的阿斯伯格综合征成人提供明智的支持和建议,并帮助他们管理情绪。

帮助他人和被他人需要——也就是利他行为,也是能够平复沮丧情绪的社会性工具和活动。我注意到，除了有些儿童也包括是成人，在帮助别人的时候，会从自我批评和悲观主义变成自我肯定和充满热情。这种利他行为还包括利用儿童的天赋和专长帮助别人，比如帮大人修电脑，或帮没有数学天赋的同学讲解习题。成人能够从所投入的志愿服务工作中获得愉快和有益的情感，尤其是当他的服务对象是老人、幼儿和动物时，这种成就感更甚。对所有人来说，被需要和感激绝对是一种重要的情绪平复方法，这当然也包括阿斯伯格综合征人士。

思考工具

阿斯伯格综合征儿童或成人可能会挑选某种类型的工具，比如改锥或扳手，代表可以改变想法或认识的工具。使用各种技巧，特别是运用自己的智力优势控制情绪，会受到鼓励。学习自我对话——即内在对话——帮助我们控制情绪和行为，是一个很有效的情绪管理策略。鼓励当事人使用各种想法和内在语言，比如面对压力时，在内心告诉自己"我肯定可以控制自己的情绪"或"我有能力保持冷静"，都有助于安心和提升自信心。

埃文（Evan）是位阿斯伯格综合征年轻人，他开发了一套有利于自己思考的工具模型，并创造出适合自己的"消除有毒想法的解药"。他的主要做法是想出可以抵消或化解负面（有毒）想法的意见。举例来说，负面想法是"我不会做"，可以通过"寻找帮助是解决困难的一个聪明做法"来抵消；或者"我是一个失败者"，可以通过"我赢过象棋比赛"来化解。治疗师和埃文一起将负面想法列出清单，然后再针对每一个想法找出相应的化解策略。埃文无论到哪里都随身带着这张清单，需要时可以当场执行或帮助回忆。这个解决策略的依据就是个人合乎逻辑和理性的能力以及思考力。

另一个思考工具是尽量客观地思考问题，并采用现实的方式验证。这个方法是利用逻辑和事实资料询问一系列的客观问题，比如，"还有其他商店可以买到这个电脑游戏吗"，或"其他孩子嘲笑我对天文学的热爱，这会阻碍我成为天文学家的愿望吗？"

天宝·格兰丁曾解释：

> 我二十多岁的时候，安妮姨妈成功地运用认知疗法帮助了我。在我沮丧和抱怨的时候，她提出一个无可置疑的客观事实，说明我应当感到

快乐。她告诉我："你有一辆很酷的新皮卡，看看我的大破车。"她还给出另外一些例子，说明我的生活中的确存在积极和美好的事情。我在脑子里面比较了两辆皮卡的样子，精神马上就振作了。这个做法很具体、很实在，帮我了解到自己的某些想法其实是不合逻辑的，是与实际情况不符的。有时负面情绪的确让理性思考变得更困难。（Grandin and Barron 2005, p.110）

妮塔·杰克逊写道，她现在终于能够从另外一个角度看待过去会引发强烈愤怒情绪的事件了。

现在如果有事情让我生气，我已经不会搞得满屋子鸡飞狗跳，把自己气得面红耳赤或七窍生烟了。相反，我会采取好朋友和导师乔迪教我的办法——先把精力集中在其他事情上面，比如，我喜欢的研究资料，我喜欢的音乐或看一会儿小说，先转移生气的注意力，再回过头来面对刚才遇到的问题，试着找出解决办法。老实说，这样一来，原先的问题看来还没有当时感觉的一半那么严重，因为我已经站在另一个角度看待它了。（N. Jackson 2002, p.91）

阿斯伯格综合征儿童还可以利用学业成就作为思考工具，改善情绪和自信心，这通常不是其他儿童会选择的情绪平复方法。当他情绪比较激动的时候，老师可以试着让他完成某些他感兴趣而又具有天赋的功课，比如，做数学题或者拼写单词。这种状况可能刚好与其他儿童相反，当普通儿童遇到压力的时候，一般会选择逃避学校的功课。

符号控制放松法也是有效的思考工具。我们可以在孩子口袋里放一个象征放松的东西，或者通过典型条件反射和联想，当孩子一想到这个东西，就会感觉放松。卡罗琳（Caroline）是位阿斯伯格综合征女孩，非常喜欢读小说，她很喜欢《秘密花园》（*The Secret Garden*）这本小说，通常她会在口袋里面放一把钥匙，象征"打开通往秘密花园的门"，那是一个能让她感觉放松而且快乐的想象世界。触摸或注视一会儿钥匙，她的脑海里就会浮现出书中描述的美好景象，从而感到放松，心态也趋向正面。成人可以在钱包里放一张特殊的照片，比如，心目中渴望的森林风景，唤起他们独处和安宁的回忆。

特殊兴趣工具

当阿斯伯格综合征儿童和成人沉浸于自己的特殊兴趣时，会感到无比快乐（请参见第七章）。这种愉悦感的程度可能会远远超过其他愉快体验，因此，绝对是非常有效的情绪平复工具。有时这种特殊兴趣让人过度着迷并主宰了所有的想法，不过也正因为如此，它可以有效排除焦虑和愤怒等负面情绪。因此，特殊兴趣可以作为"思维阻断"装置，作为愉快感和放松感的重要来源，在情绪激动时可以用作"关闭其他想法的开关"。

对普通人而言，例行常规、仪式和重复动作也能让人心情平静，而阿斯伯格综合征儿童和成人特殊兴趣的明显特征就是常伴随重复、例行常规和程式化活动。有位青少年对日本文化有浓厚兴趣，每当感到焦虑，她就会完整操作一遍茶艺的仪式，这种做法显然可以安抚她的情绪。卢克·杰克逊也是一位阿斯伯格综合征青少年，具有很强的电脑操作能力，他说分门别类整理自己感兴趣的东西就像是"整理个人磁盘"，这能让他产生舒适感和安全感。

我观察到，阿斯伯格综合征个体投入特殊兴趣的动机强度和时间，与压力、焦虑感和情绪激动的强度成正比。个人体验到的忧虑、困惑和不安感越强烈，特殊兴趣就会越突出地呈现在他们的脑海中，甚至主宰其日常生活。如果阿斯伯格综合征儿童和成人得到放松和快乐的方法有限，他们的情绪平复工具箱中只有少数几样工具，那么当压力很大的时候，寻求放松或快乐的方法就可能变成一种强迫行为，就像强迫症。如果特殊兴趣成为放松或逃避的唯一办法，他们就难以抗拒这个特殊兴趣的吸引。如果制止他们没完没了地使用这一强大的情绪平复方案，反而可能制造更大的压力。

我们可以设计定时或控制方案防止他们在特殊兴趣上花费过多时间。不过在玩自己最喜欢的东西的时候，孩子总是感觉时间过得飞快，因此，我们需要事先与孩子商量时间的限定规则。

在情绪极度不安的时候，儿童平复情绪的工具通常只剩下三种：释放身体能量、独处或沉浸于自己的特殊兴趣。特殊兴趣不仅是他的快乐来源，也能够让他全身心投入，从而避免负面想法的侵入。我发现可以在特殊兴趣里设定一个有效的"关闭开关"。例如，如果某个青少年对足球队、联赛结果和联赛排行榜特别感兴趣，建议他在极度不安的时候抄写上周六各球队的比赛结果，会有很好的安抚作用。这种做法并非鼓励刻板行为，而是在情绪处于紧急关头，工具箱里没有其他工具的时候唯一防止情绪恶化的快捷方法。

药物

药物常常用来协助阿斯伯格综合征儿童和成人控制情绪。当他们出现明显的情绪障碍临床特征，可以考虑将药物作为情绪管理的工具。临床经验证实，药物可以有效地治疗他们的焦虑、抑郁和愤怒情绪，不过也有一些个体及其父母质疑这种效果。来自家长和医生的一个疑问是，至今没有任何纵向研究证实精神科药物对阿斯伯格综合征幼儿的长期影响。不过我们知道，低剂量的药物的确对某些成人有益（Alexander, Michael and Gangadharan 2004）。

家长、老师，特别是阿斯伯格综合征儿童和成人关心药物是否影响大脑的思考能力。许多人报告说，药物明显阻碍他们的思考，妨碍他们的认知能力。阿斯伯格综合征个体对自己清晰的思维能力一向很自豪，当提到自己对药物的反应时，某位成人对我说："就像自己被锁在家门外一样。"也有几位服用精神科药物管理愤怒情绪的成人告诉我，药物并没有改变他们的本质，只是抑制了情绪的能量。

有时阿斯伯格综合征个体的情绪障碍非常严重，类似认知行为疗法的各种心理治疗方案无法帮助他们有效处理强烈的情绪。此时，药物可能会改善情绪或降低情绪的强度，从而促进其他策略更有效地发挥作用，甚至可以慢慢减少对药物的需求。事实表明，有些个体长期服用低剂量的药物减缓焦虑和抑郁症状，的确有益于有效管理情绪，提高生活品质。

虽然控制情绪的药物非常有效，但我担心由于相对便宜且方便使用，药物常常变成某些人情感工具箱中唯一的工具。事实上，我们应当重视为什么会出现某种情绪感受，侧重寻找和解决情绪发生的本质原因。

工具箱中的其他工具

情感工具箱中还有其他工具，比如，观赏喜欢的喜剧节目诸如此类的快乐活动，有时开怀大笑本身就是非常有效的情绪平复手段。另一个工具是阅读阿斯伯格综合征青少年和成人的自传，过来人的妙计、激励和建议。目前市面上已经有不少这样的书可供选择。

认知行为治疗师还会使用一类重要的工具——教导那些帮助阿斯伯格综合征个体，以及经常与之互动的人群改变对他们的认识和态度。通过改变其他人群的态度，可以避免对他们造成强烈的情绪困扰。在美国参加一个会议期间，我曾遇到一位阿斯伯格综合征青少年，他穿着印有抗议口号的 T 恤衫，上面写道："因为有你这样的人，我不得不吃药。"（People like you are the reason people like me have to take medication）。

另一种工具是通过奖品或奖励鼓励阿斯伯格综合征个体控制自我。奖励的内容可以包括：赢得做自己喜欢活动的机会、特殊兴趣，甚至金钱。我注意到，有些阿斯伯格综合征儿童天生就是精通利益关系的资本家，不过他们今后肯定要面临怎么处理通货膨胀和经济操纵的问题，也就是利益和道德的冲突问题。

还有一种工具是感官工具。我们可以评估阿斯伯格综合征个体应付感官世界的能力，找出有用的策略让他们避免某些特别的感觉体验（请参见第十一章）。举个例子，可以改变儿童在教室里的座位或老师的工作台，从而降低噪声，调整灯光强度，远离清洁剂柜子。在第九章介绍认知能力的时候，我还会介绍更多可以降低儿童学习困惑和挫折感的策略。

如果知道某种特殊情况会造成阿斯伯格综合征个体的极度困扰，我们最好尽量避开。举例来说，如果知道老师会请假，由代课老师完成当天的课程，阿斯伯格综合征幼儿必然会因此变得极度焦虑，这时可以事先准备社交故事，帮助他们适应日常计划的变动、教室不同的气氛，以及其他孩子的行为改变。如果没有特别有效的应对策略，家长也可以让孩子当天留在家里学习。

繁杂的学校生活带来的压力感及其造成的疲惫情绪，会对孩子的心理健康造成长期的不利影响。利用"温度计"量表随时记录情绪温度和撰写心情日记，可以预防可能出现的崩溃。父母、治疗师和老师可以考虑孩子是否需要离开学校暂时休息一段时间。得了某种常见疾病的孩子应该在家好好休养，同理，对于心理疾病也应该采用同样的处理方法。不过，老师和家长需要警惕孩子是否真的有必要短期离开学校，还是他们为了控制大人的想法而故意表现出这些行为。

不合适的工具

为了完整了解情感工具箱的策略，治疗师和阿斯伯格综合征个体还需要一起讨论哪些是不合适的工具。就像人不能用锤子修理电脑一样，暴力、自杀想法和报复举动也不能平复情绪，它们都是不合适的工具。逃避到幻想世界也是一个不合适的策略。通常普通青少年也会通过幻想作品和游戏逃避现实，不过当这个办法成为主要甚或唯一的应对挫折的办法时，就值得注意了，此时幻想和真实之间的界限已经模糊。对阿斯伯格综合征个体来说，更要仔细观察他们是否出现了精神分裂的迹象。治疗师也需要了解阿斯伯格综合征青少年和成人会不会通过服用违禁药物和酗酒来调控自己的情绪压力和心情，如果确实有此类情况，就需要考虑处方药可能不是安全有效的办法。其他不合适的工具还包括通过对别人施加暴力释放自我压力、自伤或破坏贵重物品。

治疗师还需要评估父母、家人和老师常用的情绪平复工具，剔除一些不合适或造成反作用的工具。他人的某种情绪，比如爱意表达，常常会困扰阿斯伯格综合征儿童和成人，这也是造成他们情绪不安或困惑的主要原因。一位青少年说自己有时会非常难过，此时"如果有人想哄我开心，往往会让我更生气"。他人用讽刺的语气回应阿斯伯格综合征个体的情绪问题，会增加他们的困惑和不安，"你再哭就不要你了"之类的威胁也会让现状恶化。认知行为疗法之所以对阿斯伯格综合征个体特别有效，原因之一是这种策略建立在逻辑理性而非惩罚的基础上。我多年的临床经验表明，惩罚绝对无法改变他们的情绪和行为。家长和老师可能偶尔会使用惩罚这种工具，但是当明显感到无效的时候最好还是不要使用。

最后值得注意的是，情感工具箱不仅能有效平复阿斯伯格综合征个体的情绪，也能教他们学会平复别人的情绪。通过学习使用情感工具箱帮助朋友和家人，不但有益于阿斯伯格综合征个体的社会性发展，也因为了解别人使用的工具而丰富了他们的情感工具箱。

将概念付诸实践

当孩子拥有一系列的情绪平复工具之后，治疗师可以帮他组合一个工具箱。我们可以用一个索引卡片盒子代表工具箱，每张卡片代表某一类型的工具，卡片上可以贴上实际工具的照片，比如锤子或改锥，并列出此类工具的活动和策略。治疗期间可以陆续把新发现的工具和活动加入清单之中。为了方便，家长可以把情感"温度计"贴在冰箱上，孩子放学一回家就能马上指出自己当时感受到的情绪或压力程度，并决定选择哪种工具降低情绪温度。成人可以使用其他方式替代卡片盒，比如，在装信用卡的皮夹里装满卡片，每张卡片写上不同类别的工具，并按顺序放在皮夹里以供查询。

我们可以撰写社交故事描述情感工具箱的实际使用情况。以下未发表的这篇社交故事是我和卡罗尔·格雷为一位阿斯伯格综合征青少年写的。

如何运用工具箱保持冷静和控制自我

青少年每天都可能出现伤心、焦虑、困惑或受挫的情绪，不过他们也有感觉自信、平静和一切都在掌握之中的时刻。情绪管理的技巧和艺术，在于学习和借鉴积极的情感和处理策略，平稳度过困难时刻。

保持平静和学会控制，绝对是聪明人的做法。

随着年龄增长，人们慢慢学会利用智力控制情绪，这样周围的人都会感到轻松自在。与朋友交往以及与他人合作时一定要控制好自己的负面情绪。每个人都有责任避免自己的情绪对别人造成太大影响。

想让一切尽在掌握，首先需要先了解自己的情绪什么时候会变得激烈。每个人都有特定的线索预知情绪正在升温。

我使用的线索有：（一系列清单）

当情绪变得强烈时，每个人都要学习使用自己的情绪平复工具控制局面。

我的工具包括：（一系列清单）

如果其他人知道我的工具箱并了解我的感受，他们就能帮我控制局面。

练习认知行为疗法策略

在阿斯伯格综合征个体提高了对自己情感的认知能力，并建立起一些控制情绪的策略（或工具）之后，下一个阶段就是循序渐进的练习。在练习的第一个阶段，首先由治疗师和阿斯伯格综合征个体通过角色扮演示范适当的想法和行为，并叙述可以监控认知过程的想法。接下来按照循序渐进的原则，先从困扰和激动程度相对不高的情境开始练习。根据治疗开始的评估结果，我们列出所有可能引起某种特定情绪的状况和诱因，并把每种状况写在一张小卡片上。然后，阿斯伯格综合征个体使用情感"温度计"，或情感教育活动中使用的其他测量工具为这些状况排序，最受困扰的情境放在温度计的最顶端。随着治疗的持续推进，可以根据情绪的强度逐步依次练习。

经过一段时间的练习，我们可以为阿斯伯格综合征孩子或成人拟定一套计划，帮他们将新掌握的知识和能力运用到真实生活情境当中。身临其境的成功练习经验是认知行为疗法的必要部分。治疗师必须与那些经常在日常生活环境中为他们提供支持的人沟通与合作。每次练习之后，治疗师要和他们一起讨论目标完成的程度，通过连环漫画对话听取意见，并通过颁发证书、制作荣誉簿或撰写社交故事记录成功的情绪控制案例等手段，对成果进行正强化。

练习阶段的重要任务是泛化。阿斯伯格综合征个体通常极为刻板，不知道如何将新学到的策略应用到与练习阶段完全不同的场景之中。因此，我们需要确保这些策略可以用于各种不同的环境中，而不能想当然地认为他们能够举一反三。

练习的时间主要取决于成功的频率，以及有多少相关的问题。治疗师会慢慢减少直接的指导和支持，鼓励他们建立自信，独立运用这些新策略。这是为目前和将来可能发生的问题做好准备，提供一个自立模式。不过为了避免问题复发，这种指导和支持需要持续一段时间。

总结和思考

阿斯伯格综合征个体难以理解自己和他人的情感，也不能以合乎环境氛围的方式表达情感。我们开发的一些策略可以帮助他们学习和认识情感，并对继发性情绪障碍采取有效的心理治疗。不过，普通人通常无法对这种经验产生同理心，只能凭空想象每天生活在困扰和超负荷的情绪压力之中到底是怎样一种情形。利利安娜曾向我解释，阿斯伯格综合征人士选择情感隐居生活的理由是"我们缺少情感保护层，就像赤裸裸、毫无遮掩的人，所以会选择躲起来"。

本章重点及策略

- 汉斯·阿斯伯格医生最先提出阿斯伯格综合征个体的情感理解和表达与普通大众有本质的差异，现在这项特征已被列入阿斯伯格综合征的诊断标准。

- 阿斯伯格综合征儿童的情感成熟度通常比同龄孩子落后三年。

- 阿斯伯格综合征个体描述情感的词汇非常有限，且缺乏情感表达的微妙性和多样性。

- 阿斯伯格综合征和附加性或继发性情绪障碍（包括抑郁症、焦虑障碍、愤怒情绪管理问题和爱意交流）存在关联。

- 大约有 25% 的阿斯伯格综合征成人会出现明显的强迫症临床症状。

- 阿斯伯格综合征个体容易抑郁，大约有三分之一的儿童和成人会出现临床抑郁症状。

- 我们不知道有多少阿斯伯格综合征儿童和成人出现愤怒情绪管理问题，但我们知道，如果出现愤怒情绪的表达问题，他们会和家人一起努力减少愤怒情绪的出现频率、强度及其造成的后果。

- 阿斯伯格综合征个体可能更喜欢短暂而低调的爱意表达。如果体验到或被期待强度过高的表达，他们容易感到困扰或情感超负荷。

- 情绪障碍的主要心理治疗方法是认知行为疗法。目前，一些个案研究和客观的科学报告证实，认知行为疗法的确能有效减少阿斯伯格综合征儿童和成人的情绪障碍。

- 在认知行为疗法中的情感教育部分，阿斯伯格综合征个体需要分辨情感特点，表达不同程度情感的字词和行为，并学会表达自己的情感，辨识他人不同程度的情感。

- 认知行为疗法中的认知重构能帮助阿斯伯格综合征个体矫正容易引发焦虑、愤怒或低自尊情绪的错误想法。

- 可以将阿斯伯格综合征儿童和成人的情绪管理看作"能量管理"，即管理过多的情绪能量，控制和释放积极的情绪能量。

- 情感工具策略是找出不同类型的工具平复负面情绪，特别是与焦虑、愤怒和悲伤有关的问题。

第七章　特殊兴趣

　　有一个孤独症孩子对专业技术有着浓厚的兴趣，有关复杂机械装置的知识也相当丰富。他通过提问积累知识，经常一副打破砂锅问到底谁也挡不住的样子。他也会通过观察积累知识。

——汉斯·阿斯伯格（［1944］1991）

　　虽然阿斯伯格综合征个体在人际关系方面存在障碍，不过他们大部分具有某个特殊领域的专长。汉斯·阿斯伯格医生曾提到这些特殊兴趣的特征。

　　　　我认识一个对自然科学兴趣浓厚的孤独症孩子，他仿佛在用一双与常人不同的眼睛观察世界；他还会将自己积累的事实系统化地整理并建立自己的理论，其中某些难以理解的内容明显不是听来或读来的，而是根据自己的实践得到的结果。还有一个孩子是"化学家"，他几乎把所有的钱都用来购买实验用品，有时甚至偷钱做实验，把家人吓得不轻。还有一些孩子沉迷于更特别的兴趣，比如，能制造噪声和怪味的实验。还有一个孤独症孩子沉迷于毒药，他具备很多特别的相关知识，大量收集药品，有些药物甚至是他自己无意中制造的。后来学校将他送到我们诊所进行治疗，因为他从学校上锁的柜子里偷走不少氰化物。还有一个孩子对数字非常着迷，不用老师教就能轻易解答出复杂的计算题。（Asperger［1944］1991, p.72）

　　我们了解到，这类特殊兴趣的一个基本特征是收集并分类整理某些物品，或者收集针对某一特定主题的事实和信息。特殊兴趣不仅是他们的个人爱好，可能还会占据他们的所有休闲时间和谈话内容。吉尔伯格医生的阿斯伯格综合征诊断标准（Gillberg and Gillberg 1989）中就包括"表现出狭隘兴趣，而且至少具有下面一种特征"：

1. 排斥其他活动；

2. 反复坚持；

3. 偏重死记硬背而不是了解含义。

DSM-IV 的阿斯伯格综合征诊断标准的标准 B 指出确定诊断的特殊兴趣特征如下：

> 局限、重复和刻板的行为、兴趣和活动模式，至少具有以下一种特性：
>
> • 专注于一种或多种刻板和局限的兴趣模式，且专注的强度或关注点表现异常。
>
> • 明显固执地坚持某些特定的、非功能性的日常行为或仪式。
>
> • 刻板和重复的身体动作（例如，拍打或扭动手或手指，复杂的全身动作模式）。
>
> • 持续关注物体的某一特定部分。（APA 2000, p.84）

爱好和特殊兴趣在临床意义上的显著差异，表现为特殊兴趣的强度、专注点的异常。临床工作者会根据普通孩子或大人投入相同活动，如玩耍和谈论火车或马匹、收集旧唱片、看科幻电影等的时间，作出有关强度的主观判断。如果被诊断者特殊兴趣的关注点显得古怪，如热衷于阅读割草机的目录，常常对着割草机不停地自言自语，而且收集了好几台老式割草机放在车库里，尤其对一个 8 岁的女孩来说，这个兴趣就应该被看作临床意义上的特殊兴趣。

DSM 诊断标准提到的非功能性的日常行为和仪式，在吉尔伯格医生的诊断标准中也有对应的独立条目（Gillberg and Gillberg 1989），即重复的日常动作可能占据生活大部分甚至全部时间。

我们有时很难确定这种日常行为或仪式究竟是阿斯伯格综合征的核心特征，还是焦虑情绪的一种表现。反复实施的日常行为或仪式也是焦虑障碍的特征，而我们知道，阿斯伯格综合征儿童和成人很容易出现高度焦虑感。重复的日常行为也有可能是从阿斯伯格综合征个体特殊的认知能力发展出来的应对混乱世界的一种机制，因为他们一向难以接受惊奇、混乱和不确定的状况，重复行为能让生活变得可预测而且有秩序感（请参见第九章）。特蕾莎·乔利夫（Theresa Jolliffe）提道：

孤独症人士对现实环境常常感到困惑，因为现实环境中充满了大量相互作用的事件、人物、地点、声音和景象。这一切似乎没有清楚的界限、次序和含义。我生命中的很大一部分时间都耗在努力搞明白每一件事情背后的模式。设定重复行为、时间、特殊路线和仪式，可以帮我在难以忍受的混乱生活中建立起秩序感。让事物保持不变，就会降低我的恐惧感。（Jolliffe et al. 1992）

刻板和重复的身体动作，如拍手或动手指，也可能是一种不成熟的兴奋表现，就像普通幼儿高兴时的蹦跳一样；至于身体某部位的重复性抽动，也可能是合并有妥瑞氏综合征（具体内容请参见第十章）。复杂的全身动作模式可能和某种情绪有关，比如，不安时需要轻轻晃动身体放松心情，也可能是妥瑞氏综合征的症状。根据我的临床经验，身体动作，如兴奋或不安时出现拍手的动作，以及持续沉迷于物体的某个特定部分，如转盘子，这两个特征较常出现在年幼的阿斯伯格综合征儿童身上。通常到了儿童中期，这些特征就消失了，但在某些成人身上还偶有发现（South, Ozonoff and Mcmahon 2005）。

彼得·绍特马里和同事的诊断标准并未提到特殊兴趣，但他们的临床经验显示，有一部分儿童（尤其是年龄很小的幼儿）和成人并不会在当前表现出特殊兴趣，虽然他们符合阿斯伯格综合征的所有其他诊断标准（Szatmari et al. 1989b）。相关研究也指出，5%~15% 的儿童和成人虽然具有阿斯伯格综合征的其他所有特征，但缺少特殊兴趣这个特点（Bashe and Kirby 2001; Hippler and Klicpera 2004; Kerbeshian, Burd and fisher 1990; Tantam 1991）。因此，我并不排除"阿斯伯格综合征诊断标准中不包括当前具有特殊兴趣"这一可能性。

如果临床工作者想深入检测重复行为和特殊兴趣，可以通过以下两种测量方法了解更多的信息："重复行为访谈表"（Repetitive Behaviour Interview; Turner 1997）可以检测古怪的身体动作、使用物品和坚持固定规则的特征；"耶鲁特殊兴趣访谈表"（Yale Special Interest Interview; South, Klin and Ozonoff 1999）可以检测特殊兴趣中定性的部分。

我们知道，投入特殊兴趣的时间和财力的多少，绝对会给阿斯伯格综合征个体及其家人的日常生活造成极大困扰，而且这个特征会保持很长一段时间（Piven et al. 1996; South et al. 2005）。另一方面，特殊兴趣也的确可以为他们带来知识层面的愉悦感，更有可能促进他们的友谊发展和增加就业机会。

特殊兴趣的发展

阿斯伯格综合征个体可能早在两到三岁时就出现不寻常或特殊的兴趣（Bashe and Kirby 2001），往往表现为偏爱物品的某一特定部分，如喜欢转玩具汽车的轮子或者摆弄电器开关。他们接下来可能既不执迷于人也不执迷于玩具（Pyles 2002），而是迷恋某一类型的物品并尽可能收藏它们。有时，这种收藏品也包括其他孩子喜欢的东西，如石头或瓶盖，不过有些收藏品就比较古怪，如火花塞或黄色铅笔。阿斯伯格综合征儿童会寻求一切机会得到更多新的收藏品，结果是他所有的休闲时间几乎都花在寻找更多的新"战利品"上面。

阿斯伯格综合征个体和物品的附属关系非常紧密，一旦某样东西不见了，他们就会变得苦恼异常，一旦找到则会无比开心。他们对物品的附属感和感情，有时甚至超过对自己家人的感情。一些探讨心理理论能力的研究文献证实，阿斯伯格综合征儿童难以了解和回应别人的想法和感受，社会和人际交往常令他们感到困惑，而他们发现物品和机械更容易了解，这些东西比人类更可靠，既不会改变内心想法，也不会分心不理他或情绪化。我的妻妹是位阿斯伯格综合征人士，她在未出版的自传文章中这样写道：

> 喜爱一样东西比喜欢人容易，因为东西虽然不会回应你的爱意，但也不会批评你。这是一种非常安全的偶像崇拜方式，没有人会受到伤害。

年幼的阿斯伯格综合征儿童的游戏方式也可能很怪异，他会假扮成自己感兴趣的东西，而不像其他儿童一样扮成一个人、超级英雄或一种动物。比如，在学校"装扮日"的活动中，学生可以穿上各种服装到学校，模仿儿童文学作品、流行电影或电视节目中的人物，不过乔舒亚却选择打扮成他自己最感兴趣的物品——洗衣机。另一个阿斯伯格综合征儿童则在操场找到一块僻静的地方，作出怪异的姿势，宣称自己是一个被堵住的马桶，而她的特殊兴趣正是抽水马桶。

有位祖母在给我的信中提到其阿斯伯格综合征孙子的怪异行为。

> 雅各布（Jacob）总想自己待在房间里，特别是刚从学校回到家的时候。他关上房门，玩一些非常粗暴和耗费体力的游戏，比如，在房间

里跑圈，把自己摔到床上，使劲推衣柜间的门等等。有一次他让我进去看，不情愿地告诉我，他正在按照规定的顺序轮流玩足球、象棋、曲棍球、棒球等游戏。当他示范给我看的时候，我一点也看不懂，需要他解释此刻自己扮演的到底是球还是棋子。

芭芭拉·拉萨尔为阿斯伯格综合征儿子本写了本传记，其中提到他和同伴玩想象游戏时的怪异表现。

> 我记得在学前班里的装扮角落，有个女孩问我："本可以演爸爸吗？"我知道本绝不会想演爸爸，他宁愿演一台收音机。扮演爸爸，没有现成的剧本，必须即兴表演；而扮演收音机，自然就会拥有一个剧本，比如，气象预报员的台词、体育评论员的台词，或者交通台的路况报道。（LaSalle 2003, pp.233-234）

虽然阿斯伯格综合征儿童的第一个兴趣可能是沉迷于某些不寻常的物品，不过接下来他们会开始收集与特定主题相关的事实和数据。这个主题可能与其年龄相称，但相对其他儿童而言，他们沉迷的强度和花费的时间要多得多。很多学龄前儿童都喜欢《托马斯火车》（Thomas the Tank Engine）之类的电视节目，不过等他们大一些就会对市场上强力推广的流行节目感兴趣。而阿斯伯格综合征儿童到了十几岁，可能还是喜欢托马斯火车。

阿斯伯格综合征幼儿感兴趣的主题也可能与自己年龄不相称，甚至有些怪异。斯蒂芬·肖尔在描述自己童年时说道：

> 各种商品目录和手册总能引起我的很大兴趣，因为里面的文字内容是可以预测的，会让我感到舒服。我常常会比较商品目录中不同尺寸和型号的产品之间的差异。有一天，我被一个目录中以英制热量单位表示的空调容量数字深深地吸引了，并开始在每一份我能找到的目录中收集能够以115伏特交流电运转的最高热容量的空调产品。（Shore 2001, p.54）

后来斯蒂芬告诉我，他在童年获得的空调知识非常有用，他能给想买空调的家人、朋友或同事提供很好的建议。空调之所以成为自己的特殊兴趣，他猜测原因之一是自己无法忍受高温和潮湿的天气，就像很多孤独症谱系的儿童和成人一样（请参见第十一章）。

阿斯伯格综合征儿童通常不会选择某些项目，如体育活动，因为他们中的很多人都有动作笨拙的问题。不过这些儿童的兴趣可能是收集和牢记一些体育活动的统计资料和运动记录，而非直接参加体育活动。当然也有一些例外，某些儿童可能会对单独的而非团体体育项目产生兴趣，并为参加比赛培养出足够的能力。通常这类体育活动需要很多单独练习，需要时间、耐性和准确性，如高尔夫、游泳、台球、攀岩和马拉松赛跑。凭着专心一致的精神和全身心投入练习的态度，他们往往能在这些运动领域取得非凡的成就。

阿斯伯格综合征个体往往擅长通过自我引导和自我学习获得与特殊兴趣有关的知识。他们之所以选择某个兴趣，通常是因为被它的某些部分吸引，或者对他来说意义重大，而不是因为这个活动是最流行的，是其他同龄人都在追求的时尚。对那些自己感兴趣的事情，他们通常会抱着极大的热情单独进行，而不会和自己的家人或同伴分享。他们常常具有某一方面杰出的专长和天赋，例如，拼字或数学能力，因此，会取得优异的学业成绩，甚至赢得全国比赛的名次，从而得到其他人的真心赞扬。

特殊兴趣也可能是一种有创造性的艺术，如让人震惊的绘画、雕刻和音乐。他们专注于细节，取景写实和用色的能力都非常杰出。这些作品也往往和他们的兴趣有关，如描绘蒸汽火车的油画。他们可能拥有完美的唱腔，或通过作曲和演奏表达情感，这与他们无法运用语言和肢体动作表达情感的特征形成鲜明的对比。

到前青春期和青春期阶段，阿斯伯格综合征孩子的兴趣可能包括电子技术和电脑技术、玄幻小说、科幻小说或迷恋某个特定人物。虽然其他同龄人也具备这些兴趣，不过他们沉迷在兴趣上的强度和专注点还是会显得异常。

阿斯伯格综合征青少年妮塔·杰克逊曾提到自己对物品的兴趣如何转变为对某个人的迷恋。

> 一开始，我对一些塑料制品特别感兴趣，比如，瓶子、塑料小马玩具和芭比娃娃。我一共收集了44个小马，按字母顺序把它们摆在窗台上排成一排。不过后来我开始对人产生了兴趣。在8~12岁这段时间，我超迷恋一些真实或虚构的女性，并拼命想模仿她们。其中一位是休利特和马丁在澳洲漫画书中塑造的坦克女郎（Tank Girl）——一个很有个性，不好惹的勇猛女主角，如果有人胆敢从她面前走过，她就会把他踢

得眼冒金星。她有一个和袋鼠混血叫布格的男友，以及一群吵闹的男女朋友，其他类型的袋鼠混血人朋友，一只吵闹的、时髦的、会说话的考拉，一只野营迷考拉，以及一只土豚先生等等。我完全痴迷于坦克女郎的形象，因为她具有我所没有的一切特征——高挑、迷人、说话硬气、打架有力、不好惹、万人迷、独立而又被朋友需要。我虔诚地阅读休利特和马丁的漫画书，甚至能逐句背出书中所有的对话。当时的我在别人看来一定特别可笑，因为我总是在谈话中，即使是毫不相干的场合冒出坦克女郎中的句子，举个典型的例子。

妈妈问：今天你在学校做什么了？

我答：布格、大卫·埃塞克斯到底是谁？还有，野营迷考拉说你应当第一个击球。（N. Jackson 2002, p.37）

阿斯伯格综合征个体可能会迷恋某个特定的神话、历史或真实人物。对真实人物的专注可以理解为普通少年对他人的迷恋，不过当这种迷恋过度强烈，就容易被人误解，甚至被控为跟踪和骚扰。他们对玄幻小说和幻想人物的兴趣也可能非常强烈，从而发展出自己的角色扮演游戏和细腻的绘画技巧。

有些阿斯伯格综合征青少年和成人似乎天生就擅长计算机语言和电脑图像处理技术，通常拥有高超的编程技能。这个兴趣会受到同伴们的欢迎，因为电脑专长是青少年文化的一个特色。这些人原本也许被同伴视为书呆子，受到鄙视，如今却因为他们能够盗取密码，解决电脑难题而受到欢迎，甚至被同伴视为英雄，不再是流行电影和电视节目中的"受气包"角色。

阿斯伯格综合征成人往往更喜欢阅读，而不是和他人谈论自己的兴趣。他们的兴趣可能会变成一种癖好，甚至职业技能。他们可能被视为某个主题领域内的专家，得到兴趣团体成员的肯定，或者被雇来提供这个领域的相关信息和意见。阿斯伯格综合征个体是天生的专家。

特殊兴趣的类型

特殊兴趣主要可以分成两个类型：收集物品以及收集某一特定主题或概念的相关知识。

收集物品

汉斯·阿斯伯格医生最先提到有孤独症人格倾向的儿童都是天生狂热的收藏家。

> 孤独症儿童和事物之间的关系常常仅限于收集，这再次反映出他们的生活缺乏正常感情生活的平衡以及和谐的秩序和丰富性，存在大量不足和空虚，从而导致在某单一领域过度发展。孤独症儿童倾向于收集没有生命的物体，他们的收藏往往只是为了拥有而拥有，而不是想用来做什么，无论是玩耍或修补。因此，一个6岁的孩子会有野心收集一千个火花，并以狂热的精力达到自己的目标。（Asperger［1944］1991）

阿斯伯格综合征成人也可能会收集一些奇怪的东西。罗伯特·桑德斯（Robert Sanders）在自传中提到自己着迷于收集古董电话。

> 有个例子可以说明我收集古董电话的独特经历。1986年我在新西兰的时候，注意到当地有许多小城镇（现在已经没有了）还留有人工接线生——以手工方式转接电话。特别的是，只有三千人口的凯库拉镇（Kaikoura）竟然有九位接线生。他们的转接电话是用黑胶木做成的，有一个曲柄摇把。1987年初，我给新西兰当地邮电局（也就是他们的电话公司）写了一封信，询问是否可以购买一些有曲柄的电话。邮政局长回信说，凯库拉镇在1986年10月15日已经全面改成自动转接电话，他们正在出售旧设备，每个电话2新元。我赶紧回信，寄钱购买三部电话，包括邮资在内总共花了60美元。收到我的钱之后，他们就把电话寄来了。
>
> 几年之后，我再度到新西兰旅游，路过凯库拉镇时，还特意去拜访了邮电局。那位局长竟然还在任，我特别感谢他为我做的一切——卖给我古董曲柄电话而且完好地寄给我。他说我是当时唯一一个向他询问并订购这些古董电话的美国人，这让我非常惊讶。唯一一个？直到那时，我才突然意识到自己是多么地特殊，虽然这世界上肯定有很多独特的人——我原本想着至少有10~20个美国人，包括一些电话收藏家，会向凯库拉镇订购电话。（Sanders 2002, p.54）

随着收集的物品越来越多，他们需要建立起一套目录或"图书馆"管理系统，这套系统有常规的逻辑性，也往往反映出他们的独特性。吉塞拉和克里思都对古典音乐感兴趣，他们结婚后决定把各自收集的唱片重新整理一下。克里思有阿斯伯格综合征，妻子没有。克里思整理了全部唱片的目录，他是按照作曲家的出生日期，而不是姓名的字母顺序来排列的（Slater-Walker and Slater-Walker 2002）。他的分类系统富有逻辑性，而且比起用字母顺序排列，比如，把巴赫（Bach）和巴尔托克（Bartok）这两个不同风格的作曲家的作品放在一起，他的分类体系在构思和功能上要更强大些。依照作曲家的出生日期排列唱片的顺序，也可以看出音乐风格的历史演变情形。不过，因为大部分人不知道作曲家的出生日期，这样的排列目录无法帮助他们找到自己想要的唱片。

阿斯伯格综合征个体喜欢把所有的收集品摊开展示，他们往往会创造出一种特殊的次序规则，而且着迷于某种特别的对称性。如果有人不小心或故意移动了一件物品，他们就会变得非常激动，固执地要重新恢复这种对称次序。

积累知识和专长

随着心智慢慢成熟，阿斯伯格综合征个体收集物品的兴趣会发展成收集某一特定主题或概念的事实资料，而且成为这个特殊兴趣领域的专家。阿斯伯格综合征儿童会不停地用与该主题相关的问题轰炸大人，丝毫不会察觉大人被迫不停地回答问题时的不耐烦或恼怒情绪。他们也常常无法像其他儿童那样察觉到他人的非语言信息和周围气氛，而是一直处于陷入精神恍惚的狂热状态。

阿斯伯格综合征儿童或成人常常在脑子里积累许多百科全书般的事实资料。卡罗琳（Carolyn）是位阿斯伯格综合征成人，她在给我的电子邮件中提道："对我们来说，事实资料非常重要，它能让我们在这个非常不稳定的世界里找到安全感。是的，就是那些冰冷的事实，能够给我们带来舒适和安全感。"这些儿童或成人通过列表记录事实，然后牢记这些资料和数据。他们的做法类似科学家收集数据的行为，只不过收集的东西颇有些古怪，比如，注册号码，一个国家或某一州内所有广播电台的波段。

在整理了1950年至1980年前往奥地利诊所就诊的所有儿童的记录之后，

汉斯·阿斯伯格医生发现某些主题会非常吸引阿斯伯格综合征儿童（Hippler and Klicpera 2004），其中最常见的兴趣是动物和大自然。和普通儿童类似，这类兴趣会先从恐龙开始，不过不同的是，阿斯伯格综合征儿童所具备的恐龙知识之渊博程度，以及花费在休闲时间和谈话内容中的程度，显得更奇怪一些。他们对动物的兴趣可以逐渐扩展至对某种类别的动物，如蜘蛛或沙漠爬行类动物。排名第二的常见兴趣是技术和科学，包括对宝马汽车或德尔蒂克（Deltic）火车的一些特殊车型具有专门的技术知识，或者其他科学类别，如地理学和火山、天文学和行星、数学和质数、化学和元素周期表等等。排名第三的是公共交通系统，包括能记住地铁线路的所有站名，喜欢修理旧车，以及常游走于一些不知名的铁路线。其他的兴趣还包括绘画，他们常常根据某一特定主题或某本漫画书画画，或画出像照片那样真实的动物细节；以及音乐，他们会非常专注于欣赏、演奏和收藏唱片（Mercier, Mottron and Belleville 2000）。

最近一份针对阿斯伯格综合征儿童父母的调查证实了汉斯·阿斯伯格医生之前的结论，即他们有一些固定不变的特殊兴趣主题或关注点（Bashe and Kirby 2001）。不过巴什和柯比的调查也指出，在汉斯·阿斯伯格医生行医的年代，目前流行的一些特殊兴趣，包括电子游戏、日本动漫和科幻电影等，都尚未出现。

阿斯伯格综合征儿童所拥有的百科全书知识会非常引人注目，往往被大家看作"小教授"。他们经常渴望阅读与兴趣有关的资料，不断询问大人与兴趣相关的各种问题，并且不时以老师的身份而不是同伴的身份教导同伴有关这项特殊兴趣的信息。大家可能会认为这些孩子是个天才，不过有些老师却会注意到，虽然他们在进行与特殊兴趣相关的活动时，注意力的持续程度和精细程度都让人印象深刻，不过在参与教室其他活动，特别是其他孩子都感兴趣的活动时，却缺乏相同程度的动机、注意力和能力。

特殊兴趣的主题基本会保持不变，不过到了某个阶段，或者出于孩子的选择，这种兴趣可能会被另一种兴趣所取代，而这不是家长所能决定的。孩子的发展阶段和智力决定了特殊兴趣的复杂程度和种类。随着时间的推移，孩子的特殊兴趣会更加多元化、更抽象复杂，比如，对不同历史发展时期特定的国家和文化产生兴趣。有些孩子能同时发展两种以上的兴趣，而且随着他们的日益成熟，兴趣的数量也随之增加。

女孩和女性的兴趣

阿斯伯格综合征男孩和女孩可能会具有相同的特殊兴趣，比如，成为泰坦尼克号资料的专家，或狂热地收集宠物小精灵卡片（Pokémon cards）。不过，我也注意到，男孩和女孩的兴趣也会不同。阿斯伯格综合征女孩的特殊兴趣会和普通女孩的兴趣一样，比如，收集芭比娃娃，只不过她们收集的数量比普通女孩多得多，而且会将这些娃娃按照特殊的方式排列起来，同时也不愿意和朋友一起玩这些娃娃。她可能会将娃娃视为真实生活中的某些人物，用娃娃重现一些实际生活事件，从而促进对社会情境的理解，就好像通过重播影片中的某些复杂场景解释到底发生了什么。她还可以利用这些娃娃预习自己即将面对的情况，学习该说什么。她把娃娃看作朋友的替身，因为这些娃娃不像真实生活中的其他女孩，她们绝对支持她，有包容心而且表现友好。阿斯伯格综合征女孩的这个兴趣通常是独自进行的，具有实际功能。

阿斯伯格综合征女孩和男孩都会努力收集与自己兴趣相关的事实资料，通常和科学兴趣有关，他们最喜欢阅读的书籍是百科全书和记录大全。不过我也注意到，某些女孩的特殊兴趣是虚构小说，而不是事实资料。她们对文学作品的兴趣可以表现为收集和反复阅读某一作家如J.K.罗琳[1]的作品，或沉迷于古典文学，如莎士比亚的剧作、查尔斯·狄更斯和罗尔德·达尔[2]的作品。她们选择这样的兴趣并不是为了在英语文学课程里得高分，而是发自真心对这些伟大的作家和作品感兴趣。这些女孩也可能会喜欢逃进一个虚幻的想象世界，自己尝试创作小说，这或许是她们实现作家理想的第一步。阅读和创作小说也可以作为一种间接的教育活动，帮助她们了解别人的内在想法以及发展心理理论能力。

有些孩子的特殊兴趣是动物，甚至会希望自己表现出动物的行为，比如，对马匹有特殊兴趣的孩子可能希望自己能睡在马厩里。很多动物都能直觉地意识到什么人真正喜欢它，因此不会伤害这些人。孩子和动物之间可能建立起一种关系，甚至取代人与人之间的友谊。动物不像人类一样善于欺骗、喜欢嘲笑、行为多变，它们愿意聆听对方告诉它当天发生的事情，也不会作出任何负面评判。

---

① 译注：J.K. 罗琳（J.K.Rolin）是英国小说家，哈利·波特系列作品的作者。

② 译注：罗尔德·达尔（Roald Dahl, 1916—1990），英国著名儿童作家，作品有《查理与巧克力工厂》等。

到了青春期，有些阿斯伯格综合征女孩（也有男孩）会发展出对幻想世界的特殊兴趣。这个兴趣可能是科幻小说或玄幻世界，也可能是仙女、女巫或神话里的怪物，对于超自然世界的强烈兴趣，有时容易和精神分裂症的某些特征混淆。临床工作者必须仔细区别对于超自然现象的特殊兴趣和精神分裂症早期症状之间所存在的性质和功能上的区别。

观看电视连续剧也是帮助阿斯伯格综合征女性学习社会关系和达到社会预期的一种积极做法。不断发展的剧情为她们提供了一个认识不同人际关系的机会，以及可以在真实生活中使用的各种可能的脚本。连续剧相当于为她们打开了一个进入真实世界的窗口，也提供了一个安全的角度，客观地观察和吸取与友谊和亲密关系有关的信息。不过，阿斯伯格综合征个体如果将电视剧脚本直接用到真实生活当中，那些角色榜样和屏幕表演可能会显得太过戏剧化，不合常态。

成年阿斯伯格综合征人士如果对文学有强烈的兴趣，可以尝试阅读流行的心理学书籍获得与人际关系有关的实用且必要的建议。利亚纳·霍利迪·维利是位热爱语言和文学的阿斯伯格综合征女性，她在自己的学术研究中也以此为主题。她发现，阅读有关普通儿童心理发展的书籍，让她更有能力了解自己的孩子们（Willey 2001）。面对问题的时候，如果感到自己的直觉不可靠，他们通常会寻找和学习相关知识。

特殊兴趣的功能

目前很少有研究探索阿斯伯格综合征个体特殊兴趣的来源和功能，不过，根据多年的临床经验，以及对大量成人自传的阅读，我整理出以下几个功能。

克服焦虑感

降低焦虑感合理而实际的做法是首先了解焦虑感的来源。对所有人来说，知识是克服焦虑的良药。莉萨·派尔斯（Lisa Pyles）有一个阿斯伯格综合征儿子，在她为儿子写的传记中提道："兴趣可以帮助孩子控制自己的恐惧感。"她的儿子对女巫有特殊兴趣，而这正是他克服对女巫害怕的一种方法（Pyles 2002）。有好几位父母跟我提到孩子害怕的东西反而成为他们的特殊兴趣。比如，害怕马桶的冲水声音演变为着迷于排水管道系统；对吸尘器噪声过度敏感，变成沉迷于不同类型的吸尘器，并且希望了解所有机械的工作原理和功能。我知道好几个阿斯伯格综合征女孩因为非常害怕打雷的声音反而发展出针对天气预报系统的兴趣，希望能预测暴风雨何时来临。阿斯伯格综合征成人利利安娜提到自己小时候特别害怕蜘蛛，不过她下决心要克服这种恐惧感，所以开始阅读能找到的所有有关蜘蛛的书，并且专门去寻找蜘蛛进行研究。马赛厄斯（Matthias）写电子邮件给我："每当我的心情被害怕或混乱所占据，我就会开始谈论安全系统，这是我的一项特殊兴趣。"

普通儿童能通过父母和家长的安慰和爱抚解决恐惧问题，不过这种方法对阿斯伯格综合征儿童不见得有效。他们更擅长于从收集相关知识和事实资料中寻找解决问题的办法，降低焦虑感。

快乐的源泉

有些兴趣来自愉快的经历，比如那些具有纪念意义、联结到过去的一段快乐或单纯的时光（Tantam 2000a）。我的妻妹早期的兴趣之一（事实上以后还维持了好几十年）是火车，更确切地说是一种称为德尔蒂克的柴油机火车头。我在 1998 年出版的《阿斯伯格综合征：给父母和专业人士的指南》（*Asperger's Syndrome: A Guide for Parents and Professionals*）一书中，开头就以虚构但是非常有代表性的文字描写我的妻妹，特别是她经常热心地向陌生人大谈德尔蒂克火车的表现。她在最近给我看的一篇未出版的简短自传中写道：

> 我大部分的欢乐时光都是在度假旅行中，因为我迷恋轮船和火车，只有旅行的时候才可以接触到这些东西。处在这一情境中，我感觉更安全和更稳定。

还有一个例子，某个阿斯伯格综合征幼儿去了主题公园，生平第一次坐了过山车，感觉特别开心。这种急速下降和上升的体验带给他无比兴奋的感觉，于是他坚持要一直坐在过山车的前排，大声尖叫，不过这不是害怕，而是心中充满愉快感。之后，他只要一看到过山车的图片，读到或谈到有关过山车的信息，就像发疯一样地快乐，浮现起第一次乘坐过山车的兴奋感。大一点之后，他开始对过山车产生特殊兴趣。我们第一次碰面时他就给我上了一课，事无巨细地讲解过山车的历史和不同类型，而那时他只有 8 岁。

卢克·杰克逊在为阿斯伯格综合征青少年写的指导手册中提道：

> 如果我专注于自己迷恋的事物，不管是恐龙（年幼时我总是迫不及
> 待补充恐龙模型收藏品）、宠物小精灵卡片，还是某个电子游戏或是电
> 脑技术——这些都是我一直迷恋的东西——当然还有其他的东西，都令
> 我有一种非比寻常、用笔墨难以形容的兴奋感。

这些兴趣也可能是幽默感的来源。格雷丝（Grace）是位年轻女性，她拥有一个幻想世界，充满了很多想象的机器，每个都有其专有的名字，比如，"涡轮叶片相互依偎的小房间"（Turbo Fan Cuddle Cubicle），"闪闪发光的强壮机器"（Glinker Flinker Macho Machine）。喜欢创造新的词汇和想象世界是阿斯伯格综合征个体的一种特征。格雷丝会将自己的兴趣跟恐惧和愉悦联系在一起，她有一条很不喜欢的灯芯绒裤子，所以自己造了一个新词，叫"灯芯绒裤子匪徒"。她提出的双关语和玩笑内容也主要依据自己的兴趣，而不是为了向别人展示自己的幽默感或分享乐趣。（Werth et al. 2001）

评估阿斯伯格综合征成人，讨论他们在生活中的兴趣，是认知行为疗法方案的一部分。我发现他们从特殊兴趣中获得的愉悦感，绝对远远超过生命中的其他快乐来源。确实，找到一个稀有物品加入收藏行列，可能是智力或审美的最高兴奋点，可以远远超越其他任何一种快乐的人际互动经验。

精通某种特殊的技能也会带来愉悦和快乐，这也是一种自我肯定和自我成长（Mercier et al. 2000）。这种能力通过家人的赞赏，表现在真诚友谊的建立，并可以补偿和提升他们的自信，对那些在社会关系和人际交往中很少成功的人们，更是如此。

放松心情的手段

在已知晓的日常行为中，重复进行的活动有助于减轻压力，带来放松感。对阿斯伯格综合征个体的临床研究发现，特殊兴趣在他们日常生活中的强度和优先程度与他们感觉到的压力程度成正比，也就是说压力越大，他们投入特殊兴趣的强度就越高。从心理学的角度来解释，特殊兴趣可以看作一种负强化，即它可以终止不愉快的感觉。特殊兴趣也可以起到思维阻断作用，当他们沉迷

于特殊兴趣时，不会有任何焦虑、批评或抑郁的想法侵入意识层次。对时间的感知也会改变，一位被告知已经用了五个小时电脑的阿斯伯格综合征青少年，可能会抱怨哪里有那么长时间，他感觉只有五分钟而已。是啊，当一个人觉得快乐的时候，时间总是过得特别快。

我手头的一个案例是一位非常成功的摇滚音乐人，他是个容易紧张和害羞的人。在高中阶段，每天放学回家，他总是感觉精疲力竭而且骚动不安，常常退回到自己的房间里专心听摇滚乐。他的特殊兴趣集中在自己出生前的某个年代的摇滚乐。听这些音乐是他的一种放松方式，不过他也发展出创作歌曲的能力，用歌曲表达自己的想法和情感，比用对话交流更流畅和有效。之后，他组建了一个摇滚乐队，创作的歌曲受到欢迎，开始到世界各地巡回演出。我问他这么害羞的一个人如何克服自己在众多观众面前表演，他回答说"音乐是我的保护罩"，等到音乐一停，他就必须尽快离开舞台。

利亚纳·霍利迪·维利在自传中说明她的某个特殊兴趣何以能够放松心情、获得快乐。

> 直到今天，建筑设计依然是我最感兴趣的主题之一。年龄越大，我越沉浸在这个兴趣所带来的乐趣之中，它几乎能减轻我的任何痛苦。每当我感到混乱和紧张的时候，我就拿出我拥有的建筑和设计书籍，凝视那些让我着迷的各种空间和场所，那些线条、直线和画有强烈平衡感图案的建筑平面。当我因生活中太多错误和失败的沟通而黯然心碎的时候，我会找出房屋设计软件，开始设计一个最有感觉的家。（Willey 1999, p.48）

建立生活整体感

日常生活中实施的例行活动也可以成为特殊兴趣的一部分，保证让生活中有更多的可预测性和确定性。依据逻辑性和对称性建立分类和排序系统可以带来安全和平静。阿斯伯格综合征个体很难了解和应对日常生活中的变化模式和他人的期待，他们的特殊兴趣倾向于秩序化，比如，像产品目录一样，或是可以整理成表格和列表的信息。

乌塔·弗里斯和弗朗西斯卡·哈佩（1994）发展的一套心理学理论可能有

助于说明特殊兴趣的一些特质，以及阿斯伯格综合征个体寻求规范行为和仪式的倾向。她们认为，阿斯伯格综合征儿童和成人有一个与众不同的信息处理系统，他们倾向专注于环境中的细微之处，而不是格式塔（Gestalt）学习模式[①]或整体图像，因此常常容易迷失在细节之中。他们察觉不到更广泛的氛围和意义，在中央统合功能（Central Coherence）[②]方面存在问题。由于他们具有弱中央统合能力——这是由弗里斯和哈佩原创的一个心理学名词——因此，他们会尝试利用特殊兴趣培养起难以捉摸的统合能力。

如果阿斯伯格综合征个体为自己的特殊兴趣创建一套分类系统，就像昆虫的不同类别或元素周期表那样，或者建立一个目录系统，就能达到令自己非常满意的理解程度，并且有可预测性。这样说来，特殊兴趣可以说是从混乱状态中整理出秩序的一种尝试。

对于火车的特殊兴趣，可能是因为沉迷于秩序感（火车车厢通常以直线方式串联在一起），以及追求可预期的结果（火车必须沿着轨道行进）。对于对称性或固定模式的兴趣，也表现在对平行的铁轨和枕木的排列方式上。

卢克·杰克逊写道：

> 我认为，收集物品是能让自己感觉安全且没有伤害的方式，不应当制止这类举动。按照秩序整理东西，对于摆脱生活在这个无序世界所产生的混乱感，是非常棒的策略。（L. Jackson 2002, p.50）

对某些阿斯伯格综合征青少年和成人来说，寻找生活中的模式和法则，不仅包括迷恋科学法则，也包括法律规则，最后甚至成为法律专业人士。此外，也包括宗教法规，进而对圣经和基本教义产生兴趣。这个特质有助于他们接近有共同信念的同伴团体，以及融入具有相同价值观的社区。不过我们必须留意，由于社交能力的缺陷，阿斯伯格综合征个体也可能不知不觉地被拉入某些偏激的组织，特别是当他们对政治有特殊兴趣的时候，因为他们的表达能力和行为表现具有非黑即白的鲜明特征，通常会带来偏激的观点。

———————

① 译注：格式塔诞生于1912年，强调经验和行为的整体性，认为整体不等于部分之和，意识不等于感觉元素的集合，行为不等于反射弧的循环。

② 译注：弱中央统合理论是近年来孤独症心理学研究领域中的一个新兴理论，它可以解释心理理论和执行功能理论所无法解释的孤独症谱系症状，即孤独症个体的狭窄兴趣和特殊才能。参见第九章的内容。

认识自然界

阿斯伯格综合征个体对于自然世界的天赋认知能力，明显优于对于人类世界的认知能力，而这也反映在他们的特殊兴趣当中（Baron-Cohen and Wheelwright 1999）。当别的儿童着迷于探索社交世界的时候，阿斯伯格综合征儿童探索的是物体、机器、动物和科学概念。我们用"终身寻找生命的模式和意义"形容阿斯伯格综合征个体可能拥有的可以确定物体功能的本能，而且他们对自然界如何影响生命有着天生的兴趣，如科学（尤其是气象学和地理学）以及由历史、生物学和数学决定的生命模式。从阿斯伯格综合征成人的自传里常常看到他们描述自己因为察觉到日常生活是多么混乱和不可预测，从而对自然界产生特殊兴趣，这能帮助他们找到所期待的有规律的模式和可预测性，有益于他们的身心健康。

创造一个替代世界

阿斯伯格综合征个体的特殊兴趣还可能体现为创造一个替代世界，身处其中他们会开心、有成就感而且受欢迎。我的妻妹在未出版的自传中提道：

> 当我 7 岁时，大概是从哪本书上看到关于斯堪的纳维亚半岛和民族的故事，从那时到现在这一直让我着迷。因为过去我对此一无所知，而且和我们现实世界毫无关系。那遥远的异国他乡，能让我彻底远离眼前的世界，成为我的世外桃源。在那美梦一样的世界里，我可以彻底忘掉眼前的这个世界和那一切强加于我的东西，那个世界里的人也完全不像这个世界里的人。那里，没有人会羞辱我、恐吓我、批评我。所以，这其实就是我自己逃离了这个现实世界，不让它伤害到我。

我的妻妹因此发展出对斯堪的纳维亚尤其是维京海盗的特殊兴趣。她坚持要妈妈为她制作海盗服装，包括把一个装布丁的盘子倒过来，缝上两只角，充当头盔。8 岁时，她经常一个人在英国家乡的小村庄四处游走，假装自己就是维京海盗。还好，这样的角色扮演并没有延伸到模仿一千年前维京人的真实行动——偷牛或勒索金钱。

特殊兴趣也可能针对某些历史朝代及科幻小说，比如，古埃及或者其他国家，特别是日本那个以科技发展和创造动漫人物著称的国家。阿斯伯格综合征个体倾向于寻找一个不同的世界，不管是在过去、现在或未来，作为目前所处环境的替代品，因为对他们来说，真实世界常常只伴随着社会融合和交友的失败。

丹尼尔·塔米特[①]（Daniel Tammet）是位有着非常杰出的数学能力的阿斯伯格综合征人士。从儿童时代开始，数学就成为他的一个特殊兴趣。他在一次访谈中提到，小学时他常一个人在操场数树上的叶子，而不是和同伴们一起玩（Metro 2006, p.10）。每次出现焦虑感时，他就用计算 2 的多次方化解。他把数字当作朋友，并且提到自己对它们的依恋是感性的，而不是单纯智力的，他对待数字的方式类似诗人用比喻手法从拟人化角度描写河流或树木的移情方式。

对阿斯伯格综合征个体来说，逃避到想象或替代世界里有一些明显的好处，不过我们也必须留意，如果真实世界和幻想世界之间的差异太过悬殊，或者他们逃避到替代世界的时间过长，真实与幻想之间的界限有时变得过于模糊，他们会开始拒绝真实生活中的其他重要活动。

获得认同感

年幼的阿斯伯格综合征儿童会逐渐发现自己不受人欢迎，而且在社交场合的表现总是不成功。他们由于与众不同而产生自信心低落和悲伤情绪，认为自己在团体中的地位很低而且没有价值，因此，他们对于扮演诸如蜘蛛侠之类的超级英雄特别感兴趣，这可以作为他们获得社交成就和赞美的一种替代方式。超级英雄通常都具有两种身份，一个在生活中胆怯、柔顺而没有成就的人，却能突然转变成另一个具有特殊能力的人，可以战胜任何困难，这时他不再是一个失败者，反而变成英雄。这个超级英雄的角色弥补了他们生活中所欠缺的部分——用心理学上的术语阐释，就是另一个自我（alter-ego）。

阿斯伯格综合征成人珍妮弗·麦基尔维·迈尔斯（Jennifer McIlwee Myers）在一封电子邮件里写道：

> 病态和残忍的话题可以成为处理自己另一种个性的方法，也可以处理害怕、痛苦和拒绝的情绪。举例来说，我喜欢怪人，这可以在心理上

---

① 译注：由丹尼尔·塔米特撰写的《我的星期三是蓝色的》中文版于 2016 年由华夏出版社出版。

提供和另一个自己进行讨论的机会。爱伦·坡（Edgar Allen Poe）和洛夫克拉夫特（H.P.Lovecraft）的小说都能为空想和其他感受提供适当的发泄口。认同某些被误解的危险怪物，如科学怪人、狼人、歌剧魅影等，有助于平衡自己被视为外星人的困难和痛苦情绪。如果我们的特殊兴趣具有合理的目的，那么，即使是怪异的或受到厌恶的兴趣，我认为都应当被容忍。

引发某个特殊兴趣的原因可能是突然读到一个与众不同的人物，如哈利·波特。阿斯伯格综合征儿童认同小说中英雄面临的逆境，而且希望自己能够拥有这位英雄身上最终被发现的特殊能力。

特殊兴趣也有助于建立阿斯伯格综合征成人的个人认同感。在和他人交谈时，阿斯伯格综合征成人总是习惯介绍自己的兴趣，而不是个性。收集物品的兴趣可以同时带来安全感和认同感，虽然有时他们也会发展出一些新的兴趣。不过，如果有人这样建议："过去被你当作宝贝的收藏品，现在太占地方了，根本是一堆垃圾，还不如扔了算了。"他们肯定不会同意，因为这些收藏品代表了他的自我认同感和个人历史记忆，建议他处理掉这些物品就好比剁掉他的手指一样。

消磨时间、促进交谈和展示智力

一个人如果不投入社交活动，他会如何打发时间？特殊兴趣对阿斯伯格综合征个体来说就是好玩的娱乐活动，不仅增加了知识，也具有实用价值，如编写电脑软件或修理旧汽车。

阿斯伯格综合征个体在社交场合不善于谈话，不太了解闲聊或社交性聊天的规则，也不太能确定现场气氛下适合交谈的主题，这时如果有机会可以谈论（或演讲）与其特殊兴趣有关的话题，就能让他们感到自信，说话也会流畅许多。他可能在许多类似的互动场合演习过很多次，因此，他能滔滔不绝地说出这些内容。他们往往假定别人也跟他一样沉迷于相同的主题，或受到相同程度的感染。

阿斯伯格综合征个体的共同期望是避免在人前表现得愚蠢，因此，当他感觉自己的社交表现不如其他人的时候，就会以自己的才智补偿这种不足，表现得傲慢和虚荣。他们可能会来一段独白，谈论别人不熟悉的技术名词，从而充分展现自己的智力和渊博知识，给别人留下深刻印象。如果他刚好是大学教授，或是以使用冷僻专业术语著称的某领域专家，如律师、学者或医学专家，那么别人可能只会认为他是专业人士中常见的那种怪人，相对能够容忍或欣赏这些冷僻的知识，特别是当聆听者自己也希望获取一些新知识的时候。

父母的观点

从父母的角度来看，特殊兴趣带来了很多问题。对于孩子那种永不满足地追求特殊兴趣的渴望，父母通常感觉应当予以降温。一项针对父母的调查发现，为了更换或购买与孩子特殊兴趣有关的物品，他们经常要安排非例行的外出活动，或者因为孩子的特殊兴趣而在赴约的时候迟到，或者常常必须绕点儿远路，或安排一个特别的假期，以便孩子有机会接触到自己的特殊兴趣（Bashe and Kirby 2001）。

在孩子的游戏活动中，如果特殊兴趣一直在时间和优先权上占主导，也会带来很多问题。比如，父母安排的同龄孩子聚会可能就会因为自家孩子一直主导着游戏进程，明显缺乏和其他小朋友的互动和交谈而失败。不过，通常父母在送孩子生日礼物或圣诞礼物，或决定睡前要讲哪本故事书时，基本不用费心挑选。

阿斯伯格综合征儿童喜欢滔滔不绝地谈论某个主题，这样的癖好往往考验着父母和其他家人的耐心，特别是当他只是在演独角戏，对于别人的想法、意见和体验丝毫没有兴趣的时候。唐娜·威廉姆斯在自传中提到，自己的独白并不是为了与人对话，而只是说出自己心中的想法和解决问题的一种方式。

> 当我处在想说话的状态时，经常滔滔不绝地谈论我感兴趣的话题。年龄越大，我感兴趣的事情越多，我说话的时间就越长。我实在不想和其他人讨论什么，也不期待听到别人的答案或意见。如果有人打断我，我常常置之不理，或是用更大的声音压过他们。我觉得这个世界上最重要的一件事，就是通过讲话回应自己提出的问题，而我一直都是这么做的。（Williams 1998, p.49）

到了青春期，阿斯伯格综合征儿童想要保持沉浸在自己特殊兴趣中的渴望，可能会带来更多的问题。为了能接触自己的兴趣，他们可能经常不考虑后果。我认识一些对火车非常感兴趣的青少年，他们经常一个人跑去搭火车旅行，丝毫不考虑回程如何安排，或者不告诉父母自己的行程和目的地。他们完全没有意识到父母会因为不知道他们去了哪里或发生了什么事而感到不安。他们的经济状况也会因为在某个兴趣上出现和收入不成比例的支出而受到影响，甚至影响到整个家庭的生活，因为家人必须承担这样的经济后果，或想办法筹措这些额外的资金。

如果受到阻挠无法顺利专注于兴趣，阿斯伯格综合征个体会感到愤怒。卢克·杰克逊在自传中写道："我感受到一种难以形容的极度兴奋，必须一直谈论这件事，如果谁让我停止，我会非常痛苦，而且很容易勃然大怒。"（L. Jackson 2002, p.44）父母要注意的是，强迫中断孩子的活动，可能会造成他们过于激动。

如果强制断绝他们接触特殊兴趣的来源，可能会迫使阿斯伯格综合征个体触犯法律（Chen et al. 2003）。阿斯伯格综合征成人常常很在意其他人是否遵守法律，但是为了得到可以投入特殊兴趣的资金，有时他们自己却会采取不法途径（请参见第十五章）。

学校老师可能会注意到阿斯伯格综合征孩子在学校谈论特殊兴趣时的自言自语，这会让他在班里显得更加怪异，而且容易招来同学的捉弄，因为同龄人往往觉得他们太过无聊、迂腐、自我中心以及粗鲁。因此，特殊兴趣成为他们融入社会团体的一个障碍，而过于喜欢谈论和阅读与特殊兴趣相关的话题，也会干扰他们参与其他的活动，或者由于投入太多时间在特殊兴趣上，无法学习其他新的技能（Klin, Carter and Sparrow 1997）。

对于武器和枪支的兴趣，加上无法了解自己在盛怒时说的话会带来什么后果，包括那些煞有其事的口头恐吓，会导致阿斯伯格综合征儿童面临停学的处罚，甚至交给执法人员监护。

临床工作人员的观点

特殊兴趣能为临床工作人员带来很多信息。阿斯伯格综合征青少年和成人在接受诊断评估的时候，常常用一种戒备的方式与临床工作人员互动，经过仔细思考后才回答问题，总是显得犹豫不决而且不愿意加入对话。这是因为在与陌生人对话的时候，特别是当对方恰巧在观察和分析他们的行为和能力的时候，他们不太确定当时的对话脚本应该是怎样的。不过，只要一谈到特殊兴趣话题，他们就会发生戏剧性的转变，表情开始放松，神情热切，以一种充满活力和兴奋的口气陈述自己的知识，给临床工作者留下深刻的印象。这两种不同人格的对照可以作为阿斯伯格综合征的正向指标之一。

特殊兴趣的关注点也具有临床意义。当关注点转变到病态或恐怖的主题，比如死亡，可以视作抑郁症的指标；而对于武器、武术和复仇等主题感兴趣，则有可能因为在学校受到同学的欺凌（请参见第四章）。

阿斯伯格综合征儿童或成人会收集引发情绪苦恼或混乱成因的信息，从而帮助自己了解某一种情绪感受或情境的方式，如死亡或死亡率。一个阿斯伯格综合征儿童与祖父关系密切，他们两人常常一起在自家农场里散步，谈论与动物和农业机械有关的话题。在某一次散步途中，祖父因心脏病突发而意外过世，这个孩子并没有和别人谈论自己的悲伤情绪，不过开始对心脏病产生特殊兴趣。他大量阅读自己所能找到的介绍心脏病的书籍，希望能具体了解为什么挚爱和尊敬的祖父会突然去世。

临床工作者注意到，由于特殊兴趣变得非常强烈，主导了阿斯伯格综合征人士的生活，以致特殊兴趣不再令他们感到愉悦，在智力提高和心理补偿方面也不再有价值，反而成为生活中无法摆脱和多余的事情。无法控制投入特殊兴趣的时间也是强迫症的一个指标（Baron-Cohen 1990）。卢克·杰克逊在自传中写道："我根本无法解释某些事情不能实现的时候心里的那种感觉，那时候我的全身都好像要爆炸一样。"（L. Jackson 2002, p.56）如果特殊兴趣超越了心理"边界"，并非个人主观想要，且对个人生活品质造成不利的影响，这个人可能会被诊断为焦虑障碍，需要寻求专业帮助（请参见第六章）。特殊兴趣也与妄想障碍有关（Kurita 1999），这比较容易出现在对玄幻小说和超级英雄的特殊兴趣里，他们扮演英雄的角色，希望能成功与同伴互动，并获得尊重。阿斯伯格综合征个体如果无法区分自己与替代人格，认为自己本身拥有特殊或神奇的力量而且无所不能，那么这个特质即不适应阿斯伯格综合征本体人格，就具有临床意义。

特殊兴趣的某些部分也可以作为执行功能缺陷的一项指标（请参见第九章）。大脑执行区域（额叶）的作用之一是在认知和思考层面上控制所做的事和所说的话，执行区域也具有改变和抑制思考和行为的能力。阿斯伯格综合征个体在进行或谈论特殊兴趣时，容易呈现出固执的特征，陷入某个特定的狭隘范围，难以将思考和对话的焦点转移到另外一个主题上（Turner 1997）。这时，他们仿佛只有单轨的思维模式，只能固执不变地完成一个活动或一段独白。阿斯伯格综合征儿童或成人常提到自己的特殊兴趣主宰了所有的思考过程，很难打断自己的思考或正在做的事情而转向别的事情。这就好像事情一旦开始了，就有一种力量强迫他必须要完成。在事情自然结束之前，他们无法中断、分心，或关闭自己的强迫思维路线。

我们尚缺乏可以用来解释特殊兴趣发展的生物学模型，不过，最近一项针对 4 岁正常发展儿童的研究发现，男孩和女孩的兴趣狭窄与胎儿睾酮（foetal testosterone）有正相关（Knickmeyer et al. 2005）。尽管这可能是影响特殊兴趣发展的一个因素，不过前面提到的很多因素都会影响阿斯伯格综合征儿童和成人的兴趣发展。

我们认识到，特殊兴趣可以给阿斯伯格综合征个体带来非常大的乐趣。不过，有些曾服用过治疗焦虑症、抑郁症或愤怒情绪管理问题药物的个体提到，这些药物虽然能提升他们的情绪，却也使他们享受特殊兴趣的乐趣变得平淡了。临床工作者必须考虑并解释清楚情绪管理药物的好处和副作用，包括它如何影响特殊兴趣所带来的乐趣。

阿斯伯格综合征个体或家人常会问临床工作者，有什么策略可以管理、改变、减少特殊兴趣，或使之多样化，得到有效利用。对此，我们的确有一些可以提供帮助的建议。

减少、去除或有效利用特殊兴趣

虽然阿斯伯格综合征儿童希望增加投入特殊兴趣的时间，不过，父母和老师却希望能减少他们投入特殊兴趣的时间和次数，这样才能让他们有机会接触其他不同的活动。如果在特殊兴趣上投入太多时间，就会挤掉与家人和同伴的社会互动时间，甚至影响到家庭作业的完成。是否有策略可以减少他们投入特殊兴趣的时间？是否应该结束某些兴趣，并让这些兴趣发挥积极的作用呢？

控制接触机会

其实，问题不在于兴趣活动本身，而是相比其他活动，特殊兴趣占据的时间过多，造成过度垄断。我们可以使用闹钟或计时器有效控制兴趣活动的时间，当规定的时间一到，活动就必须停止，并积极鼓励他们选择其他的活动，比如和别人接触，做家务或完成某项任务。我们可以向他们保证，很快就会轮到下一个分配给特殊兴趣的时间段。需要注意，这些替代的活动必须和特殊兴趣彻底无关。由于儿童持续接触特殊兴趣的愿望通常很强烈，因此，从事新的活动时，应当安排在别的房间或室外。这个替代活动也应当是他相对喜欢的事情，即使不像对待特殊兴趣那样喜欢。这个方法的原理就在于给不同活动分配固定的时间段，鼓励儿童培养更广泛的兴趣。读者可以参见第六章情感剪贴簿里关于替代活动的一些建议。

控制接触的方案中需要为社交活动分配特定的时间，或将特殊兴趣转化为一种社交活动。在这段时间中，家长或老师要制定固定的时间表，跟他们一起讨论或探索这些兴趣。大人们要确定这段时间不会被其他活动打扰，而且双方都喜欢这样的体验。我发现在临床约诊的最后时间常常能找到这样的机会，这也是我增长知识的最好时机。我可以学习一些有趣主题的相关知识，比如《吉尼斯世界纪录》、蝴蝶、泰坦尼克号或气象系统等。以后若是遇到有相同兴趣的阿斯伯格综合征儿童，我就能展现对这个主题某种程度的权威认识，从而很快得到他的尊重。作为一个成人，如果你能解释自己感兴趣的东西，那么，这样的对话就具有共通性，两个人可以一起花时间讨论各自的兴趣爱好。

转换或去除不被接受的兴趣

如果特殊兴趣本身具有潜在的危险、不合法或可能遭到误解，比如，喜欢火、武器或色情，相应的策略就是想办法终止，或至少修正这样的兴趣，即使临床经验显示这并不容易。你必须向他们解释为什么其他人不接受这个兴趣，或者也可以用社交故事解释社会传统习俗。你也需要解释相关的法令，并尝试修正阿斯伯格综合征儿童目前的兴趣（Gray 1998）。假如他们对色情书刊感兴趣，可能是想了解两性关系和性知识。如果阿斯伯格综合征青少年和成人认为色情书刊的内容就代表普通人的实际情况，而且书中的性活动就是初次约会时的行为指导，这样的特殊兴趣就难以被社会接受。我们需要让他们了解，现在已经有一些专门的方案可以教导阿斯伯格综合征青少年和成人哪些是适合的亲密程度和性关系，色情书刊并不是获得正确知识的来源（Hénault 2005）。

卡罗尔·格雷（Gray 1998）开发的连环漫画对话方案使用单线条人物和想法框、对话框画出特定情境，可以帮助儿童了解别人的观点。连环漫画的内容可以描述儿童的想法，家人和其他成人的想法、情感和观点，社区群体的观点以及可能的后果等。我们可以借由儿童认可的个人形象帮他们作出符合逻辑、成熟和明智的决定，也可以设法转换兴趣的焦点，比如，将对毒药的兴趣转换为对消化系统或食虫植物的兴趣。

另一个可能的选择就是终止对这些兴趣的痴迷，同时积极寻求和鼓励可以接受的替代兴趣。不过我们必须认识到，替代兴趣的选择必须综合考虑儿童的特征、先前的兴趣类型和该项兴趣的功能。如果他的兴趣是武器以及用武器对学校里遭遇的欺凌进行报复，那么，应当采取的首要步骤就是终止欺凌事件。

建设性的应用

有时，不妨顺应孩子从事特殊兴趣的动机，而不是与之对抗。兴趣可以成为乐趣、知识、自我认同和自信心的来源，父母、老师和治疗师可以有建设性地加以利用。

动机和学习

普通儿童的学习动机是取悦父母和老师，加深其他人对他的印象，以及模仿或加入同伴活动当中。阿斯伯格综合征儿童的这些欲望或动机并不强，相比之下，他们对于特殊兴趣的渴望和动机往往超过取悦别人的愿望。所谓有建设性地利用特殊兴趣，就是通过结合他们的特殊兴趣，或是将特殊兴趣活动作为奖励，鼓励他们提高对自己不是很喜欢的活动的动机。如果幼儿对《托马斯火车》节目有兴趣，那么，可以将火车这个元素应用在不同年龄的书籍、数学活动、书写和绘画当中，因为他们通常喜欢阅读和自己喜爱人物相关的书籍，反之则不会。

如果他们对地理学和旗帜有特殊的兴趣，老师可以让他在课堂上和家庭作业中用小旗数数，而不一定和班上同学数同样的东西。家长经常碰到的问题是孩子写作业的动机，如果作业和特殊兴趣有关，那么完成作业就不成其为问题了（Hinton and Kern 1999）。

接触特殊兴趣的机会是一种积极的奖励方式（Mercier et al. 2000），我们可以要求他们完成课堂指定的任务，从而换取自由时间做自己感兴趣的事情。比如，在十分钟内做了十道数学题，就可以赚十分钟时间玩电脑。如果年龄较大的儿童对科学的某一分支有特殊兴趣，可以引导他们获得相关科学方法论的知识，参与科学竞赛并获得名次，从而达到自我激励和提高自信的目的。将儿童的特殊兴趣结合到课程当中，需要老师在课堂教学活动时具有更多的灵活性，教育体制应当鼓励这样的做法，这样的方法也有益于提高儿童的认知能力和注意力。

有些父母会剥夺孩子接触特殊兴趣的机会，作为行为不当或任务未完成的处罚。虽然这样的策略可以作为家庭行为处理方案的一部分，但如果孩子无法忍受与特殊兴趣隔离，可能会引发过激行为。我建议父母在以剥夺接触兴趣的机会作为处罚方式时，需要慎重，因为其他策略可能会更有效，而孩子的兴趣在日常生活中应该一直保持正面意义。不准孩子接触生活中少有的乐趣来源，绝对会招致他们的抗拒心理。

埃莉莎·加尼翁（Elisa Gagnon）开发出一种"威力卡"（Power Cards）的教学概念（Gagnon 2001），利用儿童的特殊兴趣提高学习的动机，帮助他们学习。这个策略可以在教室和家里使用。首先，我们要制作一些名片大小的卡片，提供与特殊兴趣有关的场景和人物的说明和建议。卡片的写法与社交故事的撰写方式一致，可以包括与特殊兴趣有关的图片和人物。比如，一位阿斯伯格综合征女孩因为太直截了当地评论同学而不受欢迎，她会大声说出"你有口臭"之类的话。因此，她必须学习尽量克制自己的看法，或通过一种委婉的方式表达。她很迷恋流行歌手布兰妮（Britney Spears），威力卡上就可以贴上布兰妮的图片，并写上布兰妮给她的忠告，告诉她应当如何与同学讲话。和特殊兴趣有关的内容能够吸引孩子的注意力，让他们更容易记住和采纳所提出的建议。

就业方向

有一些特殊兴趣最终会成为阿斯伯格综合征个体的主要收入来源和就业方向。有位阿斯伯格综合征青少年拥有令人惊叹的钓鱼知识，熟知不同鱼类和钓鱼设备。在他就读的高中里有一项职业体验课程，在学期结束的时候，每个学生都被分派到某个工作场所接受一天的工作实习。事先老师和他讨论什么样的工作适合他，然后建议他到当地一间钓具店去实习。实习当天他去了这家店就再也没回到学校，因为钓具店老板对他的相关知识和热情相当赞叹，相信他会是个很棒的员工，所以实习结束就决定雇用他。

对气候有特殊兴趣可能会受聘为气象人员；喜欢地图可以做出租车司机或卡车司机；对于不同文化和语言有兴趣，可以选择做导游或翻译工作。斯蒂芬·肖尔喜欢制作自行车和骑车，他告诉我，他把自己改装的自行车作为个人工作成就，在一间自行车店找到了机械技师的工作。他向经理展示自己改装的自行车，说明如何制作轮胎，这在当时是一个稀缺的、有价值的技能。车店经理一开始雇他制作十个自行车轮胎，接着增加他每天的工作时间，最后他甚至成为这家店的经理。

父母可以考虑指导孩子自我适应，帮助他们将特殊兴趣发展成收入或就业来源，如利用孩子与生俱来的操作电脑的能力。我相信，电脑绝对是由阿斯伯格综合征人士发明的，同时也是为他们发明的，21世纪的很多工作都需要电脑技能。喜欢书本和分类系统，可以转换为一名成功的图书馆员所必需的技能；如果喜欢动物，可以专攻兽医学。

天宝·格兰丁被确诊为高功能孤独症（或阿斯伯格综合征），她曾倡导孤独症和阿斯伯格综合征人士应当考虑培养针对某一特定主题的专业技能，这样其他人就会前来向他们讨教知识，而他们无须获得足够的社交能力四面出击才能得到工作机会。他们具有的专业能力和知识，会成为工作面试的资本，弥补他们在社交技巧方面的缺陷。

特殊兴趣的主要特征是累积知识和专门技术，而学术工作恰恰是积极运用特殊兴趣的一个例子。有位阿斯伯格综合征人士是加州某大学的教授，他写信给我说："学术生涯最棒的地方就是有人付钱给我谈论自己最喜欢的题目，学生必须在下面抄笔记而且考试时必须答题，来回应我们的智力独白。"

阿斯伯格综合征成人可能会聚集在一个需要特殊兴趣专业特征的工作环境里。在雇用大量工程师和电脑专家的公司里，阿斯伯格综合征员工的数量可能会超出人们想象，这时雇主可以创造一个对他们友好、欣赏其才能的工作环境。相同的情况也可能存在于艺术家团体中。作为作家或是艺术家，他们本身的专业特征使他们能够接受古怪或异常的个性特征（Fitzgerald 2005）。

作为认知行为疗法方案的一部分

情绪障碍的主要心理治疗方案就是认知行为疗法。我对认知行为疗法进行了一些修正，以配合阿斯伯格综合征个体不寻常的认知能力和社交技能表现（Sofronoff et al.2005）。其中的一项修改就是关于情感工具箱的概念和比喻。工具箱里有各种可以平复情绪的工具（请参见第六章），既然特殊兴趣的贡献之一是快乐和放松的来源，那么，工具箱里的某个工具就可以通过接触兴趣平复情绪。由于一些传统的情绪管理方式，如分散注意力、给予安慰和对话等可能对阿斯伯格综合征个体无法奏效，此时投入特殊兴趣可以实现放松、快乐和思维阻断的功能，防止心情进一步恶化。

我们也可以将特殊兴趣与认知行为疗法的认知重构相结合。比如，有位同时患有阿斯伯格综合征和强迫症的青少年非常害怕被细菌感染。他的特殊兴趣是观看有关时空旅行的电视剧《神秘博士》（Doctor Who）[1]。我们将治疗方案设计为鼓励他把自己想象成剧中的博士，被困在一个孤零零的星球上，星球上还有一个隐形的怪物，让他越来越害怕。而我，一个临床心理学家，被他想象成一名研究怪物行为的科学家。现在，由博士和科学家组成的工作团队，开发了一些策略制服怪物并逃离那个星球。这个主题因为经常出现在《神秘博士》的剧情中，它所提供的角色、概念和结构都很吸引青少年，我们的治疗也因此很成功。

认知行为疗法的情感教育主要是增进情感知识，了解情感如何影响思维、感受和行为，特殊兴趣也可以用作比喻的媒介。比如，某个女孩的特殊兴趣是天气，她创造出一种气压计模型，用来比喻情绪的变化，并且利用气候的特性表达想法（如大雾表示心情混乱等），以播报天气预报的方式解释自己的情感和想法。

一种交朋友的方式

特殊兴趣能够帮助阿斯伯格综合征儿童交朋友吗？当普通儿童或大人被问到"怎样才是好朋友"的时候，他们的答案是"喜欢同一种东西"，所以共享乐趣是友谊的基础。父母不妨将孩子的特殊兴趣作为社交的动力，鼓励他们建立友谊。地方性的家长支持团体不仅可以登记成员的姓名和地址，还可以把孩子的特殊兴趣也登记上去，以便安排比较有可能成功的友谊关系。不过我注意到，如果孩子中间有一方终止这一共同兴趣，友谊也会中断。阿斯伯格综合征成人在一些特殊的俱乐部和聚会场所可能会碰到兴趣相投的人，并找到可能成为朋友的对象。火车观察者俱乐部或《星际迷航》影迷会等，都可能是他们建立社

---

① 译注：英国科幻电视剧。

交关系的场合。

特殊兴趣也可以促进阿斯伯格综合征儿童与普通儿童之间的友谊，虽然未必都会成功。我的妻妹在艺术方面的能力非凡，能画出和照片一样有真实感的作品。她在未出版的自传中提到学校生活："我很渴望结交朋友，当有人称赞我的绘画作品时，我通常会慷慨地将画作送给对方，直到有人批评我自我感觉太过良好——这真是让我永生难忘的教训，我只不过是想赢得友谊。"

对电脑的特殊兴趣通常颇受同伴欢迎，当别人询问有关电脑的意见，或帮别人修理电脑死机的问题，或开发一些新的软件、电脑图像的时候，阿斯伯格综合征儿童总会感到无比的开心。这也是他们难得被别人真诚地需要和肯定的时刻。在学校里，他们可能因为对于电脑的共同兴趣而和几个朋友组成一个小团体，并有可能交到真心朋友。

有时，建立在共同兴趣基础上的友谊可能会超越柏拉图的阶段，形成更亲密的关系。我与阿斯伯格综合征成人的伴侣交谈时，常常听他们提到对方的特殊兴趣从一开始就吸引了自己。不过，当他们面临将生活重心放在扮演伴侣或父母的角色而非特殊兴趣优先的时候，可能会改变想法，日后非阿斯伯格综合征一方经常会抱怨对方花太多时间和资源在特殊兴趣之上。

特殊兴趣能帮助他们找到朋友，甚至找到终身伴侣。我曾经在一个会议上提到，对昆虫的兴趣可以让人成为昆虫学家，而这个兴趣也有助于在同行里建立友谊，甚至找到一位同行成为自己的伴侣。这虽然是我的假设，不过中间休息时有位女士过来告诉我，她和丈夫真的都是昆虫学家，而她直到最近才发现，不仅自己的儿子有阿斯伯格综合征，她的丈夫或许也是。她丈夫作为一位昆虫学家所具有的能力，让她对他的感情由钦佩转变为爱情。

学习什么时候可以谈论特殊兴趣

在和别人谈论自己的特殊兴趣时，阿斯伯格综合征儿童或成人必须学习解读相关线索和别人的反应，以确定这样的对话是双向的，且不局限于狭隘的范畴。此外，他们也必须掌握如何获得信息，以判断聆听者是否出现厌烦、尴尬或恼火的情绪。需要提醒阿斯伯格综合征个体定期检查对方对交谈过程的看法，以及对方是不是有话要说，他们需要注意对方表示赞同的点头动作，还有其他一些表示确实感兴趣的迹象。如果阿斯伯格综合征个体不确定自己能解读出这些信号，可以学着通过评论或提问了解更多相关信息，例如，"我希望这没有让你感到无聊"或"你对此事的看法和意见如何"。当谈到自己的特殊兴趣时，他们对时间的感受往往与别人不同，因此，必须随时提醒自己独白的时间是不是太长了。如同前面所提到的，快乐的时光总是过得特别快。

有时，父母或老师会用一些暗号提醒阿斯伯格综合征儿童辨认和回应其他儿童的微妙信号，同时考虑听取朋友们的知识和建议，或适时将话题转换到其他儿童感兴趣的内容。阿斯伯格综合征儿童也必须清楚地认识到，与哪些人谈论自己的特殊兴趣是合适的，而哪些人是不合适的。他们可以采用关系同心圆的概念，了解处在最里圈的人，如家人和亲朋好友等是适合谈论特殊兴趣的人选。如果要和不太熟的人谈论自己的特殊兴趣，必须对当时的环境氛围和社会性线索更加敏感。

某个阿斯伯格综合征青少年认识到，若是与陌生人谈论自己的特殊兴趣，必须先和对方交往一阵子。他希望我告诉他要等多久才能告诉某个有魅力的女孩，他的兴趣是参观墓地和记录墓碑上的碑文。他至少知道在热情地介绍这个城市的所有墓地之前，必须要等一等，这已经是很重要的进步。

特殊兴趣：问题还是天赋

汉斯·阿斯伯格医生对特殊兴趣一向抱着非常积极的态度，认为从中展现出来的能力是天赐的特别礼物。在他撰写的第一篇描述"孤独症人格"（他最初使用的名词）的文章中提道：

> 根据接触很多孩子的经验，而不是根据理论，我们认为这个男孩的正面和负面特征是天生的、必然的，它们连接而形成了真正的平衡人格中两个必要的部分。我们也可以这么形容，这个男孩面对自己以及外在世界所遇到的困难，是因为他拥有上天赐予的特殊礼物而必须付出的代价。（Asperger 1938, p.2）

特殊兴趣既是通往社会融合的桥梁，同时也是一种障碍，不过我们可以把特殊兴趣积极地应用在学校教育和心理治疗中，或作为他们建立成功事业的基础。当我们思考特殊兴趣的特征时，不仅要考虑这与阿斯伯格综合征个体自身利益的关系，同时也要考虑这些特殊兴趣对社会的利益。长久以来一直有个说法，在科学和艺术领域表现杰出的人其人格特征往往类似于阿斯伯格综合征人士的能力表现（Fitzgerald 2005; Ledgin 2002; Paradiz 2002）。

汉斯·阿斯伯格医生认为：

> 那些在科学和艺术领域有成就的人，好像都具有一些孤独症的特点。要想获得成功，必须具有逃避日常生活和琐碎事物的能力，而且需要创意，从另一个角度思考，并以一种崭新的方式呈现出来，最终把这些能力用在某个专门领域并获得非凡成就。（Asperger 1979,p.49）

不同的社会和文化对特殊兴趣有不同的看法。有些文化认为，一些兴趣是病态的，必须接受精神治疗和帮助，才能让他们获得生命的意义。不过也有些文化，特别是在英国，将这些人视为性格和善的怪人，而特殊兴趣也常成为高收视率电视节目的主题，鼓励观众欣赏另类人的能力和人格魅力。我看过一个英国的电视节目"古董巡回秀"（Antiques Roadshow），非常欣赏那些具有某些阿斯伯格综合征特征的热心收藏者。英国文化总是愿意接纳而且欣赏古怪的人。最后，我要借用一位阿斯伯格综合征人士的话作为本章的结束语。珍妮弗·麦基尔维·迈尔斯在发给我的电子邮件里说道："不要将特殊兴趣视为一种必须去除的毒瘤，而应当看作一种能够妥善管理的特质。"在我看来，这可以成为对社会有益的特质。

本章重点及策略

- 爱好和特殊兴趣之间具有临床意义上的区别，区别之一是特殊兴趣的强度和专注点往往表现异常。
- 奇怪或特殊的兴趣可能早在两三岁就产生了，一开始可能是非常着迷于物体的某个部分，如旋转玩具车的轮子或可以不断拨弄的电器开关。
- 特殊兴趣的下一个阶段会着迷于既不是人也不是玩具的物品，或沉迷于某一类型的物品，希望尽可能多地拥有。
- 接下来的阶段是收集与某一主题相关的事实资料和数据。

- 与特殊兴趣有关的知识大部分通过自我导引和自我学习获得。
- 到了青春前期或青春期，特殊兴趣可能进一步包括电子技术与电脑技术、玄幻小说、科幻小说，而且有时会迷恋某个特定人物。
- 特殊兴趣有两个重要的类别：收集物品和收集与某个主题或概念相关的知识。
- 有些女孩会对虚构小说而非事实资料产生特殊兴趣。
- 有时特殊兴趣是动物，喜欢的程度甚至会强烈到想要模仿动物的行为。
- 特殊兴趣有以下几种功能：

    1. 克服焦虑感。

    2. 快乐的源泉。

    3. 放松心情。

    4. 确保生活有较高的可预测性和确定性。

    5. 有助于认识自然世界。

    6. 创造一个替代世界逃避现实。

    7. 获得认同感。

    8. 消磨时间、促进交谈能力和显示智力。

- 家长需要尽力熄灭孩子对于接触特殊兴趣的永不满足的渴望。
- 特殊兴趣能为临床工作者提供很多信息。
- 执迷的焦点如果变成病态或恐怖的主题，如死亡，很有可能是患有临床抑郁症的一种指标；如果对武器、武术和复仇等主题产生特殊兴趣，则可能是在学校遭受欺凌。
- 为了解某一种感受或情境，阿斯伯格综合征儿童或成人可能收集导致情绪苦闷或混乱的信息。
- 无法控制投入特殊兴趣的时间，可能是患有强迫症的一项指标。
- 特殊兴趣的问题并不在活动本身，而是相对于其他活动，它所占据的时间和垄断性过度，可以使用闹钟或计时器约束该项活动的时间。
- 有控制地投入特殊兴趣，可以分配特定的社交时间，一起把特殊兴趣时间转化为社交活动。
- 如果特殊兴趣本身具有危险性、不合法或可能被误解，就需要终止或者至少修正这个兴趣，虽然临床经验显示这是件困难的工作。
- 有时，顺应孩子想要接触特殊兴趣的动机，而不是与之对抗，是更明智的做法。

- 特殊兴趣是快乐、知识、自我认同和自信心的来源，父母、老师和治疗师可以积极地加以利用。
- 父母可以考虑教导孩子以一种自我适应的方式，将特殊兴趣发展为收入来源或就业机会，如孩子与生俱来的电脑技术天分。
- 可以将特殊兴趣与认知行为疗法方案相结合，以理解和管理情绪。
- 特殊兴趣也可以用来促进与同伴以及有相同兴趣的其他阿斯伯格综合征人士之间的友谊。
- 当与人交谈的话题涉及特殊兴趣时，阿斯伯格综合征儿童和成人应首先学习辨别相关线索和别人的反应，以确定谈话能够具有互惠性并包含多种话题。
- 在考虑特殊兴趣的特征时，既要考虑它对阿斯伯格综合征个体的个人利益，也要兼顾对社会的利益。

第八章　语言

他们的共同特点是让人感觉不自然的语言。

——汉斯·阿斯伯格（［1944］1991）

汉斯·阿斯伯格医生很有说服力地描述了他所观察到的阿斯伯格综合征人士语言能力的异常表现，包括对话技巧、语言韵律和语言的流利程度等问题，以及他们异常的语言发育历史，如语言发育超前或发育迟缓。汉斯·阿斯伯格医生也描述了一类像成人一样说话的幼儿，他们拥有丰富的词汇量，能够使用相当复杂的句型。他说："如果仔细听，就一定能察觉孤独症人士在语言方面表现出的异常特征。因此，辨认这些特征，在诊断意义上具有特别的重要性。"（Asperger［1944］1991, p.70）

在克里斯托弗·吉尔伯格医生的诊断标准中，阿斯伯格综合征的诊断标准包括确认语言功能的异常表现，条件是具有以下至少三项言谈和语言特征：

1. 语言发育迟缓。
2. 表面上完美的表达性语言。
3. 太正式和学究式的语言。
4. 古怪的韵律和特有的口音。
5. 理解能力的缺陷，包括误解字面含义和隐含意义。

彼得·绍特马里及其同事的诊断标准也包括奇怪的语言特征，需要至少包括以下两项特点（Szatmari et al. 1989b）：

1. 音调异常。
2. 话太多。
3. 话太少。
4. 缺乏连贯性的交谈。

5. 用字独特。

6. 说话重复。

这些诊断标准结合了汉斯·阿斯伯格医生最初的描述，以及后来的医护人员在诊断评估中确认的语言能力特征。美国精神医学会的 DSM-IV 和世界卫生组织的 ICD-10 中针对阿斯伯格综合征的诊断标准都简单提到了语言能力，不过叙述的内容是："没有临床意义的语言普遍发育迟缓现象。"（APA 2002, p.84）遗憾的是，这句话可能被理解为他们的语言技能没有任何异常特征。从调查研究、临床经验和父母的描述来看，阿斯伯格综合征儿童到了 5 岁，语言能力即使没有表现出一般的发育迟缓问题，也会在一些特定和不明显的方面表现异常。

DSM-IV 诊断标准的附加段落中提到了语言的异常特征，包括非常关注某些特定主题，冗长的言谈，无法判断和运用对话的传统规则，阿斯伯格综合征儿童使用的字词明显成人化。不过，这些特征并没有包含在 DSM-IV 的诊断标准中。我个人认为异常的语言能力是阿斯伯格综合征必然的特征之一，应当纳入 DSM-V 之中。

语言能力的评估

用来评估接受性和表达性语言能力的常规标准化测验可能无法敏感地检测到阿斯伯格综合征儿童和成人的特殊语言特征。一般来说，他们的语言表面结构，包括词汇量的发展，以及说出复杂句型的能力，大都属于正常年龄段的发展范围。不过，使用正式的语言评估工具，如"语言基础临床评估第四版"（Clinical Evaluation of Language fundamentals IV, CELF-IV），就会发现他们在接受性语言能力方面存在问题，特别是在特定的语言理解部分，比如，理解语言修辞，以及对于复杂度较高的口头指令内容的解释、回忆和执行的能力较低（Koning and Magill-Evan 2001）。

这也可以解释父母和老师常常碰到的问题，即某个孩子虽然有时能像成人一样说出复杂的句子，但是，当大人给出这个年龄的孩子能理解的一系列指令，并要求他完成的时候，他却显得非常困惑。因此，虽然这些孩子倾向于使用复杂的句子，但并不代表他能完全理解复杂指令。

这些孩子的语言能力还包括发展得很好的语义、语法和词汇量,因此,人们常常觉得他不需要接受语言治疗服务(Paul and Sutherland 2003)。不过,父母和老师通常需要接受特别指导,学习如何鼓励这些孩子进行双向对话(Linblad 2005),而对话技巧常常会妨碍这些孩子和其他孩子的融合。对语言能力的正式评估,应当包括用一系列测试检查语言的实际运用(或对话技巧)(Bishop and Baird 2001),也应当包括韵律,比如,重音在关键字或音节上的使用,以及口语的流畅性和音调。应当对广义的语言进行评估,其中包括修辞的理解、书写语言、叙事能力(讲故事的能力)和非语言交流的能力,比如,身体语言和情感交流能力。此外,评估过程中还需要检查他们是否会刻板或有创意地使用语言。

语言知识和语言应用之间存在显著的区别。在接受语言病理学家正式测试时,孩子可能表现出很好的语言知识能力,但在真实生活情境中,比如,和同伴一起玩的时候,他们却在语言处理速度方面出现明显的困难。此外,如果是处在有其他干扰或是嘈杂的环境中,他们也会在听觉认知和理解别人谈话方面出现困难。

评估过程也应当检查运用口头语言之外的其他交流方式,以及表达自己想法和感受的能力。我观察到阿斯伯格综合征个体有一个有趣的语言能力,他们可能在面对面的谈话中难以说明某个重要的情感事件,但在电脑上以写日记或发电子邮件的方式,可以流畅深入地表达自己的内在想法和情感。他们的书面语言能力通常优于口头交流能力(Frith 2004)。

语言的特征和困难

阿斯伯格综合征儿童的语言特征包括某些突出的能力。他们可能会发展出惊人的词汇量,甚至包括一些专门的技术术语(通常和特殊兴趣有关),以及类似成人的不像孩子的表达方式。有时,这些儿童的谈吐就像个"小博士",能针对某个特定主题发表精彩的独白,让人注目。不过他们到青少年时代还保持这样的特征的话,常常会因此被社会小团体所排斥。他们对自然世界和物体的功能天生感到好奇,而且喜欢问问题,提供引人入胜的事实资料。我在与阿斯伯格综合征个体交谈时,非常享受这种智力型交换信息的谈话过程。我也发现他们，特别是成人所拥有的知识常常超过我，他们在解释某些特定概念时表现得非常耐心——特别是在他们帮助我解决电脑问题的时候，有了他们我才不至于情绪崩溃。

有些后来被诊断为阿斯伯格综合征的幼童，语言发展可能会有迟缓现象，不过，他们第一次开口说的话可能就包含了好几个单词和句子。我的妻妹 3 岁时还不会说话，但她第一次开口讲的话却令人印象深刻。那一次，她想亲一下爸爸的脸颊，但是突然缩了回去，口中说道："我不要亲爸爸，爸爸要用胡佛（Hoover）了。"胡佛是一种吸尘器的牌子，她缩回去的理由是爸爸没有刮胡子。从这件事上还可以显示出她在字词使用方面富有想象力——把剃须刀解释为处理胡子的吸尘器。

有些孩子的发音虽然与年龄相当，但可能会因为过分准确而显得异常。他们口中的字词就像是书面语言的录音，而不是一般的口头表达方式，这也许是因为他们主要通过自我阅读而不是聆听交流学习语言。他们还可能会改变通常的发音方式，在某些特定音节加强重音。我观察过一些阿斯伯格综合征幼童，他们往往不是通过与家人和同伴的对话发展语言，而是从电视节目和电影中学来的。阿斯伯格综合征幼童学习单词的发音，通常是模仿自己第一次听到的人的发音。这也可以说明，为何现在很多英国和澳洲的阿斯伯格综合征幼儿说话常常是美式发音，因为他们学到的词汇和发音方式都来自电视里的美国动画片和电影，而不是来自本地人的谈话。当家里其他人讲话都是当地口音，而孩子的口音像外国人的时候，这个特征就会非常明显。

阿斯伯格综合征儿童也可能创造一些自己的词汇或新词（Tantam 1991; Volden and Lord 1991）。有个孩子创造了一个新词"snook"，用来代表冰块里的巧克力碎片，另外"clink"（叮当声）代表磁铁。当另一个孩子被问到为何对小婴儿弟弟不感兴趣的时候，他回答说："他不会走路，也不会说话，他坏掉了。"有个孩子把房间弄得乱七八糟，满地都是玩具，他解释自己正在"tidying down"（是 tidying up ——整理房间的反义词）。我的妻妹会称"ankle"（脚踝）是"wrist of my foot"（脚的手腕），而冰块是"water bones"（水骨头）。

有时某个单词的发音或意思会让孩子大笑不已。他可能会一边大声重复这个单词，一边笑个不停，却没想到和别人分享或解释这个字的好玩之处。这种奇怪的幽默感是阿斯伯格综合征儿童的特征之一，常常令父母和老师感到困惑。

这种用新奇的观点看待语言的能力的确很迷人，也是阿斯伯格综合征有特点和有创意的一面。或许我们可以给孩子颁发创造力奖，对他新发明的单词、短语和新的解释等横向思维能力给予奖励，并鼓励他将这些新创的字词用在自己的写作当中。

虽然他们的语言能力有一些正面的特性，同时也有一些特别的困难，最明显的是没有能力按照当时的环境氛围调整谈话内容。普通学龄儿童能够参与双向或"平衡"的对话，察觉到对方的知识、兴趣和意图，以及明白如何依照社会规范决定自己该说些什么，怎么说和如何聆听。语言病理学家将这种依照社会氛围所做的语言调整和使用称为语言的语用①。本章后面将详细讨论这部分的问题，并给父母和老师提供一些教育策略。

阿斯伯格综合征人士说话的韵律和声调可能也会异常，有些人的声调非常平淡，让人感觉刻板单调。和环境氛围相比，他们讲话的音量不是太响就是太轻。如果说话声音太大，可能会惊吓家人，也会给想减少教室嘈杂声音的老师造成困难。有些人的声调可能频率很高或者鼻音很重，这种过于独特的声音容易让听众走神。有时，他们说话的流利程度和速度也可能过快，特别是当他们很兴奋或谈到自己的特殊兴趣时。相比之下，当他们需要思考该说些什么，特别是在社交对话中需要先了解别人的想法和感受才能回答时，说话的方式就显得格外笨拙。

与阿斯伯格综合征个体交谈的过程中可能出现沟通突然卡壳的时候。他会突然陷入沉思，考虑自己该说些什么，或者努力保证自己能集中注意力，而且避免注视对方的面孔。这种暂时打断对话的姿态和缺乏目光注视的现象，可能让交谈对方感到非常困惑，他们本来预期能得到即时的反应，现在却不知道是否应当打断他的沉思，重新开始两人的对话。一般在这种情况下我会耐心等待，因为我知道某些成人不喜欢被别人打断，他们一旦被打断，就得从头开始再思考一遍。

虽然有些阿斯伯格综合征人士不喜欢被别人打断，他们自己却总是打岔或抢别人的话。老师可能会抱怨某个阿斯伯格综合征学生，当他正在说话或做事的时候讨厌被人打断，自己却总忘记留意别人发出的不喜欢被打断的警告信号。人们常常向语言病理学家和临床心理医师请教如何制止阿斯伯格综合征学生不

①注：语言的语用（pragmatic aspects of language）是指在社会情境中修改和使用语言。

停打断老师讲话的行为。

在对话当中，阿斯伯格综合征个体还会频繁地改变话题，他们不会察觉到对方可能看不出不同主题之间的逻辑关联。这种对话方式或独白缺乏结构，容易被认为是缺乏连贯性，或是与周围环境无关的一连串个人思考和经验的表达。他无法站在对方的角度发现对方可能正在费力跟上他说话的逻辑，正在纳闷想他到底要表达什么，以及考虑是否有机会插上话。很明显，这个过程中缺少了一些意在融合交流双方思路的对话，比如，"你对这个建议有什么看法？"或是"你有类似的经验吗？"

某些阿斯伯格综合征儿童和成人还有一个语言特征，就是喜欢大声说出自己的想法，评论自己的行为，或者不需要听众单纯地自言自语（Hippler and Klicpera 2004）。普通儿童在幼儿时期的共同特点是在独自或和同伴一起玩耍时会说出自己的想法。不过等到他们开始上学以后，就学会保留自己的想法不讲出来，毕竟，自言自语会被看成有心理障碍。虽然人们一直期待阿斯伯格综合征儿童发展到保留自己内心想法的阶段，不过这个等待时间可能会很长，多年后他们还会直接说出自己的内心想法。这种行为常会干扰班上其他同学的注意力，他们在操场独处时自言自语的行为也容易遭到同伴的取笑，而他们自己也会因为太投入自我"交谈"中，无法听到老师的教学内容。

这种行为的发生有几个原因。首先，孩子不容易受到同伴的影响而表现得安静，或是他们并不太在意自己表现得不一样。另外，说话对他们自己来说可能有着积极的意义，或者能让他们有安全感。举个例子，一位阿斯伯格综合征青少年提道："跟自己说话，能帮助我了解和练习怎样把一个想法表达得很好。"另一个孩子这样解释道：

> 我喜欢听到自己说话的声音，因为这样我才不会感到孤单。而且我也有一点担心，害怕如果不多说话，自己的声音就会不见了，因为我一直到将近5岁的时候才会讲话。（Dewey 1991, p.204）

另外一个理由是他们可能正在预习第二天可能发生的对话，或正在复习过去的对话，以尝试了解话中的含义。阿斯伯格综合征儿童或成人容易感到焦虑，有时和自己说话就成为一种自我安慰和稳定情绪的方式。普通人习惯在心里想，而他们习惯把安慰自己的话说出来。

我们必须找出他们喜欢自言自语的原因，或许这只是发育迟缓的一种表现，但也可能是整理自己思路的一种方法，从而提高自己的理解力，提供舒适感。如果这种方式带来问题，那就应当鼓励孩子练习轻声细语，而不是像正常讲话一样大声说出来，同时也要试着让他们在人多的地方表现为只想不说。我注意到，某些阿斯伯格综合征成人陷入沉思时，他们的嘴唇还在不停地动，就好像这个人的大脑和嘴巴无法脱钩一样。

阿斯伯格综合征人士异常的语言能力会造成继发性的社交后果。同龄儿童可能会因为他们的对话技能有问题而不愿意和他们玩耍和谈话，或者戏弄和嘲笑他们特殊的口音。汉斯·阿斯伯格医生提道："他们的语言，常常就像漫画，容易引起一些无知听众的嘲讽。"（Asperger［1944］1991, p.70）因此，提高语言能力的治疗方案应当成为阿斯伯格综合征儿童服务计划中的必要组成部分。

对话的技巧

如果你有机会听到阿斯伯格综合征儿童的谈话，可能会很惊讶，他们竟然能使用这么复杂的句子和大量的技术术语。不过和高超的语言知识能力相比，谈话给人的整体印象是他在自然对话的方面会犯一些奇怪的错误。

阿斯伯格综合征个体一般不会遵守传统的对话规范，比如，如何开始、延续和结束一次对话。他们可能会以一段与当时情境毫不相关的评论开始讲话，或者以违反社会或文化规范的方式开始。例如，一个年幼的孩子在超市里会径直走向陌生人，这样开始他的对话过程："你有气缸式割草机吗？"然后马上开始长篇独白他在花园机械方面的渊博知识，而且一旦这样的对话开始，就好像少了关闭开关，非得等到这个孩子把预先准备好的练习脚本都说完为止。有时，孩子的脚本已经练习了太多次，以至父母都能确切知道下面他们要说些什么。

阿斯伯格综合征个体通常无法觉察这种独白对听众的影响，他们无视对方尴尬、迷惑和想要结束谈话的表情，所以我们的印象是他们只是说，从来没有听，无法觉察微妙的非语言信号，无法及时调整对话进程。他们没有能力在谈话中辨别和判断当时的环境氛围、社会阶层和传统规范，不会尝试将对方的评论、感受或知识纳入对话当中。

除去独自发表长篇大论，阿斯伯格综合征个体往往根本不愿意加入谈话。

当他们碰到有趣的话题时，可能因为啰嗦而让人厌烦，不过碰到自己不感兴趣的主题，或者必须由别人来介绍的话题时，就不愿意继续这段对话（Paul and Sutherland 2003）。给我留下很深印象的是许多阿斯伯格综合征个体认为，对话就是一个交换信息、学习和汇报的机会，如果没有实用信息的交换，何必浪费时间对话呢？

对话技能缺陷的另一个例子是他们缺乏修复对话的相关知识。如果对方的讲话变得让人困惑，可能是因为对方讲得不够准确或回答得不够清楚，这时大部分人的自然反应是先澄清，以保证继续这个话题。在不知道下面该说什么的时候，阿斯伯格综合征个体通常没有信心承认"我不知道"或"我糊涂了"，也不会说"我不太理解你的意思"，"这个话题不太容易讨论"或"我不知道该说些什么"，而是花相当长时间默默思考应当怎么回答，或者突然转换到自己熟悉的话题。这样的谈话过程缺乏灵活的主题和想法，无法产生相关的意见（Bishop and Frazier Norbury 2005）。因此，有他们参与的对话过程可能会突然改变主题或出现离题的回应（Adams et al. 2002; Fine et al. 1994）。我在与阿斯伯格综合征个体谈话中发现，他们有一个让人不喜欢的特点，就是无论开始谈什么，最后他们总会切换到自己的特殊兴趣上，或者谈着谈着就突然变换到完全不一样的话题中。

如果谈话对方感到困惑，阿斯伯格综合征个体通常缺乏灵活性，主动使用另外一种说法向对方解释清楚，或是采用手势或比喻方式帮助对方了解谈话的内容。当阿斯伯格综合征个体被问问题，或被期待表示意见时，他们通常保持沉默，避免回答新的问题或提供新的相关的信息（Capps, Kehres and Sigman 1998）。这不一定是冷漠或无礼的态度，只从另一个方面说明他们真的在补救和持续对话上存在困难。

对话中容易出现的另一个异常特征是他们常作出一些看似不相关的回应。有时，他们的评述或提出的问题与对话的主题没有明显关系，他们的话语只是一些单词的联结，先前对话的片段，或是一些非常古怪的语言；仿佛他们说的是脑子里最先浮现的想法，而不知道其他人会因此而感到困惑。目前我们还不清楚这个特征发生的原因，不过可能和他们的冲动性，较难组织一个有逻辑的结构或顺序叙述或描述事情，以及无法感知别人的想法等因素有关。如果发生这种情况，你可能不知道是否应当回应这个不相关的评论，或是不理会而继续原来的对话内容。我倾向于采取不理会这些离题评论的做法，继续专注在原先的主要话题上。

阿斯伯格综合征儿童和成人也容易出现打断或抢别人话的行为。天宝·格兰丁这样描述：

> 过去几年，我越来越察觉到在人们之间产生的像电火花一样碰撞的现象。我观察到，如果有几个人在一起交谈得很愉快，他们的谈话和笑声会遵循一定的韵律。他们会一起开怀大笑，然后安静地谈话，直到下一次大笑开始另一个循环。而我总是很难融入这样的韵律当中，我常常打断大家的谈话，却没有意识到自己犯了错误，其中主要的问题是我无法捕捉到这种韵律节奏。（Grandin 1995, pp. 91-92）

这种打岔行为容易惹怒他人，而且让人感觉阿斯伯格综合征个体非常粗鲁。参与谈话的另一方必须认识到这本质上是阿斯伯格综合征的一个特点，而不是因为他们缺乏对别人的尊重。

在一般的对话过程中，听者被期待作出一些表示专注的明显信号，比如，点头、同情的表情或发出"嗯、啊、是"等声音，以表达自己正在专心聆听。这些行为能够在谈话双方之间制造出一种融洽感，而且保持听众与谈话人同步；此外，也应该同时伴随有手势和身体动作，特别是当谈话的双方有良好的关系时。如果谈话的一方有阿斯伯格综合征，这类信号就没有那么明显。虽然我们可能会清楚地看到表示不同意的信号，却不容易看到表示同意、专注聆听和同情的信号。阿斯伯格综合征个体通常被认为是一个很差的聆听者，面对一个偶然相识的人，这或许不是一个大问题，不过处在伴侣、亲属、朋友或同事的关系中，这就值得注意了。

有时，交流一方会批评阿斯伯格综合征个体谈话时没有分寸，或太天真，说出一些伤害别人感情的真话，或言语不适合当时情境。从儿童早期开始，普通儿童就能根据不同的谈话对象调整自己的话题，这主要是他们根据对社会阶层和规范的认识，以及对他人想法和感受的感知，认识到自己必须抑制某些意见。由于心理理论能力的缺陷或发育迟缓（请参见第五章），对阿斯伯格综合征个体来说，与人对话就像行走在布满雷区的社交领域，对话的另一方常因为阿斯伯格综合征个体提出的意见、批评和价值评判而感到被冒犯。不过，阿斯伯格综合征个体本身其实并没有冒犯他人的意图，只是说出了心中的真实想法。和其他人不同的是，他们本能选择的是忠于事实和真相，而不是对方的感受。

有时，问题不在于阿斯伯格综合征个体所说的话，而是在于他们说话的方式。他们给人的印象可能总是过分挑剔，不愿意赞美别人，容易和人发生摩擦，好争辩，没礼貌。普通人通常知道什么时候该多想和少说话，以及如何避开和调整一些被视为冒犯的意见。我们必须理解阿斯伯格综合征个体本质上并没有恶意，他们只是能力上有缺陷。

缺陷或发育迟缓的心理理论能力也可以说明语用缺陷的另一个特征，那就是阿斯伯格综合征个体不太能确定别人已经知道什么，或想要知道什么。当一个普通孩子的妈妈问"今天你在学校里做了些什么？"，孩子已经了解妈妈希望知道什么内容，但阿斯伯格综合征孩子就会因这个问题不够准确陷入发呆状态，他不知道妈妈是想知道自己跟谁说过哪些话，学了些什么功课，去了哪些地方，跟谁一起玩，是否感到开心，是否被人捉弄，还是老师说了什么和做了什么。结果，孩子的反应就可能是不做任何回答，或者事无巨细地描述当天发生的点点滴滴，希望可以蒙中妈妈想要知道的正确答案。

当要求阿斯伯格综合征儿童描述一件事情的时候，也就是展示所谓的叙事性语言能力，他可能无法说出一段有组织和有连贯框架的故事内容（Abele and Grenier 2005）。6岁左右的普通儿童可以有条理地整理出一段叙事性故事，让听众很容易能理解，这样的故事通常有一个清楚的框架和合乎逻辑的顺序，强调了主要事件、想法和结果（Landa 2000）。当普通儿童被问到周末做了什么的时候，他们会先分析所有可能的信息，以便确定哪些部分是相关的和听众会感兴趣的，同时会考虑说出这些事实所要花费的时间，以及自己可能有多少时间描述这件事。阿斯伯格综合征儿童和某些成人的叙事性语言交流能力存在严重的发展迟缓的问题，他们叙述的故事没有明显的开头，给听众提供的信息要么过多，要么过少，但缺乏关键资料，而且容易偏离主题去谈一些不相关的内容。此外，他们也很难作出总结和切中要点，容易让听众感觉无聊和不耐烦，因为听众期待的往往是一个比较简短且更连贯的故事。虽然他们的故事中有事实资料，不过常常缺少逻辑性结构，也没有参与者的想法和感受。别人因为这些语句错误，容易误会他们故意表现得反应迟钝或者不合作，从而不愿意继续和他们交谈。

改善对话技巧的策略

阿斯伯格综合征个体需要发展对话技巧的特别指导，包括运用社交故事（Gray 1998）说明社交氛围和规范，给予学习和练习对话的机会，以及一些提高心理理论能力成熟度的活动。

第三章曾经提到，改善社会理解力的一些策略也可以提高语用的技能。社交故事可以帮助谈话中的每位参与者理解社会氛围和规范、他人的期待、彼此的想法和感受等，此外也可以指导阿斯伯格综合征人士什么时候适合采用交谈的补救机制。在第一个社交故事里，必须记载儿童目前的对话技能，而接下来的社交故事则应当在记录现有能力的故事和学习新知识的故事之间取得平衡。社交故事或社会性文章也可以针对青少年或成人，卡罗尔·格雷写的《社会技能工作手册》（*Social Workbook*）可以作为阿斯伯格综合征年轻人发展和理解赞美的指导手册（Gray 1999）。

虽然社交故事可以促进社会性认知和知识，不过，在一个可控的而且富有支持性的环境中练习新的技能，也是非常重要的。语言病理学家、教师和心理学家可以提供社交技巧方案，包括改善对话技巧的活动（Abele and Grenier 2005; Chin and Bernard-Opitz 2000）。

方案的第一个阶段是找出阿斯伯格综合征儿童和成人的语用能力和常犯的错误。他们在不同的情况下可能会犯不同的错误，比如，阿斯伯格综合征儿童和成人对话时可能表现比较正常，和同伴一起玩时就会犯下明显的语用错误，而且不懂什么时候应当用正式语言，什么时候需要应用非正式的用语。一位青少年可能不知道同伴的流行口语词汇和感兴趣的话题。一位阿斯伯格综合征成人或许能参与一些具体问题的讨论，却很难参与社交闲聊或谈恋爱。

接下来是利用社交故事或社会性文章改变认知，然后通过个人或团体形式的教育和讨论，辨认需要补救对话的社会性线索或信号。参与者可以在导师的指导和鼓励下大量练习新的回应方式和技巧，最后将这些新的对话技巧运用在实际情况中。阿斯伯格综合征儿童可以利用游戏和角色扮演活动学习和练习这些新的技能（Schoroeder 2003）。有一个方法可以吸引孩子真正关注他人，而且增强寻找好朋友的动机，就是向孩子说明"有时说一些别人想要听的事情，是一种友善和友好的行为"。此外，也必须教导他们如何退出或结束对话，避免无休止地持续对话。

为了避免阿斯伯格综合征儿童因害怕自己能力不足而不愿意参与对话，成人可以故意犯一些语用或对话错误，要求孩子找出来，然后让孩子建议大人应当如何改善。孩子可以如此示范回应大人要求的能力："那你告诉我应当说什么。"如果孩子在练习中不太确定该说什么或者做什么，大人可以在孩子耳边小声指导。

阿斯伯格综合征儿童需要了解那些显示有必要更改固定对话脚本的线索，例如，在聊近期一次购物时有人遇到了不愉快的事，如丢钱包，我们需要更改对话脚本，插入一些原来没有准备过的安慰的话。阿斯伯格综合征儿童很少主动表达同情，不过成人如果能示范正确的表达方式，就可以被儿童当作模板，学习构建自己的同情语言（Loveland and Tunali 1991）。因此，即使他们有时搞不清这些线索的重要性，如果父母或老师能先做示范，仍然能鼓励他们作出适当的回应。

阿斯伯格综合征儿童和成人也需要学习一些请求帮助的问句和意见，以便补救不当的谈话内容或做一些澄清。如"我有点糊涂了，请你解释一下你的意思"，"我们了解彼此的想法吗"，或是"我对你的看法很感兴趣"。

其他相关的谈话技巧还包括寻求或评论别人的意见、能力和经验，表示同情、同意和赞美，知道如何让话题变得更有趣，知道如何以及什么时候该注意聆听和注视对方。这些都是相当复杂且高深的技能，对于阿斯伯格综合征儿童和青少年来说困难很大。有一个教学活动可以鼓励年幼的儿童熟悉这些技能，导师（老师、治疗师或父母）坐在孩子旁边，让他和其他儿童或成人对话。这个导师伏在孩子耳边，轻声教他该说些什么、做些什么以及什么时候说。导师需要指出相关的对话线索，建议或提示怎样去回答，慢慢鼓励他独立和人对话。例如，小声说"问问杰茜卡她最喜欢的电视节目是什么？"或是加入认同语句"我也喜欢这个节目"。这样，谈话的内容就不会只局限于一连串的问题当中。

在教室里可以安排两人一组的活动，鼓励阿斯伯格综合征儿童参与练习对话技巧，这样每一位参与者都有机会练习如何开始和延续跟朋友的对话。课堂上事先安排许多开场白，比如"你今天好吗"或"你觉得天气会变得怎样"，或是新闻里的专题题目。每一个孩子也必须确认并记住对话对象的个人相关资料，并想出一些相关的问题、评论或对话的主题。比如，"你祖母感觉好些了吗？"

"我真的很喜欢你的新眼镜"，或"昨晚的《辛普森一家》新片特别可乐"。另外还有一个活动，就是试着从谈话中找出双方的共同兴趣，彼此分享想法，从而建立两人友谊的基础。

改善谈话能力的训练方案包括教学计划和练习活动，可以用来增强：

1. 聆听能力。
2. 给予和接受赞美或批评的能力。
3. 察觉何时和怎样打断别人的谈话。
4. 用连接句引入谈话主题变更的能力。
5. 修正批评意见的能力。
6. 不知道该说什么或做什么的时候，知道如何问问题的能力。

阿斯伯格综合征儿童也需要一些指导和练习学习如何挑选话题，知道什么时候该放弃谈话的控制权和结束谈话。我们也可以用录像记录活动内容，重复播放确认对话中的错误和成功的表现，也可以利用电视节目和影片的片段显示对话技巧失败的例子。还有一些活动可以练习说故事的能力，以及强调重要信息的方式，构建一个清楚及连贯的框架。年幼的孩子可以用没有文字的图画书编故事，至于年龄大一点的孩子，在即将与人对话之前，可以预先准备讲故事。举个例子，父母帮孩子准备："今天去奶奶家，她可能会问你昨天生日聚会的情况，让我们先来练习一下你需要怎么说。"在整个训练过程中，重点在于帮助他们学习新的技能，让他们在对话中不再感觉无能为力，并随时指出和赞赏他们的任何进步表现。

阿斯伯格综合征青少年可能不愿意参加专门训练对话的团体，不过如果能将对话技巧辅导和学校的戏剧课程结合起来，他们就比较容易接受。无论是从同学的看法还是他们本人想维护的自我形象来看，参加戏剧课都是比较有益的事情。戏剧课的导演（不是治疗师）预先提供对话脚本，指导身体语言、音调和情感的表现，此外也可以就日常对话情境给予指导和练习，帮助他们确定应当说什么和怎么说。最后，这些脚本模式和新的技巧可以应用在真实生活中，而不仅仅是舞台上。此外，还可以鼓励他们观察谈话技巧好的同学，吸收并模仿他们的能力。有时这种演练会取得非常突出的效果，他们甚至不知不觉就发现自己的谈话技巧有很大进步，还搞不清自己从哪儿学到这么多。

卡罗尔·格雷首创的连环漫画对话技术（1998）可以说明谈话中各个人物的想法和感受是什么。画出单线条人物代表交谈各方，用语言框和想法框以及情感颜色标示出个人的内在想法。语言框还可以用不同的画法表达出情感——比如，以尖角边框表示生气，波浪代表焦虑等。此外，用不同的颜色表示情感，由孩子自己挑选某些颜色代表快乐和正面的描述，另一种颜色代表不愉快的想法。我们可以整理出一个完整的颜色列表，比如，用粉红色画出令人尴尬的评论，蓝色画出悲伤的情绪等等，这种方法还可以扩展到用于表示个人的说话声调和身体语言。

阿斯伯格综合征个体因为经常喜欢打断别人的谈话而名声不好，可以利用社交故事向他们说明，打断别人的行为会怎样影响他人的思考和心情。俗话说，一幅图胜过千言万语，连环漫画对话可以提供大量图示，如图8.1就显示了怎样用连环漫画表现打断对话行为的影响。

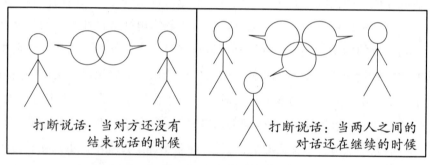

打断说话：当对方还没有结束说话的时候　　打断说话：当两人之间的对话还在继续的时候

打断说话：我的话刚好撞到其他人说的话

图8.1　连环漫画对话：打断说话

通过指导和角色扮演活动，可以明确一些什么时候开始说话的线索，这应该是一个话题或谈话的段落自然结束的时候，或者是别人的眼神传递出"该你说话了"的信息的时候。当阿斯伯格综合征个体看到这类"绿灯"的信号而作出适当回应的时候，应当给予表扬。

利用连环漫画对话探索和解释在对话和游戏中自然包括的一系列信息和意义，是一个非常有用的方法。许多阿斯伯格综合征儿童对于别人的捉弄或取笑常常感到困惑和烦恼。运用语言框和想法框，加上不同的颜色，就可以指出那些隐藏的信息，并帮助儿童了解别人会从他的语言和对话中感知什么。

年幼的阿斯伯格综合征儿童常假定别人和自己对某件事的想法完全相同，或者假定别人说出来的话和他们心中的想法一样。通过连环漫画对话可以说明在同一情境下每个人的想法和感受可能非常不同，而每个人真正说出来的话可能与心中所想的内容也不完全一致。连环漫画对话还有另一个优点，它可以显示一段对话中事件的先后顺序，并且指出其中可能出现的所有其他替代说法或行为会怎样影响后续结果。

第五章提到了许多教导心理理论能力的活动也可以用来改善对话能力。互动式DVD《想法解读：关于情感的互动式指导》（Mind Reading: the Interactive guide to Emotions, 2004）可以帮助阿斯伯格综合征个体有效地学习辨认他人面部表情和说话声调的变化，也可以帮助他们学习补救不当的对话。阿斯伯格综合征儿童和成人都可以使用这套DVD，因为在这套DVD里依照难度情感分成了不同的等级。成人也可以自行阅读一些自助手册，获得有关对话技巧的指导（Gabor 2001）。

方案的最后一个阶段是将这些新学到的对话技巧运用到实际生活中，不过必须先告诉同伴和家人他们新学到的这些对话技巧，以确定他们是否在生活中成功地使用了这些技巧，从而提高他们继续学习的动机和自信心。还有一点非常重要，要及时表扬阿斯伯格综合征个体的成功对话表现，明确指出他们哪些话说得合适，称赞他们的对话技能一直保持进步。随着成熟度的增加，阿斯伯格综合征个体对掌握对话新技能的要求也随之出现，我们需要安排长期计划，解释清楚需要学习的新技能，然后让他们加以练习。对话技巧的教导应当是一项终身学习的方案。

字面意义理解

阿斯伯格综合征个体习惯于只从字面意义理解其他人说的话，因此，对谚语、反话、修辞、影射和讽刺的言语常常感到非常困惑。有个简单的例子可以说明他们只从字面意义理解对话：父亲待客的时候请小儿子泡一壶茶，过了好半天，还没有等到这壶茶来，就问儿子："让你泡的茶呢？"儿子回答说："在茶壶里啊。"儿子显然没有理解父亲最初的请求不只是把茶泡上，还包括为每个人端来一杯茶。阿斯伯格综合征个体并不是存心偷懒、迟钝或挑衅他人，他们只是照着字面意义理解，不了解话中隐含的其他意思。

在一次诊断评估中，我问一位阿斯伯格综合征年幼女孩："你会数到十吗？"她回答说："会。"然后继续默默地玩着玩具。对字面的解释也可以反应在理解图片内容上，比如，一个阿斯伯格综合征孩子在看动画片《飞奔鸵鸟和大灰狼》（Road Runner），狼从悬崖上掉下来时突然打开一把雨伞，代替降落伞的功能。孩子很困惑地说："又没有下雨，它为什么要打伞？"

阿斯伯格综合征个体并非故意要让人烦或者很笨，相反，他们是的确不理解这些隐含的、暗示的或多重的意义。这个特征也会影响到对常见短语、谚语和隐喻的理解，比如：

1. Has the cat got your tongue?

（字面意思：猫咬了你的舌头吗？译注：描述对方因惊讶、尴尬而一时不知说什么好的神态。）

2. You're pulling my leg.

（字面意思：你在拉我的腿。译注：指责对方在愚弄你，让你发火。）

3. A flat battery.

（字面意思：一个没气的电池。译注：电池快没电了。）

4. I caught his eye.

（字面意思：我抓到了他的眼睛。译注：我引起了他的注意。）

5. Looks can kill.

（字面意思：外貌能杀人。译注：太迷人了。）

6. Your voice is breaking.

（字面意思：你的声音断了。译注：电话掉线了。）

7. Keep your eye on the ball.

（字面意思：把你的眼睛一直放在球上。译注：盯住那个球。）

8. Pull yourself together.

（字面意思：自己放在一起。译注：振作起来。）

9. I've changed my mind.

（字面意思：我把脑子换了。译注：我改主意了。）

我观察到，以上每个句子都会让阿斯伯格综合征孩子多少有点困惑，所以你必须一个一个地准确解释许多修辞的非字面意义。这些年来，家长和心理学家都已经认识到阿斯伯格综合征个体有字面意义理解的问题，所以积累了一些教学经验。市面上目前有两本书详细地解释了英语中各种隐喻和日常用语的意义，一本适合孩子，一本适合成人（Stuart-Hamilton 2004; Welton and Telford 2004）。

社交故事也可以用来帮助理解修辞手法，比如谚语，且看卡罗尔·格雷如何用下面的社交故事解释短语"我改主意了"（I've changed my mind）的真正意思。

> 有时有人会说："我改主意了。"
>
> 这表示，他们原来有一个主意，不过现在他们又有一个新的主意。
>
> 当有人改主意时，我要试着保持冷静。
>
> 当有人说"我改主意了"，我应当这样理解，就像有人写了一些东西之后，感觉不对，然后用橡皮擦掉，再重写一些新的内容。（Attwood 1998, p.77）

我们可以安排教学活动，让孩子列举出一些令他们倍感困扰的例句，比如"chill out"（字面意义：冷出去了；实际意义：冷静）或"catch you later"（字面意义：待会儿抓你；实际意义：一会儿见），然后一起猜测这些语句的真正意义。我们可以通过编写小故事解释这些语句的含义，同时也描述一些可以使用这些语句的场景。

阿斯伯格综合征个体对于捉弄、讽刺和挖苦的语言也常感到困惑。有研究指出，考虑到阿斯伯格综合征个体的智力和语言能力发展程度，他们对俗语的理解能力要低于预期表现（Kerbel and Grunwell 1998）。其他同学，有时甚至老师也喜欢拿他们的天真开玩笑。某些嘲讽的语言会让阿斯伯格综合征个体认为对方在说谎（Martin and McDonald 2004）。话语中隐藏的意义让他们难以捉摸，他们的思维也不够灵活，无法理解话中有话，往往只能根据逻辑性判断，不会进一步思考其象征意义，而且假定别人说的话就代表了他们心中真正的想法。修辞用法对他们来说是不合逻辑的，也正是因此，他们认为其他人根本无法说清楚心中的复杂意图。

只作字面的意义理解可能造成品行或行为规范的问题。唐娜·威廉姆斯在她的自传中提道：

　　别人对我说的话，特别是字里行间的隐含意思，对我而言只有在一个特定的时刻和情境之下才具有意义。有一次，我们到国会大厦参观，被警卫抓住并严重警告不可以在墙上乱写乱画。我明确答应了他绝对不会再这么做，但是十分钟之后，我就因在围墙上涂写再次被警卫抓住。我并不是忽视了他们的警告，也不是故意捣乱，我根本就认为这次做的和之前做的完全是两码事。（Williams 1998, p.64）

　　父母、老师和家人必须理解阿斯伯格综合征个体习惯于只理解字面意义，每次交谈时都停下来想一想，他们会不会误解或不理解刚刚提出的意见和指导。不管在何时出现字面意义理解的问题，都必须向他说明实际隐含的意义和完整的意思。我的妻妹在青少年时期也出现过这种问题。有一次她接电话，对方问她"萨拉（萨拉是她姐姐）在吗？"因为当时萨拉不在那个房间，因此她回答说不在，而且迅速挂上电话。幸好当时打电话的人正是我，我知道她有只做字面理解的倾向，因此，就又打过去告诉她，如果萨拉不在那个房间，希望她能找到萨拉，让她来接电话，这样我就可以和她通话。

韵律

　　如果你听过阿斯伯格综合征人士讲话，就会知道什么叫异常的音高、异常的重音和异常的节奏，亦即语言的韵律或旋律有异常表现（Fine et al. 1991; Paul et al. 2005; Shriberg et al. 2001）。此外，他们也可能欠缺对声调的调整功能，导致说话声音平淡单调，重音的模式怪异，或者发音过于清晰，强调每个音节。

　　语言的韵律一般有三种不同层次的功能：语法、语用和感情。语法功能是用来表达说话的句子是一种问句（句尾音调上扬）还是一个陈述句（句尾音调下降），或者一个单词做名词还是动词使用。阿斯伯格综合征儿童和成人这部分的韵律功能受到的影响最少。语用功能的作用是给听者提供社会性信息，利用强弱或对比的重音传递重点想法、意见和意图，或者让听者注意到新的谈话内容，就像阅读时用荧光笔划出重点一样。

　　韵律的感情功能是传达感受和态度的一种方式。简单的一句"你过来"可以用不同的口气来表示，如发现有趣事情而高兴的口气，或焦虑需要安抚的口气，或即将执行一个处罚时的生气的口气（Pyles 2002）。有研究证实了父母和医护人员的印象，即阿斯伯格综合征儿童和成人的语言韵律，特别是有关语用和情感部分，的确表现异常（Shriberg et al. 2001）。他们的语言并没有传递出他人预期的社会性和情感信息。

某些阿斯伯格综合征儿童和成人的语言韵律极不顺畅，包括字词重复的频率过多，和同龄人相比，说话有停顿的地方较少，字的发音不正确或者怪异等。有时他们的谈话也有音量方面的问题，常常是声音过大，有时也会出现如同汉斯·阿斯伯格医生最先提到的鼻音或高频的声音，后来的研究也证实了这个最初的发现（Shriberg et al. 2001）。

阿斯伯格综合征儿童和成人听其他人说话时也往往难以理解对方声调的变化、抑扬顿挫和强调某些字词之间的相关性（Koning and Magill-Evans 2001）。在辨认对话方不同的意图、想法和情感时，这些微妙的线索是非常重要的。从安德鲁·马修（Andrew Matthew）写的《结交朋友》（*Making Friends*）一书中摘录的一段内容，可以说明在加重不同字词的语气时，意义会有什么变化（Matthews 1990, p.129）。

> I didn't say she stole my money。（我没有说她偷了我的钱。）
>
> **我**没有说她偷了我的钱。（是别人说的）
>
> 我**没有**说她偷了我的钱。（我的确没有说）
>
> 我没有**说**她偷了我的钱。（不过我暗示了）
>
> 我没有说**她**偷了我的钱。（其他人偷的）
>
> 我没有说她**偷了**我的钱。（她肯定对我的钱做了什么）
>
> 我没有说她偷了**我的**钱。（她偷了其他人的钱）
>
> 我没有说她偷了我的**钱**。（她偷了别的东西）

这些句子在字面上完全一样，只是重音放在不同的词上，就出现了七种不同的意思。

如果阿斯伯格综合征个体在语言的表达和语言认知方面存在韵律的问题，必须接受指导了解韵律是怎样传递信息的。角色扮演、听录音和戏剧活动，都可以解释重音的改变方式和原因。加重某一个字的发音，类似用笔画出重点，考虑需要加重那些自己想要对听众传递的重要想法、感受和信息。听录音时，可以使用"指出隐藏信息"的教学游戏以确认说话者的想法和感受。《想法解读：关于情感的互动式指导》这套 DVD 里也包括一些表达特定情感的录音。这些活动可以用来识别情绪感受，并可以作为一种范例，练习如何表达某一种特定情感。第六章介绍的情感沟通活动也可以改善对语言韵律部分的理解和应用。

阿斯伯格综合征儿童还需要了解音量、说话速度和语调如何影响听众对他们话语的理解。录音可以帮助进行有用的深入观察。我们也可以使用特殊兴趣比喻策略，鼓励提高他们口语的可理解性，比如，"你的话就像火车跑得太快，我没法跳上去。"

学究型的谈吐

在其他人听来，阿斯伯格综合征儿童和成人的语言表达往往太学究气、过于正式和自命不凡（Ghaziuddin and Gerstein 1996; Ghaziuddin et al. 2000; Kerbeshian et al. 1990），其特征包括提供太多的信息，强调规则和事无巨细的资料，喜欢纠正别人话中的错误，使用过于正式的句型，刻板地解释别人的话。他们给人的印象往往是好争辩，而不是单纯地给对方纠错。阿斯伯格综合征个体常被认为像个学究，不过这并不是赞美。

某个阿斯伯格综合征青少年帮爸爸清洁办公大楼，爸爸要求儿子清空所有的垃圾桶。过了一会儿，爸爸看到有些垃圾桶里还有东西，他有点恼火地问儿子原因，儿子回答说："那个不是垃圾桶，那是藤编的篮子。"这种迂腐的特征容易被认为是一种挑衅行为，就像我在美国和一位阿斯伯格综合征年轻人谈话时遇到的一样。这个年轻人非常着迷于不同牌子汽车的最高时速和不同国家道路的最高限速。谈话的气氛一直非常友好，直到我提到"低速可以省油"这句话，这个年轻人忽然生气了，激烈抗议我的用字错误，汽油应当是"gasoline"而不是"petrol"[①]。

阿斯伯格综合征儿童选用的字词往往过于正式。例如，有一个 5 岁的女孩，当姐姐到学校接她回家时，她问："我的母亲在家吗？"姐姐回答："不在，妈咪还没回家。"显然这家孩子习惯用"妈咪"这个词，不过这个孩子却用了不寻常的正式表达方法称呼自己的妈妈。当他们称呼其他人时，也习惯用全名加称谓的方式，比如，不说"Hello, Mary"（你好，玛丽），而是说"Hello, Mrs.

①译注："gasoline"和"petrol"都是汽油，"gasoline"用于美国和加拿大，"petrol"用于其他英语国家。

Mary Smith"（你好，玛丽·史密斯夫人）。

有时这些孩子的用字、用词方式很像成人，因为他们的语言风格往往是从听大人说话、和大人的互动中习得的，而不是从其他孩子那儿学的。比如，我们会发现某个阿斯伯格综合征孩子的口音一直和当地孩子不一样，保留了妈妈的家乡话口音（Baron-Cohen and Staunton 1994）。通常，我们期待学龄孩子的口音会很快变得和同学一样，而且我们注意到搬家到不同口音地区的普通孩子都是这样的，但是，阿斯伯格综合征孩子却不太可能出现这种情况。他们一旦听到某个词和短句，就会一直保持最初的发音，有经验的人一听就知道孩子模仿的是哪里人。

学究型言谈的另一个特征是他们较难忍受抽象或缺乏准确性的字词，因此，他们的家人应当避免使用"或许""可能""有时""等一下"之类的说法。乔利夫曾解释说：

> 生活就是这么的挣扎，不能确定的事情对其他人可能微不足道，但是我就感觉非常糟糕。如果家里有人说"我们明天可能去逛街"，或者有人说"我们再等等看吧"，他们不会了解，这种不确定性会给我带来极大的不安全感。我费尽心思想要确定事情到底会不会发生。不确定性还可能表现在其他方面，比如，东西到底放在哪里，别人对我的期待到底是怎样的。（Jolliffe et al. 1992, p.16）

当他们感到焦虑时，学究现象就会更加严重。有时阿斯伯格综合征孩子喜欢不停地问父母问题，希望父母保证某件事到底什么时候发生。为了避免模棱两可，降低孩子的焦虑感，有时父母也要和孩子一样变得一板一眼。

听知觉及异常

一些阿斯伯格综合征人士在自传中提到一个困难，如果有几个人一起讲话，他们就无法只专心听其中一个人的声音，其他人的声音会失真地混淆在一起，完全无法分辨。在我的临床经验中，有个孩子所在的学校是两个班级合在一个教室上课。当他自己的老师在念数学测验时，另一个班的老师在念拼写测验。当老师批改他的考卷时，发现他把两个测验的答案都写在一起了。

坎迪（Candy）解释了为什么"太多声音会让别人的话变得难以理解"。如果有太多人同时说话，特别是他们谈的都是同一个主题，如教室里很多同学之间的小声讨论，阿斯伯格综合征孩子就会非常困惑。已有研究证实，阿斯伯格综合征儿童和成人处在太多背景谈论和嘈杂的环境中无法理解别人的话（Alcantara et al. 2004），也无法感知、辨别和处理听觉信息（Jansson Verkasalo et al. 2005）。

大部分人会利用嘈杂背景声稍小的片刻努力去了解对方谈话的重点，即"填补空缺"的能力，以便更明确对方说的话，但阿斯伯格综合征个体的这种能力很弱。这个信息对父母，特别是老师非常重要。为了帮助孩子提高听知觉和理解能力，必须减少环境中嘈杂的声音和谈话，让这些孩子的座位尽量靠近老师，以便更清楚地听到老师的话，同时确保他们真正听清楚了老师的教学内容。我们要了解，这个问题来源于他们可能异常的听知觉能力，而不是走神。

达伦·怀特（Darren White）描述过在嘈杂的环境中无法分辨别人的谈话：

> 一开始我还能偶尔听懂一两个单词，可是接下来所有的词就通通混在一起了，我根本分不清句子在哪里开头，在哪里结尾。（White and White 1987, p.224）

> 在学校我总是显得懒散，因为有时听不清老师的指令，眼睛也会变得模糊，看不清黑板上的字，然后老师就会说："达伦你赶快做作业。"（White and White 1987, p.225）

唐娜·威廉姆斯也提道：

> 我听到的任何声音好像都得经过一个复杂的大脑检查程序才能被破译。有时别人得把某个句子给我重复好几遍，因为我只能听到一些片段，仿佛是我的大脑在把句子分段处理，没有整体性，让这句话对我来说显得非常奇怪，不知所云。这就好比有人不停地在动电视机的音量调节，让声音时大时小而变得无法听清一样。（Williams 1998, p.64）

天宝·格兰丁也提道：

> 直到现在，我还是无法调整自己的听觉频道，比如，我用收音机听

自己喜欢的歌曲的时候，突然发现自己几乎漏掉了一大半的内容，我的听知觉常会不自觉地关掉。在大学上课的时候，我必须不停地抄笔记，才能避免我的听觉换频道。（Grandin 1990, p.61）

如果听觉感知问题变得非常严重，可能会表现出"选择性耳聋"现象，这时就必须安排语言病理学家或听力专家评估孩子的大脑听觉信息处理能力。他们不一定是听觉器官出现了问题，有可能是大脑处理听觉信息的区域出了问题。

我们应当鼓励阿斯伯格综合征孩子在产生听觉理解问题的时候请求对方再说一遍，或是用更简单的方式、更简单的词再说一次。不过，他们往往不好意思请求别人的帮助，因为害怕被人认为自己笨，或担心大人生气。我们可以请孩子大声复述一遍刚刚听到的话，或问他"你可以告诉我，我要你做什么吗？"，从而确定他是否真的理解了。

成人可以特意在每个句子之间都停顿一下，让孩子有时间处理已经听到的信息，也可以选择使用更多的文字指令。特雷泽·乔利夫提到过使用这些策略的好处。

> 有人跟我说话时，我必须得努力用心地听，试图把握每一个机会听出这些字句的意思。在我读大学第一个学位时，我还可以应付得来，因为可以事先预习功课，老师也会把内容写在黑板上，教材讲解也会按照逻辑顺序教给学生，老师说话的速度不快，总是会在每个句子之后停一两秒钟，让我有时间分辨出更准确的内容。在阅读时，就不会有这种破译句子的困难，因为每个字的意思会马上展现在眼前。（Jolliffe et al. 1992, p.14）

因此，如果阿斯伯格综合征个体只需要专注在一种声音来源上，或者每一个句子结束的时候有短暂的停顿，或者指令是书面书写的，就更有助于他们的理解。下面这个例子可以说明阅读比听讲更容易被理解：一个年轻人在工作上表现很不错，因为流水线经理总是会在口头指示后再给他一张书面总结；但是来了一位新经理之后，他拒绝花时间给这位阿斯伯格综合征员工写书面说明，这个年轻人在车间里难以听懂复杂的口头指示，因为不知道自己究竟该做什么而显得非常焦虑，工作表现也日益退步。最后这位新经理终于了解，书面指示对于这位特殊员工太重要了。

有些孩子会发展出相当早熟的阅读能力（请参见第九章），对书面文字的解码能力超强，不过他们的理解能力受限于语言发展的程度。这些孩子或许能读出一些其他同龄孩子不认识的单词，不过，在评估这些孩子的阅读能力时，会发现他们虽然阅读准确度相对超前，但阅读综合理解力却和他们的语言能力同样发育迟缓。因此，书面和文字的指示应当配合孩子的语言综合理解能力，而不是依据说或阅读复杂单词的能力。

语言流利程度

阿斯伯格综合征孩子的另一个语言特征是有时话太多，有时话太少，当谈到自己真正喜爱的特殊兴趣时，总是喋喋不休，有问不完的问题，像永不停歇的"潺潺小溪"（这也是他们不懂的一种比喻修辞用法），不过有时也让人感觉乏味。孩子们求知若渴，也总是能用相当流利的语言展示自己的知识，但他们往往需要学习什么时候停止谈话，保持安静。

有些孩子可能会在一段时间变得不爱说话，或是根本不说了。临床经验发现，有些孩子只跟父母说话，在别人面前或教室里从不开口（Gillberg and Billstedt 2000; Kopp and Gillberg 1997）。语言的流利程度会受到焦虑感的影响，特雷泽·乔利夫说：

> 孤独症人士感觉最失败的事就是很难对别人解释自己的感受，不管是受到伤害或感到害怕，还是觉得不舒服，你总是无法为自己辩解。有时我会通过服用药物降低恐惧感，虽然在我感到害怕的时候，会尝试告诉别人，不过我总是无法在事情发生的当时说出来。还有好几次当陌生人问我名字时，我竟然害怕到记不起来。可是在心情放松的时候，连只听过一次的电话号码和公式我都能背出来。当我非常害怕面对某人或某事，或者感觉非常痛苦的时候，常常只能出现一些动作或发出怪声，什么话也说不出来。（Jolliffe et al. 1992, p.14）

因此，不太说话甚或根本不说话的原因可能是焦虑感太高，有些成人在焦虑的时候还会出现口吃。此时他们的问题就不是语言技巧的问题，而是情绪影响到语言表达的能力。如果这类问题比较明显，我们要首先考虑那些帮助他们克服焦虑感的策略（请参见第六章）。

阿斯伯格综合征对话法

这么多年来，我对阿斯伯格综合征人士的认知能力、社会能力和语言能力已经有了相当程度的理解，也有无数和他们对话的机会。我开发了一套与他们谈话的"阿斯伯格综合征对话法"，其主要原则是仔细考虑该和他们谈什么，以及如何谈话。与阿斯伯格综合征个体交谈应当避免使用普通人常用的修辞手法，因为他们习惯于从字面上理解别人的话。如果谈话内容涉及社会规范、想法和感受，我建议在每一句话之间要有短暂的停顿，让他们有时间运用智力（而不是天生直觉）处理刚接收的信息。天宝·格兰丁和我提过，对她来说，普通人的语速太快了，她总是无法及时处理来自所有频道的沟通信息，无论是对方说的话、口语的韵律，还是身体语言和面部表情。

采用阿斯伯格综合征对话法，普通人要明确说出自己的意图，避免模棱两可或不必要的微妙言辞。要允许阿斯伯格综合征个体在回答问题之前有一些时间整理自己的想法，并保证他们不必因为短暂的沉默或缺少目光接触而感到不好意思。如果想通过接触、手势表达情感，记得先做口头说明，比如，摸手臂代表同情，收到礼物回应一个亲吻，而不要给他们带来没有预期的、不愉快的意外。

同时，我们还应该有清晰的、最好与谈话内容一致的面部表情，最好避免捉弄和讽刺的言语。阿斯伯格综合征个体需要明确知道对方理解他说的话，而他们自己却不太确定如何回应别人的称赞和表扬。如果有可能的话，尽量保证谈话环境不太嘈杂，或转移到比较安静的地方进行。面对可能导致压力升高的场景，特别是试图在一个拥挤的地方交谈时，他们的语言理解能力和口语流畅度都会受到影响。还有，很重要的一点是不要批评他们直言坦率的特征，要知道这些人天生就不善言辞。

外语

前面一章提到，许多阿斯伯格综合征个体会发展出特殊兴趣，某些人有学习外语的天赋，外语因此成为他们的特殊兴趣。他们往往能学习多种外语，而且发音非常标准，让说母语的人都听不出口音。一般英国人学习法语，法国人很容易就能听出讲话的是英国人，而阿斯伯格综合征人士在学习外语时，发音几乎和当地人一样。这项能力有助于他们发展和语言相关的职业，比如，翻译或解说员。不过，有一种通用语言能让所有的阿斯伯格综合征人士觉得困难，即社交语言。就像杰夫（Geoff）曾对我说过："当我参与社交谈话时，就像面对一门外语。"假如对阿斯伯格综合征人士来说社交语言就像一门外语，从他们很小的时候我们就教导和鼓励他们学习社交语言，那么他们的"第二语言"最终也许可能和"本地人"说得一样好。

本章重点及策略

- 语言能力异常是阿斯伯格综合征的必然特征。
- 一般用来评估接受性和表达性语言能力的标准化测验，可能无法准确检测阿斯伯格综合征儿童和成人特殊的语言特征。
- 虽然阿斯伯格综合征儿童能够使用复杂的句型，但这并不代表他可以完全理解复杂的口头指示。
- 在接受语言病理学家的正式测试时，阿斯伯格综合征儿童可能表现出很好的语言知识能力，但在现实生活的语言应用中，他们在语言处理速度上仍有较大困难。
- 有些后来被诊断为阿斯伯格综合征的幼童，可能有语言发育迟缓现象，不过他们第一次开口说话时就可能包含好几个单词或直接说出句子。
- 阿斯伯格综合征人士很难遵循传统的谈话规范，不懂得如何开始、延续和结束一段对话。
- 社交故事可以帮助谈话中的每一方认识社会氛围和规范、对方的期待、彼此的想法和感受。
- 互动式游戏和角色扮演活动可以学习和练习新的谈话技能。
- 成人可以在必要的时候假装犯一些语用或对话错误，要求孩子挑出不好的谈话技巧。

- 阿斯伯格综合征儿童和成人也需要学习一些救援的问句和意见，用来补救不当的谈话内容或寻求澄清。

- 有一个活动适合年幼的阿斯伯格综合征儿童，即教导者坐在儿童旁边鼓励他和别的孩子或成人对话，他可以伏在儿童耳边，轻声教他该说什么或做些什么，以及什么时候说。

- 包含教学计划和练习活动的训练方案可以改善谈话能力，用来增强：

  1. 聆听能力。

  2. 给予和接受赞美或批评的能力。

  3. 察觉何时和怎样打断别人的谈话。

  4. 用连接句引入谈话主题变更的能力。

  5. 修正批评意见的能力。

  6. 不知道该说什么或做什么的时候，知道如何问问题的能力。

  7. 训练方案中也可以用录像记录活动内容，重复播放，并找出对话时犯的错误和成功的表现。

- 青少年可能不愿意参加对话训练团体，不过，如果能将有关谈话技巧的指导和学校高中戏剧课程结合，他们可能就比较愿意加入。

- 连环漫画对话可以说明谈话中双方的想法和感受。

- 经常表扬阿斯伯格综合征个体与人交谈中的成功表现，指出他恰当的谈话（或保持沉默）和行为，是非常重要的。

- 阿斯伯格综合征个体习惯于只从字面上理解别人的话，因此，对于一些谚语、反话、修辞、隐喻，特别是讽刺的话，常感到非常困惑。

- 阿斯伯格综合征个体认为修辞不合逻辑，也是他们认为普通人无法表达清楚心中复杂意图的一个证明。

- 阿斯伯格综合征儿童和成人听别人说话时，在理解声调变化、抑扬顿挫或某些字句上重音的相关性上也有困难。

- 角色扮演、聆听录音和戏剧活动，都可以用来说明音调、转折和重音的改变，以及暗示表达的信息。

- 阿斯伯格综合征个体很难忍受抽象或缺乏准确性的字词，因此，家人应当避免使用"或许、可能、有时、等一下"之类的说法。

- 不少人在自传中提到，如果有几个人在一起说话，他就无法只专心听一个人的声音，各种声音会混淆失真。
- 要提高听觉感知能力和理解力，必须减少环境中的嘈杂声音。
- 书写或文字的指示语应当配合孩子的语言理解能力，而不是依据说或阅读复杂词汇的能力。
- 我发展出一套与阿斯伯格综合征人士谈话的"阿斯伯格综合征对话法"，主要原则是仔细考虑该和他们谈些什么，以及如何谈话。
- 采用阿斯伯格综合征对话法时，一般人要清楚说明自己的意图，避免模棱两可或不必要的微妙言辞，而且必须允许他们在回答问题之前有一段时间整理自己的想法，让他们不必为了短暂的沉默或缺少目光接触而感到别扭。
- 不要因为他们的直言坦率而生气，要知道这些人天生就不善言辞。
- 假如我们同意对阿斯伯格综合征个体而言，社交语言就像一门外语，那么，可以从很小的时候就开始教导和鼓励他们学习社交语言，他们的"第二语言"有可能说得和"本地人"一样好。

第九章 认知能力

在与逻辑思考或特殊兴趣相关的领域，他们的能力表现得很突出，老师也常对他们的解答感到惊讶；而面对机械式学习，特别是需要注意力集中的时候，包括抄写、拼写和计算，这些"聪明"的孩子就会严重失败，考试成绩常处于及格边缘。

——汉斯·阿斯伯格（1938）

阿斯伯格综合征儿童和成人的认知能力（即思考和学习能力）有一些不寻常的特征。某些幼儿在入学时学业能力超出同龄儿童水平。这种超前的识字和算术水平，可能是因为他们从很小开始就自己观看"芝麻街"一类的电视教育节目，使用电脑教育软件，或大量阅读儿童书籍，阅读与特殊兴趣有关的资料。有些幼儿仿佛能轻易地"破解"基础阅读、拼写或算术问题，而且这些学科会成为他们的特殊兴趣。相比之下，也有一些儿童的学业能力发展明显迟缓。通过针对早期认知能力的评估会发现，他们有特定的学习障碍。相比普通孩子，更多阿斯伯格综合征儿童的认知能力处于两个极端。

在学校里，老师很快会发现阿斯伯格综合征儿童独特的学习风格。他们天生擅长理解逻辑和自然世界，关注细节，喜欢以系统的方式记忆和整理事实资料（Baron-Cohen 2003）。不过这些孩子很容易分心，特别是在教室里。当他们解决问题时，也常固执于一个特定想法，而且害怕失败。随着年级的增长，老师会发现他们的组织能力也有问题，特别是完成家庭作业和作文的能力。还有，这些孩子明显无法遵从指导，或从错误经验中学习。学年成绩单会显示，他们的学业表现非常不平衡，某些领域成绩特别优秀，而某些领域则需要补习。

老师和父母必须了解阿斯伯格综合征儿童特殊的思考和学习能力，才能改善他们的认知能力和学业成绩。通常来说，孩子去学校上学是为了两个目的：学习功课和社交。如果阿斯伯格综合征孩子在学校里不能成功发展社会性，那么，学业成绩就变得更加重要，也必然成为孩子上学的主要目的，以及建立自信心的重要来源。

单靠阿斯伯格综合征的诊断评估，不能为了解某个孩子具体认知能力提供足够全面的信息，不过我们可以通过标准化智力测验和学业考试等正规测试结果，得到更多有价值的信息。

智力测验显示的能力分析

标准化智力测验至少包括十几个分项的测验，可以广泛测量智力水平。一些分项测验评估语言推理，另外一些评估视觉推理，心理学上将视觉推理命名为"操作智商"（Performance IQ）。而智商通常分为"语言智商"（Verbal IQ）、"操作智商"和"总智商"。总智商根据四个独立因素计算，即语言理解、知觉推理、工作记忆 [1] 和处理速度。虽然阿斯伯格综合征个体的语言智商、操作智商和总智商都可能在正常范围之内（即 IQ 超过 70），但医护工作者更有兴趣的是，他们的语言智商和操作智商之间是否有明显差异，以及各个分项测验所显示的实际认知能力特征。根据这些信息我们可以了解他们是如何学习功课概念的，同时也可以找出认知能力比较差的部分，这个信息对老师特别重要。

汉斯·阿斯伯格医生的一位同事伊丽莎白·武斯特（Elizabeth Wurst）最早确认了阿斯伯格综合征个体在认知能力方面的异常。她和汉斯·阿斯伯格医生注意到，在维也纳诊所就诊过的很多阿斯伯格综合征儿童语言智商都明显高于操作智商。目前还有一个研究验证了汉斯·阿斯伯格医生及其同事在三十多年中所看过的个案，证实其中 48% 的儿童语言智商明显高于操作智商（Hipper and Klicpera 2004），而两种智商没有明显差异的儿童占 38%，不过也有 18% 的儿童的能力刚好相反，操作智商明显高于语言智商。

从那之后一直到现在，也有不少研究证实，阿斯伯格综合征人士的语言智商和操作智商之间确实有类似的差异（Barnhill et al. 2000; Cederlund and Gillberg 2004; Dicerson Mayes and Calhoun 2003; Ehlers et al. 1997; Ghaziuddin and Mountain Kimchi 2004; Klin et al. 1995; Lincoln et al. 1988; Miller and Ozonoff

---

① 注：工作记忆（working memory）指在解决问题的时候，维持和控制需要的信息的能力。

2000）。如果阿斯伯格综合征儿童的语言智商比操作智商高很多，这种认知能力特征通常被称为"非语言学习障碍"（Non-Verbal Learning Disability or NLD, Rourke 1989）。帮助非语言学习障碍孩子的策略，也可以帮助有相同认知能力特征的阿斯伯格综合征儿童（Brown Rubinstein 2005; Russell Burger 2004; Tanguay 2002）。

有趣的是，也有一些研究发现，大部分阿斯伯格综合征儿童的语言智商并没有明显优于操作智商，特别是那些智力表现很好的孩子（Manjiviona and Prior 1999; Szatmari et al. 1990）。最近还有一个研究提到，语言智商和操作智商之间的差距会随着年龄增长而消失（Dickerson Mayes and Calhoun 2003）。因此，智力测验结果所显示的认知能力特征，无法作为阿斯伯格综合征的诊断标准。我们只能说，由智力测验检验到的阿斯伯格综合征儿童的整体认知能力明显表现不平衡，所以我们必须非常小心，不能只用单一的智商分数代表孩子的认知能力。孩子的各项智力特征或模式绝对比总智商分数更重要。

大约有 50% 的阿斯伯格综合征儿童具有相当超前的语言推理能力，一般称之为"语言型"儿童。如果这样的孩子无法在教室这个"社交剧场"学到特定的学业知识，也可以通过阅读教材，参与一对一的讨论提高自己的知识和理解力。如果阿斯伯格综合征儿童具有很强的视觉推理能力（"视觉型"的儿童大约占阿斯伯格综合征儿童的五分之一），那么，他可以通过观察和视觉想象促进学习。俗话说的"一幅画胜过千言万语"，就非常适合形容这一类型的孩子。语言型的儿童可能最终会朝着需要很强语言技能的就业方向发展，如新闻工作者或法律专家，而视觉型的孩子则可以在工程或视觉艺术方面取得职业成就。

在分析儿童的智力测验结果时，医护工作者认为每个分项测验的智力能力指标对于认知能力的评估最具有参考价值。有关智商的研究指出，阿斯伯格综合征儿童通常具有良好的事实和词汇知识。他们在智力分项测验中得高分的通常是词汇、常识和语言问题解决。这些孩子往往具有丰富的词汇量和常识记忆，这使他们成为问答竞赛队伍争相邀请的对象。在操作智商和视觉推理的测验中，阿斯伯格综合征儿童在木块图测试（Block Design Test）[①] 中常获得相当高的分数，在测试中被试必须在限定时间内用不同颜色的积木拼出一些抽象的图

---

① 译注：木块图测试是智商测验中的一个项目。在韦氏智力测验中，木块图测验主要测量辨认空间关系的能力、视觉结构的分析和综合能力，以及视觉 – 运动协调能力等。

案。这些孩子大都擅长将一个大的几何图形分解成许多小部分，这也可以解释为何他们能够根据完整的乐高模型图片，在很短时间内就拼出一模一样的模型。阿斯伯格综合征儿童也擅长在一个复杂的几何图形中找出隐藏的图画（Firth 1989）。他们擅长"大海捞针"，不过有些老师可能会反驳说，这些孩子甚至无法在课桌抽屉里找到他们的课本。

至于得低分的测试，通常是需要用心智能力控制信息的问题（多轨道思考），或者容易让孩子分心的题目，或者因为孩子无可救药的完美主义个性而影响到操作表现的题目，如数字背诵、算术和编码测试（视觉保留测试）。孩子在回答这些问题时，必须记住一连串的数字，心算一些算术题，以及在一定时间限制内模仿画出一连串的图形。阿斯伯格综合征儿童对于需要一连串连续推理的题目（如排列图片顺序测试）也可能会感觉困难。把可以连成一个故事的多张图画打乱次序，要排列好这些图画，孩子必须先理解故事的流程，才能找出正确的顺序。

智力测试之后，心理学家要向老师或父母说明孩子认知能力的强项和弱项，帮助他们了解孩子在某些学科的表现为何没有预期般理想。心理学家也可以根据孩子的认知优势，提出某些特殊教育方式，帮助孩子建立学业技能。孩子在某项功课上表现迟缓，本质上可能是因为他们无法理解概念——这根源于大脑连接的问题。因此，如果能根据智力测验的评估结果，改变教学模式，应该可以改善他们的学业表现。

智商评估为了解儿童的认知能力特征带来了有价值的信息，不过汉斯·阿斯伯格医生也注意到，大部分的智力测验都有意避开学业知识，目的是排除学业和环境的影响。他提道：

> 其实，学业考试也能揭示出这些孩子的学习困难。因此，通过学业考试，我们不仅能了解这些孩子对课堂知识的掌握，同时也能了解他们的学习方法、注意力、专注程度、分心程度和坚持性（Asperger［1944］1991, p.76）。

对认知能力的完整评估也应包括学习学业知识的能力，以及孩子在学校里不同学科的学习表现。

学校里的学习能力分析

如果单从智商分数来看，有些阿斯伯格综合征儿童应当具有不错的智力潜力，能保证在学校功课中取得好的成绩。不过他们独特的学习方式也包括一些特定的学习障碍，导致其学业成绩不如预期的好（Manjiviona 2003）。老师和父母公认的聪明孩子在学校功课的表现不如预期，这也会严重影响孩子的自信心发展。

出现这个问题有几个原因，其中最主要的是阿斯伯格综合征儿童常常有注意力和执行能力的障碍。我们可以从大公司的主管身上了解什么是执行能力。他们通常具有大格局、大视野，事先考虑各种决策的可能后果，有能力整合资源和知识，在有限的时间内规划并拟定出执行计划的优先步骤，同时能根据结果随时修正原先的决策。阿斯伯格综合征儿童和成人的执行功能则会出现严重的发育迟缓现象。

注意力问题

汉斯·阿斯伯格医生提道："我们发现孤独症孩子的主动注意总是会分散。"（Asperger［1944］1991, p.76）后来的一些研究也指出，至少 75% 的阿斯伯格综合征儿童合并有注意力缺陷障碍（Attention Deficit Disorder, ADD）的诊断（Fein et al. 2005; Goldstein and Schwebach 2004; Hotlmann, Bolte and Poustka 2005; Nyden et al. 1999; Schatz, Weimer and Trauner 2002; Sturm, Fernell and Gillberg 2004; Yoshida and Uchiyama 2004）。

心理学家把注意力分成四个部分：持续注意的能力，注意相关信息的能力，需要时转移注意的能力，以及编码注意力——亦即记住自己需要注意的对象。阿斯伯格综合征儿童在这四个注意力部分都存在问题（Nyden et al. 1999）。他们对于学校功课的注意力持续时间可能会有明显的问题，不过他们的注意力程度也常随着动机的强弱而改变。如果一个孩子正在参与和特殊兴趣有关的活动，他们的专心程度就会非常高，此时他几乎处在一种浑然忘我的状态，完全忽略了外界传来的提醒他应该转换到另一项活动的信号，或者根本无法留意老师或父母的评语、要求和指导，就好像除非发生大地震才能打断他们的专注力。至于持续注意力的时间长度，也会因为孩子是否愿意注意大人要他做的事情的动机强弱而有所不同。对于应当注意什么，他们通常有自己的想法。

即使老师要求阿斯伯格综合征儿童注意某项任务，他们可能还是无法将注意力集中在面前的资料上。普通儿童能够快速识别并选择注意和上下文或问题相关的内容，而阿斯伯格综合征儿童常会因为一些不相关的细节所困惑，自己无法知道应当重点看哪些内容。他们需要一些专门指导，确定自己到底应当注意某一页书上的什么地方。

有一些课堂活动需要孩子在学习过程中转换注意力，专注于新的信息。不幸的是，阿斯伯格综合征儿童在一个轨道上思考的时候，没有办法换轨道；此外，他们也有记忆处理的问题，即学到的知识无法如预期一般存储起来或编码，当再次遇到相同的问题，依然无法记得应当注意什么。这种特征会大大地影响到社交，阿斯伯格综合征儿童和成人常使用后天智力而非先天直觉处理社交信息。如果互动的人数超过一个，他们会难以记住相关的社会性线索，以及改变自己的心智轨道。

执行能力缺陷的一个特征是很难将注意力从一项任务切换到另一项任务。阿斯伯格综合征个体在手头的活动还没结束或顺利完成之前，通常没有能力切换到另一个新的活动。普通儿童能够随时暂停一个想法或活动，轻易切换到下一个活动中，而阿斯伯格综合征儿童在教室里总是抗拒活动的改变，除非他们已经完成先前的活动，或者事情告一段落，否则他们无法轻松应付这种转换。如果要改变活动内容，老师或父母必须事先进行多次口头警告，或采用时间倒数的方式。如果可能，需要安排额外时间让阿斯伯格综合征儿童能完成先前的任务。

帮助阿斯伯格综合征儿童解决注意力问题的教育方案与为注意力缺陷障碍儿童设计的方案很相像，比如：

1. 强调重要信息。
2. 把作业分成较小单元，以配合孩子的注意力维持时间。
3. 老师定期监督并提供回馈，帮助儿童保持注意力。
4. 减少环境中容易造成分心的因素。
5. 提供一个安静、隔离的工作环境。
6. 如果儿童合并有注意力缺陷障碍的诊断，可以考虑药物治疗。

针对合并阿斯伯格综合征和注意力缺陷障碍的儿童，我们还特别开发了一些教育策略，帮助他们在学校和家里持续和改善注意力（Kutscher 2005; Wilkinson 2005）。

执行功能

执行功能（executive function）这个心理学名词包括：

> 1. 组织和规划能力。
> 2. 工作记忆。
> 3. 抑制和控制冲动。
> 4. 自我反省和自我监控。
> 5. 时间管理和优先排序。
> 6. 理解复杂或抽象的概念。
> 7. 应用新的策略。

已经有相当多的研究证实，一些阿斯伯格综合征儿童，更多的是青少年和成人，存在执行功能缺陷（Goldberg et al. 2005; Goldstein, Johnson and Minshew 2001; Hughes, Russell and Robbins 1994; Joseph, McGrath and Tager-Flusberg 2005; Kleinhans, Akshoomoff and Delis 2005; Landa and Goldberg 2005; Ozonoff et al. 2004; Ozonoff, South and Provencal 2005b; Prior and Hoffmann 1990; Rumsey and Hamburger 1990; Shu et al. 2001; Szatmari et al. 1990）。

在小学低年级，执行功能缺陷的主要特征表现在无法抑制反应（即过于冲动）、工作记忆和应用新的策略等方面。阿斯伯格综合征儿童通常因为在学校和社交场合容易冲动，对周围环境、后果和先前的经验不假思索就作出反应而名声在外。通常普通孩子在 8 岁就能"启动"自己的额叶功能，在决定该做什么或说什么之前抑制住自己的第一反应并仔细思考。阿斯伯格综合征儿童在作出反应之前，通常有能力进行深思熟虑，不过如果他们处在压力环境下，或感到心智超负荷及困惑的时候，就容易变得冲动。因此，我们应当鼓励他们在作出反应之前，先放松自己，考虑其他的各种可能选择，并帮助他们了解冲动其实是困惑和压力的象征。

工作记忆指的是在解决问题时保持或维持信息的能力。阿斯伯格综合征儿童可能会拥有优秀的长期记忆能力，能背诵自己喜欢的电影中所有演员名单或对白，不过，有时他们却无法用心回应和保留与当前课堂学业有关的信息。他们的工作记忆能力比同年龄儿童差，如果说普通儿童拥有一箩筐的记忆容量可以保持和利用适时相关信息，那么，阿斯伯格综合征儿童可以说只有一小杯工作记忆容量，从而影响他从记忆库里检索信息的数量。

此外，还有一个与工作记忆有关的问题，就是他们容易很快忘记一个想法。阿斯伯格综合征儿童常常打断别人，有个儿童解释其中一个原因是必须赶快把脑子里的话说出来，否则时间一长就忘了。

执行功能的缺陷还包括无法想出替代的解决方案。阿斯伯格综合征人士哈罗德·斯通（Harold Stone）曾向我解释，阿斯伯格综合征儿童和成人的思考方式就像是火车在一条轨道上运行。如果火车在正确的轨道上，他们很快能到达目的地，问题得以解决。不过，我观察阿斯伯格综合征儿童总是最后一个知道自己在错误的轨道上的人，或是意识不到还有其他轨道可以通往目的地。因此，他们无法灵活思考，这也是执行功能缺陷的一个特征。普通儿童或成人能够很快对一个反馈作出回应，随时准备改变策略或方向。对他们来说，思考工具不是一辆单轨火车，而是一辆四轮驱动的越野车，可以任意改变方向，行驶在任何地方。

研究指出，阿斯伯格综合征儿童总是持续运用不正确的策略，即使他们已经知道这些策略无效，也无法从错误中学习（Shu et al. 2001）。一个阿斯伯格综合征成人对我说，他在解决一个问题的时候，总是先假定自己的方法肯定正确，无须做任何改变。他的想法是："这明明是正确的解决方法，可是为什么没效果呢？"因此，他们会体验极大的挫折感。这也可以解释父母和老师为什么总是发现阿斯伯格综合征儿童无法从错误中学习。现在我们知道，这个执行功能缺陷的特征主要来源于神经学的因素（额叶功能），而不是他们故意选择错误的结果。

到了初中阶段，因为学习科目变得复杂，需要自学的内容增加，但老师和父母还根据同龄人的认知成熟度要求阿斯伯格综合征少年，他们在学校的执行功能问题就会变得更明显。在小学阶段，学业成绩，如历史课的学习，可以依赖背诵诸如事件发生日期的事实数据而获得好成绩，但到了中学阶段，历史课的学习成绩评估方法改变，孩子们必须展现出写论文的能力，而论文必须有清楚的组织构架，分辨、比较和评估不同的观点与论据。阿斯伯格综合征青少年的执行功能缺陷问题还常常表现在组织和计划学校任务、完成课堂作业和家庭作业的能力上。阿斯伯格综合征成人杰里·纽波特如此描述自己的计划能力：
"我走路时总是不去看路上的坑。"（来自个人私下谈话）

斯蒂芬·肖尔也提到自己对组织能力的看法：

> 如果得不到适当的支持，阿斯伯格综合征儿童可能会感觉陷入成
> 百万个细碎的工作项目当中。我们有很多人的确无法决定优先顺序，没
> 有组织任务的能力。（来自个人私下谈话）

老师可能会抱怨阿斯伯格综合征青少年无法将行动整合到一起，而且批评
他们凌乱无章，这也是执行功能缺陷的一个特征，不一定表明孩子性格懒惰或
对于功课不够积极投入。阿斯伯格综合征儿童也会因为在学校里缺乏机会做心
智练习，或没有做好接受改变的准备而感到痛苦。课堂上成绩评估或测验方式的
经常改变，会给他们带来非常大的困惑和焦虑。

某些阿斯伯格综合征青少年在以下方面存在困难：抽象推理，如何决定事
情优先顺序（以便安排注意力次序）和时间管理，特别是要判断需要在某项指
定任务上花多少时间。这些问题常让父母和老师生气，因为他们知道以孩子的
智力水平应当有能力、高水平地完成任务，不过执行功能缺陷却使他们无法及
时完成任务，从而遭到惩罚。

此外，阿斯伯格综合征儿童在自我反省和自我监控方面也存在问题。普通
儿童到了中学阶段都已将内心对话发展为解决问题的方法（Russell 1997）——
这种内在思考过程是通过和自己对话，讨论各种意见和解决方法的优点。阿斯
伯格综合征儿童和青少年的内在思考过程，不如同年龄孩子发育得那么有效。
还有许多人偏重图像思考，不会运用内在声音或内心对话的方式促进问题的解
决（Grandin 1995）。阿斯伯格综合征青少年往往需要老师或大人的声音，引导
他们灵活思考。

有些阿斯伯格综合征儿童和青少年可以通过外在对话代替内在对话促进问
题的解决。在他们思考和解决问题时，会发现自言自语能有所帮助。这种解决
和学习问题的适应方法，既有利也有弊：周围同伴会因为他的自言自语而分心，
而且认为这是个怪人，不过老师却可以听到他的推理过程，并及时纠正他在知
识和逻辑上的错误。

有些教育策略可以减少执行功能缺陷的影响，我们可以指定一个人作为阿

斯伯格综合征儿童的"执行秘书"。父母或许发现他们自己早就是孩子的"执行秘书"了：每天指导他组织和计划任务，特别是完成家庭作业。这个"执行秘书"（父母或老师）需要武断地制定日程表，帮助他们校对论文草稿，用颜色标记参考书籍，鼓励采用处理问题的替代方法，并鼓励他们制作任务清单，拟定清楚的活动安排等。不过，对阿斯伯格综合征青少年或年轻人的智力水平来说，这种严密的监督和指导方式可能会显得保护过度。

父母一方如果以这种"执行秘书"的角色帮助孩子，学校机构和其他家人可能会误解他们在过度保护，不过大多数父母从亲身经验中认识到，如果不提供这样的支持，孩子就无法在学业成绩上展现自己的真实能力。我一向鼓励父母和老师勇于承担这个非常重要的"执行秘书"的角色。我们也希望这样的角色只是暂时的，孩子最终能发展出较好的组织能力，可以独立完成任务。不过有时在日常生活中，母亲的"执行秘书"角色往往要等到有妻子接替之后才能卸任。

解决问题的特征

阿斯伯格综合征儿童比较喜欢运用具有个人特色的方式解决问题，我称之为弗兰克·辛纳屈①综合征（Frank Sinatra Syndrome）或"我行我路"（My Way）。阿斯伯格综合征成人常以反传统、拒绝大众常识和传统文化智慧而闻名，儿童则通常不会考虑老师的建议，或采用其他孩子惯用的方法。虽然他们潜在的优势可能会给出更接近事物原始本质的答案——这是其他儿童不能做到的，不过，大部分学校作业却一贯依据普通儿童的问题解决发展能力而设计，因此，采用"我行我路"的方式可能会惹怒老师，他们往往希望特殊儿童优先考虑采用传统方式思考问题。

鼓励思维的灵活性也很重要，可以从孩子很小的阶段开始训练。成人可以和阿斯伯格综合征幼儿一起玩"想想看还可以是什么"的游戏。普通儿童的想象型社交游戏中包含了灵活思考的部分，即将某种物品想象成其他东西，或具有好几种不同的功能，但很多阿斯伯格综合征儿童的想法都固定在物体的本来功能上。我和阿斯伯格综合征幼儿一起玩这个游戏的时候，会拿出一节托马斯

---

① 译注：弗兰克·辛纳屈（Frank Sinatra, 1915　1998），20 世纪最重要的流行音乐人物。

火车的玩具轨道，问孩子这是什么，还可能是其他什么东西。我会给他们一些建议，如飞机的翅膀（模仿飞机飞行，用轨道当作飞机的翅膀），用来爬上树屋的梯子（用两个手指模仿爬梯子的动作），或用来划线的直尺（用轨道当尺子划线）。另一个活动是可以一起玩"你能列举这件东西（砖头、衣服夹子等等）的多少种用途？"这些游戏都非常有趣，可以鼓励孩子的灵活和创意思考能力，并帮助他们加入同伴的社交游戏。

成人和阿斯伯格综合征儿童一起玩的时候，应当不时利用（或故意制造出）需要解决问题的场景。由成人先说出自己的想法，让儿童听到成人思考各种不同的解决方案。有时即使已经想出一种解决办法，还是可以鼓励孩子继续集中心思，再确认一下是否还有其他可行的方法。这是"我们可以这么做，不过我们也可以那么做"的一个游戏范例，帮助孩子了解解决问题的方法往往不止一种。成人在描述自己的想法时，也应当包括这样的句子："如果我保持冷静，就会更快找到解决办法"，以及"寻求他人帮助是一个明智和友好的做法"。

上学期间，老师在指导学生解决功课问题时也可以采用相同的策略，即老师主动说出自己的内心想法，同时必须牢记，阿斯伯格综合征学生在心情放松时思维更灵活。如果学生因为想不出解决方法而情绪激动，老师首先要帮助他平息情绪，或临时转换到一个比较平和的活动中，让他能更好地聆听，恢复注意力，然后再去思考其他可能的策略。

阿斯伯格综合征个体采用的某些非传统的问题解决方式，可能会被其他人视为不尊重的行为。米克（Mick）解释："我喜欢注视没有生命的物体，这能帮助我思考问题。如果我盯着空白的墙壁，就能更集中注意力，不过别人却认为我是不想搭理他们。"其他人需要了解阿斯伯格综合征个体往往要借助一种行为帮助思考，不过他们也需要向别人解释这类古怪行为，以免被人误解。

对待错误

阿斯伯格综合征儿童和成人的学习特征可能还包括这些倾向：陷入对错误的关注无法自拔，固执地想去纠正不规则的事情，以及对完美主义的本质渴望。这些倾向导致他们总是害怕犯错误，因此，某些儿童除非有把握能够完美地实现成功，否则，绝不会轻易开始一项活动。避免犯错误的心态显示：阿斯伯格综合征儿童盲目追求正确性，而不考虑速度和效率，这可能会影响到他们在限时测验中的表现，而且容易被认为有学究型的思考模式。创意型的阿斯伯格综合征成人，如作曲家、工程师和建筑师等，往往无法面对自己作品的任何误差。

有些阿斯伯格综合征儿童常认为自己像个大人，而不是孩子，因此，期待自己完成任务的表现要达到成人的程度。阿斯伯格综合征儿童和青少年也害怕自己感觉或者看起来很笨，或是因为不知道该怎么做而被同伴嘲笑。他们很难接受自己犯错误，而这又让别人认为他们太过自大。任何提供给他们的建议都可能被看作和理解成针对个人的批评，这样一来，老师和朋友很可能就站到他们的对立面去了。

因此，我们必须改变阿斯伯格综合征儿童对错误和失误的看法。阿斯伯格综合征个体总是非常看重自己和他人的智力水平，因此，我们应当鼓励幼童了解认知的发展就像身体的发展一样，为了增强智力，大脑需要不断练习处理困难的问题和费力的智力活动。如果大脑处理的事情都很简单，那么，我们的智力水平就不会进步。多用脑，才能让大脑更聪明。

我们可以用社交故事说明错误比成功经验能让人学到更多东西。错误可以引出有趣的发现，犯错是一个机会，而不是灾难。成人应当主动示范如何面对错误，用积极的态度回应孩子的错误，比如，"这个问题很难，是为了让你练习更复杂的思考和学习能力，我们可以一起找到解决办法。"此外，我们也必须记住，虽然阿斯伯格综合征儿童害怕犯错，不过，把事情做好也会给他们带来巨大的快乐。相对取悦大人或给同伴留下深刻印象，成功和完美的结果对他们来说是更重要的动机来源。

我注意到，有些阿斯伯格综合征儿童（有时是成人）喜欢当面指责别人的错误，丝毫不觉得这种评论违反社会传统，会让别人感到难堪或被冒犯。不管对方是何种身份，他们都会当面指出错误，并且认为对方应当很感激他们这么做，但对于老师来说，他们格外不喜欢自己的错误在教室里被大声说出。社交故事和连环漫画对话可以帮助阿斯伯格综合征儿童了解如何指出别人的错误才不会造成冒犯。

阅读和数学成绩

不少研究指出，阿斯伯格综合征儿童在阅读课和数学课的平均学习成绩和同学没有明显差异（Dickerson, Mayes and Calhoun 2003; Griswold et al. 2002;

Reitzel and Szatmari 2003; Smith-Myles et al. 2002），不过统计学分析数字显示出的标准差却很大。阅读和数学成绩落在两个极端分数段的阿斯伯格综合征儿童，比对照组要高。一项针对 74 个阿斯伯格综合征儿童的调查发现，其中 23% 在数学课的表现非常杰出，12% 具有艺术方面的天分，但是 17% 有明显的阅读和写作障碍（Hippler and Klicpera 2004）。我们发现，阿斯伯格综合征儿童出现阅读早慧 [①] 的人数比预期的要多（Grigorenko et al. 2002; Tirosh and Canby 1993）。不过，有研究指出，五分之一的阿斯伯格综合征儿童有明显的阅读问题，将近一半的儿童有数学方面的问题（Reitzel and Szatmari 2003）。因此，阿斯伯格综合征儿童出现阅读和数学方面的学习问题或学习成绩不佳的概率会比同龄人高。

我们还不太能确定，为什么某些阿斯伯格综合征儿童的阅读测验得分很高，不过我们已经了解，这些孩子的好成绩是因为他们有相当好的书面学习能力（Grigorenko et al. 2002），他们有明显的优势成为学校里的杰出阅读者。我们也不太确定，为何某些阿斯伯格综合征儿童会出现阅读困难，不过我们了解，他们可能是因为知觉和语言问题影响到阅读能力。举个例子，有一个阿斯伯格综合征儿童告诉我，他可以学会认识某个词，不过如果这个词由不同的印刷字体表现出来，他就会认为是一个完全没见过的新词。知觉、认知和语言信息处理方面的问题以及家庭遗传等因素，都可能导致阿斯伯格综合征个体与阅读障碍相关的特征。

根据我的临床经验，传统的特殊教育方案对阿斯伯格综合征儿童的阅读障碍并没有预期的效果。我们需要帮助他们安排由神经心理学家或阅读专家执行的完整评估，以确定孩子在阅读方面的真正困难。我们也需要找到一些适合这些孩子的新的教学策略，并确认当他们在小学高年级继续存在阅读困难时这些策略对他们的自信心发展带来的影响。一个有趣的发现表明，一些阿斯伯格综合征儿童经过评估后发现其阅读学习能力发展明显迟缓，不过几天之后，阅读能力就赶上了同龄儿童的程度。卢克·杰克逊曾为阿斯伯格综合征青少年同伴写了一本指导手册，他提道："尽管学校用尽所有办法帮助我学习阅读，但我还是做不到记住任何一个字母。不管别人教我多少遍，我都没办法理解。"不过到

---

① 注：阅读早慧（hyperlexia，也译为"高读症、阅读能力超常症、过度阅读症"），主要表现是认字能力很强，但对语义和故事的理解较差。

了七岁的某一天，好像一夜之间他就获得了阅读能力。他在撰写的手册中提道："我希望这件事能鼓励父母不要放弃不会阅读的孩子。我告诉妈妈和学校老师，这就好像有什么突然打开了我脑子里的灯。"（L. Jackson 2002, p.117）

有些阿斯伯格综合征儿童虽然具有平均阅读水平，但却无法默读和独立阅读，即自己感觉舒适地、不出声地阅读该龄水平书籍的能力（Smith Myles et al. 2002）。斯密斯·迈尔斯（Smith Myles）等人的研究发现，阿斯伯格综合征儿童的默读能力虽然落后，但当他们大声朗读时却能达到较高的阅读理解能力。对有些人来说，大声说出自己正在看的东西确实有助于理解，但一般儿童年龄较大之后，学校会要求必须默读。对于某些阿斯伯格综合征儿童来说，大声说出想法和读出声，的确有助于理解和促进问题的解决。

某些阿斯伯格综合征儿童对数学的特殊兴趣和能力可以通过阿斯伯格综合征的认知能力特征说明。一些伟大的数学家习惯使用视觉影像建立数学概念，将数字看作形状，而不是代表数量。一些阿斯伯格综合征儿童的视觉推理和想象力也相当好。我们也发现，某些伟大数学家的人格特征类似阿斯伯格综合征的特征（Harpur, Lawlor and Fitzgerald 2004; James 2006）。马克·费舍尔是位数学天分很高的阿斯伯格综合征人士，有数学硕士学位。他曾经在书中这样描述他的快乐感受：

> 数学这门学问，充满着微小的细节和令人神往的东西，渴望能被人类智慧发现。这门学科的自然特征吸引着大量擅长关注细节的人，也包括孤独症人士（Fleisher 2006, p.182）。

某些能解出复杂数学题的阿斯伯格综合征儿童可能无法口头说明自己如何得到答案。汉斯·阿斯伯格医生提到自己诊断过的一个孩子曾经说："我没有办法用嘴巴说，只能用脑子想（1991, p. 71）。"如果孩子可以正确回答数学题，但是无法简单说出解题的思考过程，老师可能会很疑惑，甚至怀疑测验的结果，因为这些孩子无法表明自己的解题思路。

阿斯伯格综合征儿童的另一个学习特征是强烈追求确定的答案，如果某个问题有不止一个正确答案，无论是儿童或成人都会感到不舒服。在学校里，他们喜欢有标准答案的科目，比如数学，而不喜欢接触涉及价值判断的科目，比如英国文学。因此，习惯于将数字可视化和寻求确定性，这两个因素可以解释为什么阿斯伯格综合征个体常具有数学方面的天赋。

也有些阿斯伯格综合征儿童甚至在理解一些最基本的数学概念上都有很大困难，我们用运算障碍[①]形容这个问题。就像阅读障碍会影响到阅读能力，儿童如果有运算障碍，就必须接受完整的评估，以了解他们建立数学技能所必要的认知能力状况。他们的问题可能不在于如何算出一个简单的数学题，或背诵乘法口诀，而是如何将数学知识运用到日常生活上（Jordan 2003）。我们必须找出确定的原因和解决方法，而不仅仅是耐心提供常规补课计划，只希望他们能建立和学会运用数学概念。

弱中央统合能力

乌塔·弗里斯和弗朗西斯卡·哈佩在研究孤独症和阿斯伯格综合征儿童的学习能力及信息处理能力时发现了一些耐人寻味的现象（Frith and Happé 1994）。这些孩子非常注意细节，却很难察觉和理解全局或重点。我们可以用一个比喻了解弱中央统合能力[②]：想象将一张纸卷成筒状，用一只眼睛通过纸筒看世界，闭上另一只眼睛，你就会只看到细微部分，而看不到整个环境。

普通儿童比阿斯伯格综合征儿童的认知范围更广。阿斯伯格综合征儿童在教室学习时出现的困难可能不是注意力，而在于专注的焦点。他们无法及时完成某些活动的原因往往在于全神贯注于细节，强调部分而忽略了整体。老师或父母有时需要特地告诉孩子到底应当注意哪些地方。

"单信道反应"[③]（Murray, Lesser and Lawson 2005）这个概念可以说明阿斯伯格综合征个体分配注意力的策略和一般人不同，他们常常无法归纳整理大范围的信息而导致以片段的方式看世界。他们可以学会一个个单独的事实，但是无法作出整体的综合分析。作为一个摄影爱好者，我把这个问题比喻为他们用长焦镜头对准世界，而不是广角镜头。

在处理复杂信息时，普通儿童能够将同时发生的所有事件统合成一个整体构架，并且自动深入处理信息，很快确认统一的主题，但阿斯伯格综合征儿童

---

① 注：运算障碍（dyscalculia）的主要表现是对最基本的数学概念理解有困难。

② 注：弱中央统合能力（weak central coherence）的表现是难以看到和理解全局观念，注重局部而非全部。

③ 注：单信道反应（monotropism）指大脑在一段时间内只能接收一项讯息，或只注意一件事物。

和成人难以确定哪些信息是相关的，哪些是多余的，也无法破译整体的模式或意义，并在脑子里产生一个统合构架。心理学家用"弱中央统合能力"一词形容这种信息处理模式。

"弱中央统合能力"解释了阿斯伯格综合征个体在认知、语言、社交方面的某些才能和障碍。在认知方面，有时他们能看到细微部分，并且发现心智构架不同的其他人注意不到的连接关系。有能力找到新的连接关系和象征，是成功的科学家或艺术家的必备优势，注意细节则有利于担任合同律师、会计师或稿件校对编辑。"弱中央统合能力"的缺点之一是花费很多的时间处理信息，需要不断反复地破译学校活动的模式，因为他们需要同时处理来自多方的信息。

语言方面，为了轻松地记忆，普通儿童会记住信息的要点和关键部分。一个弱中央统合能力的人在谈话时常记下细节，却无法记住整个故事。他们常被批评总是提供不相干的资料，而且很难总结和概括出关键点。

一个人如果具有很强的中央统合能力，就能很快从一个情境中找出哪些是相关信息，哪些是多余信息。普通人进到一个大房间内，如果里面有很多人正在进行不同的活动，这时他们的大脑可能会因为新信息过多而感到超负荷，不过他们会先确认哪些是必须注意的重要信息。普通人的大脑中有一个择优系统，通常的顺序是先注意人物和对话，而不是地毯的花色和灯具的样式。相比较而言，阿斯伯格综合征个体没有能力确定该注意哪些信息，以及哪些是不相关的信息。所以事情过后，普通人记住的是人，及其情感表现和对话内容，很快就会忘记其他资料。相比之下，阿斯伯格综合征个体可能记不得当时有哪些人在场，但却能记住在其他人看来琐碎不相干的一些细节。

对于阿斯伯格综合征儿童来说，最复杂的是处理与社会性和情感有关的信息。他们一旦能够理解社会规范，对于周围发生的任何违规事件都会显得非常激动，且不能忍受他人对规范的敷衍态度和欺骗行为，所以他们可能成为班上的"小警察"，严密监视同学中任何违反社会规范的举动，而且坚决采取制止措施。许多青少年都喜欢尝试违反社会规范和传统，而阿斯伯格综合征青少年就成了固定批评他们的人，显然，"警察"角色不会受到普通孩子的欢迎。

DSM-IV 里的阿斯伯格综合征诊断标准包括儿童会发展出"明显僵化地固守于特定的、非功能性的刻板活动或仪式（American Psychiatric Association 2000, p.84）。"刻板活动和仪式的出现，可能是焦虑情绪的一种表现。我们知道，阿斯伯格综合征儿童很容易出现焦虑情绪（请参见第六章），不过另一个原因也可能是中央统合能力弱的缘故，比如，难以确定日常生活的整体模式或统合性。我们发现，低龄的阿斯伯格综合征儿童习惯于建立并坚决执行刻板行为。刻板模式一旦建立起来，就必须执行下去，而这当中的步骤会随着时间日益增多。比如，每天晚上入睡前的例行刻板行为，一开始只需要排列三个玩具，后来却变成一种繁复的仪式，将很多玩具以严格的次序规则和对称性排列好。如果去一个地方几次都是走同样的路线，他们就会认为这条路是唯一的路线，无法接受任何路线的改变。以下这段话解释了阿斯伯格综合征人士为何一定要建立秩序感和确定性。

> 孤独症人士对现实环境常常感到困惑，因为现实环境中充满了大量相互作用的事件、人物、地点、声音和景象。这一切似乎都没有清楚的界限、次序和含义。我生命中的很大一部分时间都用来努力搞明白每一件事情背后的模式。设定重复行为、时间、特殊路线和仪式，可以帮我在无法忍受的混乱生活中建立起秩序感。让事物保持不变，就会降低我的恐惧感。（Jolliffe et al. 1992, p.16）

唐娜·威廉姆斯这么形容：

> 我喜欢复制、创造和排列次序。我喜欢我家的全套百科全书每本侧面都印有字母和数字。我总是一再检查，确定每一本都按照次序排列。我喜欢把混乱的次序排列好。我喜欢用百科全书不停地查询不同类别的资料。我也会阅读电话簿，统计姓布朗的有多少人，或计算一些名字的变化，以及一些少见的名字。我喜欢探求一致性。这就好像我的世界是上下颠倒的，而我想要把握住它的稳定性。可是，大部分事情总在不断地变化，我根本没有机会准备好。正因为如此，我发现自己能从反复做同一件事情当中得到不少乐趣和舒适感。（Williams 1998, p.42）

我们能够理解，为什么中央统合能力弱的阿斯伯格综合征儿童强制要求自己的日常生活具有刻板常规和仪式，从而确定难以捉摸的日常环境模式或相关性。刻板常规的建立，让生活更可预测，有确定的秩序，因为新奇、混乱或不确定容易引发困惑和挫折感。建立起例行常规之后，就不必担心改变，或为了了解发生的事情和别人对自己的期待而建立新的统合性构架。

儿童的早期记忆

弱中央统合能力也许可以解释阿斯伯格综合征的一个奇妙特征，亦即在他们年龄很小时就展现出超强的记忆力（Lyons and Fitzgerald 2005）。普通儿童大约在 3~6 岁开始记事，他们通常无法记得更早发生的事情，而阿斯伯格综合征个体的父母经常发现他们的孩子竟然能生动准确地描述婴儿时期发生的事情。艾伯特（Albert）的父母提道："他能记得很小时候的事情，只是一件小事，之后再也没有人提起过，但是几年之后他会突然提起，而且记得清每一个细节。"（Cesaroni and Garber 1991, p.308）

艾伯特提道：

> 我记得 1 岁的时候到过纳什维尔（Nashiville），那个地方的空气有时闻起来有木柴的味道。我还记得听到音乐声，让我非常着迷。我知道自己在一个和家不一样的地方，起床时我闻着空气的味道，感觉像在一座老房子里。（Cesaroni and Garber 1991, p.307）

早期的自传式回忆可能主要是视觉的，以及对自己极为重要的个人经历，比如，坎迪提到在她的记忆里充满了各种物品的形象，比人物或个人随身用品都要多得多（来自私下谈话内容）。

我们还不能确切了解为什么阿斯伯格综合征个体具有优秀的长期记忆能力，能够记住细节和事实，甚至能够回忆婴儿时期发生的事情。一个还算合理的理由是阿斯伯格综合征个体的大脑链接模式从婴儿时期就和普通人不同，而弱中央统合能力也影响到知觉、认知处理、存储和检索记忆内容的方式，因此，他们拥有一般人所没有的再现婴儿时期记忆的能力。

能够正确再现场景的能力也可能延展到记住书中的所有内容。这种极其逼真有如照相机般的记忆力在考试中非常有帮助，不过我也知道有几位阿斯伯格综合征大学生曾被指控考试作弊，因为他们的答案准确完整地引用了教科书的内容。我也认识一些阿斯伯格综合征男孩（很少有女孩），他们有惊人的方向记忆力，能记住他们到过的所有地方，甚至年幼的孩子就能在车后座正确指引妈妈把车开到我的诊所门口，让着急赶时间还记不住路的妈妈大松一口气。

课堂上促进认知发展的策略

经验显示，在安静和布局良好的教室里学习，阿斯伯格综合征儿童的认知和学业能力会有很大进步。莉莎·派尔斯在为儿子写的传记中提到心理学家描述她儿子在学校的表现："约翰（John）就像是一只正在学习如何待在原地不动的小狗。他的每一丝精力都是为了能继续待在这间教室里而努力，因为本能的力量不停地告诉他要赶快离开，所以他根本没有精力花在学业上。"（Pyles 2002, p.23）

因此，我们必须对孩子知觉超负荷和压力承受的状况保持敏感，仔细考虑如何将孩子安排在适当的位置，减少干扰，让他能清楚地听到和看到老师。如果考虑社会性的因素，最好将孩子的座位安排在和善的同学旁边，当老师忙不过来的时候也有人可以帮助他们；同时尽量不要变更日常作息和老师名单，给他们准备一目了然的日程表，并且为任何活动的转换预留时间。如果小学老师要请假，安排代课老师，学校应当事先通知父母这项临时变动。对某些孩子来说，那天最好留在家里，这样对代课老师也有利。

老师必须定时检查阿斯伯格综合征学生的学习进度，以确保他们没有开小差，并知道接下来该做什么。有时，一个专门的特殊教育资源教室有利于他们提高专注力。可以给较大的孩子发全套的课堂笔记或进行学习指导，因为阿斯伯格综合征青少年不像其他同学那样能有效地记笔记或抄写黑板上的材料。老师应当了解这些孩子执行功能的问题，并帮助他们建立组织和规划能力，比如，制作项目清单，并允许他们有额外时间完成一项活动或作业。

如果阿斯伯格综合征儿童的总智商在正常范围之内，学校常会假定这样的学生不需要再另外安排针对学习问题的课堂助教辅导。事实上，有很多阿斯伯格综合征儿童的总智商虽然在正常范围内，但他们的智力或认知能力的分项测验结果却非常不平衡。尽管总智商在平均值或平均值之上，但他们的思考和学习方式却非常独特，目前的一些标准化智力测验可能无法检测出他们特殊的学习困难。学校老师确实需要而且也必须主动要求和接受特殊教育老师在班里提供帮助，帮助那些智力正常但不具有常规认知能力特征的阿斯伯格综合征儿童提高认知能力，发展学业。

特殊教育助理教师或学习辅导项目在学校里可以为阿斯伯格综合征学生提

供额外或个别的指导，帮助他们准备和完成功课或家庭作业。阿斯伯格综合征儿童如果处在一个嘈杂、有干扰、人来人往的教室环境里，常常无法学会某些概念，不过如果能使用基于电脑软件的课程呈现资料，他们就可以更清晰地理解。从学前班到高中毕业，目前许多学校的常规课程内容都有相应的软件资料可供学习。

也有一些阿斯伯格综合征儿童的学业成绩比其他同学优异很多，可是社交成熟度却远远低于同伴。每学年结束的时候，学校相关人员可能会召集父母讨论，决定他们是否要重修一年，这样社交成熟度的落后情况就不那么明显，还是可以正常升级或跳级和智力程度相当的同学一起学习。

如果感觉学校的功课太简单，阿斯伯格综合征儿童容易烦躁。他们在教室里学习时，喜欢和智力相当的同学在一起。留级或跳级的决定还必须考虑很多其他因素，我通常建议他们应当与智力相当的同学一起学习，这样就能保持他们对课程的兴趣并提高学习动机，当然，这就必须安排一些教学方案改善他们的社交成熟度，减少智力和社会能力发展之间的差距。

教师需要具备的知识和人格

六十多年前，汉斯·阿斯伯格医生就曾提道：

> 这些儿童对教师的人格特征异常敏感。无论程度多么差，哪怕是在最佳状态下都有学习困难，他们也能接受一定的指导和教育，不过只限于那些能理解他们、真心爱护他们、性格和蔼且特别具有幽默感的人。教师的内在情绪态度确实会影响到（哪怕是不自觉的）儿童的心情和行为。当然，想要管理和教导这些儿童，绝对需要具备充足的知识，能够了解他们的特点，还要有教学的天赋和经验，只懂得教学的效率绝对不够。（Asperger［1944］1991, p.48）

老师需要根据阿斯伯格综合征儿童的社交、语言和认知能力，安排一个对他们友好的环境。为了创造出这样的环境，应当给予老师各种条件，比如，方便取得与阿斯伯格综合征相关的信息和专业知识，参与各种培训课程等。学校也应收集相关的信息建立资料库，教育管理部门也要考虑增加班级助理教师的数量，辅导阿斯伯格综合征儿童社会性课程，辅助管理情绪，协助促进和同学之间的社会性融合，并提供必要的学业指导。

要成为一位能成功教育阿斯伯格综合征儿童的老师，必须具有某些人格特征。我在不少学校的观察发现，很多阿斯伯格综合征儿童被教育得不错，他们的老师都是有同理心、理解儿童内心世界的人，而且能够帮助他们在认知和学业成绩上取得很大进步。这些老师的教学方法、学习评估方法和对儿童的期望目标都具有很大的灵活性，他们能够始终如一地喜爱和欣赏儿童，知道他们的动机和学习能力。卡罗尔·格雷建议，一位成功的教师必须了解儿童心理理论能力发育迟缓的问题，即理解别人的想法和感受的能力发育迟缓，而且需要懂得"阿斯伯格综合征心理理论"，亦即了解这些孩子自身独特的想法和感受（来自私下谈话内容）。

妮塔·杰克逊这样描述自己的一位老师：

> 奥斯本（Osbourne）先生总是充满活力，随时可以讲一个轻松的笑话。他很少生气，也不像其他老师那样总是提高嗓门。他允许我课间时躲在音乐教室的储物柜里，对我的奇怪行为毫不在意。他好像很了解而且接受我用这种笨办法与外界隔离。我敬重他不像其他人一样喜欢刨根问底。有时他会轻轻敲柜子的门，偷偷塞给我一块饼干（我从来不会拒绝）。学期最后一天，我买了一罐饼干给他，感谢他整个学期让我享受的美好滋味。（N. Jackson 2002, p.34）

我们还必须了解，绝对没有两个阿斯伯格综合征儿童具有相同的能力特征、体验和人格特征。对某一两个阿斯伯格综合征儿童有效的教学经验并不见得适用于其他儿童，有时必须为每一个阿斯伯格综合征儿童制定不同的教学策略。

另外，在教育阿斯伯格综合征儿童的时候还要注意，不要被他们一些表面上听起来粗鲁或无礼的言论轻易激怒。当老师问某个儿童："你可以放下你正在做的事吗？"如果他简单回答说："不行。"其实他是在说实话，而并非不礼貌。我们也应当避免讽刺的言语，因为他们只从字面意义理解别人话中的意思。

老师也需要了解，能有效提高其他儿童动机的传统方法，不见得对阿斯伯格综合征儿童有效。汉斯·阿斯伯格医生饶有兴致地探讨了可以用于阿斯伯格综合征儿童的教学策略，他写道：

> 在普通孩子那里展现爱心、关心、贿赂的态度和方法，确实能引发他们好的行为表现，不过这些方法却让弗里茨，以及其他有同样问题的孩子感到不高兴。（Asperger［1944］1991, p.47）

要想更有效地增强阿斯伯格综合征儿童的动机，需要增强他们智力方面的自信心，比如，表扬他们有多么聪明，将他们的特殊兴趣纳入教学活动当中，以及帮他们减少出错的可能。

汉斯·阿斯伯格医生继续提道：

> 在进行任何教学活动时都不要带任何感情色彩。教师绝对不能发脾气，也不应当期待自己被所有人喜爱。教师应不惜任何代价，保持冷静威严，控制好情绪。（Asperger［1944］1991, p.47）

我们还有一些忠告：阿斯伯格综合征儿童努力想要专注做事时，如果受到他人情感类的干预，无论是生气还是爱意表达，都会造成他更大的困惑和烦恼。有时，阿斯伯格综合征儿童必须表明自己需要安静的环境。如果儿童的情绪越来越激动，也不利于成人进行教学互动。

汉斯·阿斯伯格医生进一步提出建议："另一个教学技巧是宣布所有教学评估都不针对个人，只是一种评价教学质量的客观规定。"（Asperger［1944］1991, p.48）有时老师或校长必须拿出相关校规跟孩子解释，以证明老师是在执行一个大家都同意的规定，而不是针对个人的报复性举动。

家庭作业

阿斯伯格综合征儿童和青少年生活中的一个主要痛苦来源，是他们的父母和老师要求必须完成令人满意的家庭作业。为什么这些孩子对写作业这件事会出现如此强烈的情绪反应？为什么完成功课对他们来说这么困难？我认为有两个原因，一是他们在学校所承受的压力程度和心力衰竭，二是他们的认知能力特征。

这些儿童必须和同学一起学习传统的课程教材，不过他们却比其他同学遭遇更多的压力体验，因为他们还必须应付额外的并行课程，也就是社交课程的学习。他们必须运用自己的智力推理能力确定教室里和操场中的社会规范。其他儿童不需要刻意学习这些社会整合技巧，而阿斯伯格综合征儿童则必须学会努力破解社会性线索和社会规范，依靠认知能力确定在社交情境中该说些和做些什么。通常，他们从外界得到的主要回应都是针对犯错的批评，却很少听到正面的回应。不幸的是，只从犯错当中学习，绝对不是最积极的学习方式。因此，这些儿童不得不更加专注于社交课程，避免大量犯错，以致放学后他们在智力和情感上都感到疲惫不堪。他们也往往无法解读和回应老师及其他同学的情感信号，应付复杂的社交活动，应对操场中嘈杂的声音和混乱的场面，学校里经常发生的计划外的改变，以及嘈杂教室里的强烈感觉刺激。他们很少能在学校一整天的时间里找到放松的机会。

在和一些难以学会社交课程和应付学校压力的阿斯伯格综合征儿童讨论这些困难时，他们常解释说，家庭和学校之间需要有一个清楚的界限。他们认为："上学是为了学习，回家则是为了生活乐趣和放松心情。"因此，为了完成家庭作业，必须中断他们必要和应得的乐趣与放松，实在不是他们所能承受的事情。肖恩·巴伦解释说，"我实在想不通，为什么有些学校的功课必须在家里做，学校的事情就应当留在学校里做，难道不是这样吗？"（Grandin and Barron 2005, p.94）

特殊的认知能力特征导致阿斯伯格综合征儿童在学校（特别是在家里）做作业的时候，需要明确并将认知能力调整到学习状态。由于执行功能的缺陷，他们的规划、组织和确定优先顺序的能力也有欠缺，在解决问题的过程中容易冲动而且缺乏弹性，工作记忆相当受限。阿斯伯格综合征儿童的其他特征还包括很难产生新的想法，很难确定哪些资料相关或者多余，时间知觉能力和时间管理能力不佳，需要有人监督和引导。此外，他们也可能出现特别的学习问题，如阅读困难。

以下策略可以减少执行功能缺陷的影响，改善阿斯伯格综合征儿童在家里的表现，帮助他们完成家庭作业，减轻他们和父母的压力。

创造一个有利的学习环境

儿童写作业的地点应当有利于专注和学习，就像在教室里一样，要安排适当的座位和光线，去除所有可能造成分心的因素。这些因素可能是视觉方面的，如周围的玩具或电视机，因为这些东西会提醒儿童自己更想做什么；也可能是听觉方面，如电器转动发出的声音，以及兄弟姐妹的聊天声。父母还要保证写作业地点的设施只和当时的工作有关，此外，写作业的环境也要远离因为好奇来打扰的年幼弟妹。

如果父母制作一个每日家庭作业时刻表，同时和学校老师每天交换家庭作业日志，将是一个非常有效的方法。老师可以在日志本上记录每项作业期望完成的时间和内容。因为有时老师原本预期只需几分钟完成的作业，阿斯伯格综合征儿童却需要好几个小时才能完成。老师也可以给父母列出完成家庭作业所必需的设备和资源。

家庭作业日志和计划书可以帮助儿童记住带哪些书回家，以及每天晚上该做哪些作业。可以到文具店买一本管理人员使用的记事本，让他们感到这个方法的严肃性、正规性。这样的技巧原本就是为做管理工作的成人创建的，而不只是针对有学习问题的孩子。

可以使用一个计时器提醒孩子还有多长时间可用于完成每部分作业内容。必须留意写作业的时间不要和孩子最喜欢的电视节目播出时间相冲突。如果无法避开，可以考虑录下节目，等到作业做好后再看。

如果孩子需要安排固定的休息时间保证注意力集中，可以把作业分成几个小的部分，并且让孩子了解，在下一次短暂休息之前需要完成多少作业。父母容易犯的一个错误是对孩子的注意力期望过长，特别是孩子已经在学校劳累了一天之后。

老师为家庭作业所做的准备

老师可以在家庭作业上划出重点并提供书面说明，以及通过询问学生一些问题，确定学生是否了解哪些材料和家庭作业有关。老师也可以要求学生在开始做作业之前先提出一份计划，以保证他的工作具有一致性而且合乎逻辑，特别是大作业，如写论文的时候。如果某项作业要好几天才能完成，老师必须定时检查孩子的草稿和进度，以提高作业准时完成的可能性。

记忆力问题

如果孩子想不起来家庭作业是什么，或者做作业的时候不记得相关的信息

（执行功能缺陷的一个特征），解决办法是买一个辅助执行的工具。如准备一台小录音机，录下老师的口头说明，也可以让他们录下自己的想法，当作提醒自己重要信息的个人备忘录。这样，孩子和父母就能知道老师在课堂上说了些什么，以及和家庭作业有关的信息。另一个策略是拨打班上其他同学的电话，询问相关信息。

监督

父母和老师很快就会察觉，阿斯伯格综合征儿童完成任务通常需要大量的监督。不过，当他们做作业的时候，父母同时也会有其他家务和杂事需要处理，因此，就出现一个关键矛盾。

孩子可能不知道作业该如何开始，或是哪些事情必须先做。拖拖拉拉会是一个难以解决的问题，父母必须监督孩子开始做作业，不过一旦孩子开始以后，父母就会发现，需要监督的问题没完没了。父母需要力争做到随叫随到，在孩子感到困惑的时候及时提供帮助，协助他找到合适的解决策略。普通儿童碰到困难时，会认为最明智的做法是考虑其他可行的办法，阿斯伯格综合征儿童则无法想出其他的变通办法，或找出一个非常规的处理方法。帮助他们思考多种方案的一种方法，是给孩子提供解决特定问题的策略清单，这样，他们就知道除了常规办法，还可以考虑其他计划。

父母的监督还必须包括帮助孩子确定先后顺序和做好任务计划，帮助解决词汇提取困难（word retrieval problems）[①] 和维持动机。运用特别的奖励可以提高孩子保持专注和持续努力的动机。

认知类型

我们必须特别考虑阿斯伯格综合征儿童在认知能力方面的特长和缺陷。如果儿童的优势在于视觉推理能力，那么，使用流程图，通过画图组织任务，应用心智思维地图和示意图，都能提高他们的认知理解力（Hubbard 2005）。如果

---

① 译注：词汇提取困难是语言障碍的一种表现。该类患者在找不到恰当的词进行表达时常停顿，有努力寻找词的表现，找不到合适词时会用迂回语言，即通过"兜圈子"用别的词汇绕说说不出的词进行表达。词汇提取困难除表现在命名物体外，各种语言交流时均会出现，包括言语表达、书写等情况。这种对词的遗忘在某些提示帮助下可以回想起来。

他的优势在于语言能力，那么，运用文字说明和比喻手法进行讨论，特别是与特殊兴趣有关的比喻，就可以有效地帮助他。此外，还可以利用电脑和键盘作辅助学习手段，这对那些书写能力有问题的孩子尤其有用。有时父母可以作为"执行秘书"，帮孩子录入有关资料并校对答案，让家庭论文作业变成一个合作项目，而不是依靠他们独自完成。很多父母从多年的经验了解到，如果自己不参与，孩子的功课绝对无法准时完成或达到所期待的水平。

阿斯伯格综合征儿童大都喜欢接触电脑，如果学习资料在电脑屏幕上，他们可能更容易理解。而教师讲解教材时，因为加上了社会性和语言等方面的信息，会增加儿童的困惑。因此，老师应当调整家庭作业的形态，增加利用互联网资料做作业的比例。使用文档处理软件，特别是软件附加的图形、语法和拼写检查等功能，都可以帮助阿斯伯格综合征儿童改善作业的可读性和质量。

如果父母无法帮孩子解决某个特定的问题，应当和老师商量是否可以随时打电话请教，最好无论白天晚上老师都可以和孩子直接讨论。如果能得到老师的课外辅导，家庭作业完成的质量和数量必会有明显改善。

最后一点，对阿斯伯格综合征儿童的教导需要具备一些特殊教育技巧，而父母通常缺少这样的专门技能。而且作为父母，对孩子情感的介入绝对多于学校的老师，因此，很难在解决问题上保持客观和理性的态度。有一个选择是聘请家庭教师给予技术性的指导和监督，不过，大部分家庭可能没有这样的经济实力。

减少家庭作业的数量

如果家庭作业总是带来痛苦，孩子放学后就已经精疲力竭，那么，对极力想要激发孩子生活动机的父母，以及知道针对这类孩子家庭作业绝对不是最有效的教育方式的老师们，应当怎样降低他们的苦恼？如果一定要给阿斯伯格综合征儿童布置标准数量的作业，那么，相关的每一个人都必须认同，大家都需要付出时间和心力，确保他们能准时交出令人满意的作业。

有一个办法是让孩子在学校做完家庭作业。利用午餐时间，早晨上课前或者放学以后，让孩子在单独准备的资源教室或学校图书馆里做作业，不过他们还是需要老师或助教的监督和指导。在高中阶段，少修一些课程也能毕业，这样在学校空出来的时间就可以用来做家庭作业。

如果这些策略都无效，还有什么其他方法呢？我曾经读过一篇研究报告，里面居然清楚地建立了一个模型，探讨儿童时期花在家庭作业上的时间和成人后工作和生活品质之间的相关性。人们或许会辩解说，做家庭作业可以鼓励孩子自我学习，不过，如果阿斯伯格综合征儿童对某项活动有特别的兴趣，他们自我学习的能力非常好，那么，他们的主要问题是无法在教室的社会环境中学习。

我个人的意见是，如果阿斯伯格综合征儿童无法准时完成家庭作业，不应当受到处罚；除非阿斯伯格综合征儿童或青少年主动愿意多花时间在家庭作业上，否则，一天的家庭作业时间不应当超过30分钟。30分钟以后，父母可以在作业本和作业日志上签上名字，注明孩子在规定时间内做完多少作业，老师的评分就应当基于做完的那部分作业。这个做法对于孩子、父母和老师来说，都是一个轻松的方案。

视觉思考

阿斯伯格综合征个体具有不同的思维模式，有的人会利用图像而非文字进行思考。有一个很值得注意的研究，是让一些阿斯伯格综合征成人连续几天佩戴一个会随机发出"哔哔"声音的仪器（Hurlburt, Happé and Frith 1994），要求他们听到哔哔声音时，暂停脑子里的想法，然后记录下当时正在想的事情。对照组普通人在接受这项实验时，记录下来的想法会有很多，包括语言、感受、身体感觉和视觉图像。

不过阿斯伯格综合征成人记录的主要是或者只有图像内容。有些阿斯伯格综合征人士显然偏向于视觉型思考，这种思考类型有几个优点，就如同天宝·格兰丁所列出的：

> 我的大脑完全是视觉型的，因此，设计空间形象的任务，比如画图，对我来说非常容易。我曾在六个月之内自学了画机械草图，设计一间大型的钢筋混凝土养牛场。不过，记住电话号码或在脑子里加减数字，对我却非常困难，我必须用笔写下来。我记忆的每个信息都是视觉型的。如果必须记住一个抽象概念，我会在脑中检索曾经看到的书中或笔记中涉及抽象概念的那一页，从中读出信息。我唯一不需要依靠视觉

> 图像记忆的是音乐旋律。通常，我很难通过听觉记住事情，除非它确实
> 激发了我的某种情感，或是让我建立起一幅视觉图像。在教室内，我得
> 仔细记笔记，因为我总是会忘记听到的内容。当我思考一些抽象的概念
> （比如人际关系）时，我常利用视觉比喻，比如，人与人之间的关系就
> 好像是一道玻璃滑动门，开门时动作必须小心轻柔，如果用力一踢，门
> 可能就会粉碎。如果要学一门外语，我必须依靠阅读，让一切信息视觉
> 化。（Grandin 1984, p.145）

天宝·格兰丁曾写过一本书[①]详细分析她的视觉思考，并讨论这种能力
如何影响到她的生活，以及如何帮助她发展出非常杰出的设计技能（Grandin
1995）。

这种思维方式在现实中有缺点，因为学校教学几乎都以口头语言思考方式
完成。老师通常使用语言和讲演方式介绍各种概念，而较少利用实际操作方式。
有一种教学策略有利于视觉型的学习者，就是大量利用图表、模型和积极参与
的方式。比如，上数学课时，可以准备一个算盘放在桌上。他们也可以在脑子
里将各种原理和事件想象成一幅真实的景象。有几个阿斯伯格综合征成人曾向
我说明，他们在学习历史和科学时如何将事件视觉化，比如，脑子里像放纪录
片一样呈现变化的分子结构。

这种思维方式也有突出的优点。视觉思考型的阿斯伯格综合征个体常具
有棋类和台球方面的天赋。20 世纪最伟大的科学家爱因斯坦就是一个视觉思
考者。他的语言课成绩不及格，一向依赖视觉方式学习。他的相对论理论就
是基于移动中的货车和光束的视觉图像建立的。有趣的是，从他的人格特征
和家庭史来看，他有阿斯伯格综合征的迹象（Grandin 1984）。

认知方面的天赋

一些阿斯伯格综合征儿童和成人的认知能力明显高于平均水平，比如智商
超过 130，被称为超常生（Lovecky 2004）。这种能力对阿斯伯格综合征儿童而
言有好处也有问题，好的方面包括有较高的智力处理和学习社会性线索及社会

---

① 译注：指《用图像思考》（*Thinking in Pictures*），中文简体版 2013 年由华夏出版社出版。

规范，老师们会佩服他们高超的智力，参加智力竞赛获胜的经验也能给孩子和学校带来荣誉感。学业上的成就能提高一个人的自信心，无论他是年轻人还是成人，连带着其他人也比较容易接受他们天真的个性和怪异的举动，甚至会赞赏他们那种与世无争的散漫教授形象。认知方面的天赋有助于从事技术开发等高薪职业，或从事以研究为主的学术职业。不过，高智商也存在很多问题。

和同龄人相比，阿斯伯格综合征儿童社交能力和情感成熟度远远发育不足，因此，容易被孤立、嘲笑或欺负，而比同伴更高的智力往往会引发更严重的社会孤立和疏远。他们在教室里找不到无论是社交还是智力方面水平相当的朋友。阿斯伯格综合征儿童所具有的丰富词汇量和知识也容易让成人对他们的社会推理能力、情绪管理能力和良好行为表现有相当高的期待，因此，当这些儿童的表现不如同伴成熟时，大人的批评也就显得有失公平。

具有比较高的智力，也常常会有比较高的道德感和理想。年幼的阿斯伯格综合征儿童在遇到不公平的状况时，如看到虐待动物，就会感觉非常痛苦。他们对遭受天灾的受害者也常报以深切同情。此外，他们对公平也有很高的道德理想，以致影响到自己和同伴之间的互动和游戏，因为其他儿童通常都抱着比较灵活和自私的态度看待社会规范。

智商属于优异程度的普通儿童的概念理解能力常常优于情绪管理能力，他们会因为担心自己的理解力超过同龄儿童的心智而表现得小心翼翼。而智力优异的阿斯伯格综合征儿童在处理这些因为智力优越而增加的社交顾虑时，其技巧性远远不如那些高智商的普通儿童。

与阿斯伯格综合征个体有关的认知能力特征也会影响到认知天赋的表现。他们形成概念或解决问题的能力可能会是一流的，不过在实际过程中，将想法组织成一个统一的框架，以及用语言表达想法的能力，都可能出现严重的障碍。阿斯伯格综合征儿童和成人虽然清楚自己的想法，解决问题的能力也非常优异，但无法让其他人理解他们想做什么。

我们知道，阿斯伯格综合征儿童和成人经常只专注于问题的某个特定部分。仔细专注某个特定细节，或许可以找到别人忽略的地方（Hermelin 2001），但缺点是可能会对比较不重要的问题关心过度。阿斯伯格综合征个体有追求完美的个性，对自我实现的标准很高，如果一件事不能如预期般成功，他们往往很快放弃。他们虽然智力优秀，却容易因为自我要求标准过高而感到挫折，偏偏他们又非常欠缺应对挫折的能力。

如果阿斯伯格综合征儿童的智力推理能力比其他同伴发育得早，他们常常会编出一些极富想象力的故事去吸引其他人（Lovecky 2004）。他们或许因此成为一群年幼孩子的头儿，积极表演这些想象出来的故事。进入儿童期之后，阿斯伯格综合征儿童的创造力和艺术方面的天赋能够成为自我表现和个人满意度的表达形式，而不是为了给观众展示或者希望得到同伴的赞赏（Hermelin 2001）。

戴尔德丽·洛韦茨基（Deirdre Lovecky 2004）曾研究过一些智力超常的阿斯伯格综合征儿童，发现在学校里老师提供的功课通常和他们的认知能力不相匹配。因此，老师们必须能够确认这些儿童的智力潜能，安排更深入的课程。这些儿童也适合进入招收超常学生的特教班，不只是为了能扩展知识和发展认知，也可以有机会认识潜在的朋友。这种友谊可能建立在交换信息和讨论智力问题的基础上，因为除此之外，他们还能在什么地方找到同龄而智力又相当的真正朋友呢？

现在我们知道，科学和艺术方面的重要进展本质上归功于思考方式异于常人，而且拥有许多阿斯伯格综合征认知特征的人（James 2006）。普通人擅长社会性和语言思维方式，阿斯伯格综合征人士拥有和他们不同的知觉和认知能力特征，将会是一个突出的优点，可以发展为有价值的才能。利利安娜是位具有相当高智力水平的阿斯伯格综合征女性，她曾对我说："语言是思维的牢笼。"的确，有很多先进的科学和哲学发现是通过不同的概念、理念产生的，而不是单纯以语言思考作为基础。

李（Lee）是牛津大学的学生，他这样说明：

> 我认为，阿斯伯格综合征是另一种看待世界的方式。从数学层面看待事物对我很有帮助。我发现以一种高度抽象的方式去思考，其实非常容易。比如，我可以在两分钟之内完成魔方还原。（Molloy and Vasil 2004, p.40）

雷切尔（Rachel）也提道：

> 我加入门萨学会[①]的一个理由是我想要用它来证明我的智力，我可

---

① 译注：门萨学会（Mensa）是 1946 年建立于英国的智力俱乐部，吸收高智商人士入会，目前拥有十几万会员。

以宣称："我有高智商，而且可以证明给你看，因为我是门萨的成员。"总的来说，我确实认为大部分阿斯伯格综合征人士都有不错的智商。如果我可以选择改变自己，去掉阿斯伯格综合征的特征，说句真心话，我并不愿意，因为我知道自己同时也会失去一部分智力。（Molloy and Vasil 2004, p.43）

这个社会需要阿斯伯格综合征人士为我们的未来带来新视野。

本章重点及策略

- 某些阿斯伯格综合征儿童入学时，学业能力优于同龄儿童。
- 有更多的阿斯伯格综合征儿童的认知能力落在两个极端。
- 学校里的学习能力特征：

    1. 老师很快就会发现阿斯伯格综合征儿童独特的学习风格，他们擅长理解逻辑和自然领域，注意细节，以系统的方式记忆和整理事实资料。

    2. 阿斯伯格综合征儿童很容易分心，特别是在教室里。他们在解决问题时，常固执于一种想法，而且害怕失败。

    3. 随着年龄的增长，老师会发现阿斯伯格综合征儿童在组织能力方面也有问题，特别是完成家庭作业和论文的能力。

    4. 如果儿童在学校里的社会性不成功，学业成绩就变得更重要，必然成为儿童上学的主要目的，以及发展自信心的重要来源。

    5. 智力特征或模式比总智商分数更重要。

    6. 至少75%的阿斯伯格综合征儿童的学习能力特征显示出合并有注意力缺陷障碍的问题。

    7. 心理学家将注意力分成四个部分：持续注意的能力，注意相关信息的能力，需要时能转移注意的能力，以及编码注意力——亦即记住自己需要注意的对象。阿斯伯格综合征儿童在这四个部分都可能出现问题。

- 执行功能：

    1. 已经有相当多的研究证实，某些阿斯伯格综合征儿童，更多的是青少年和成人，存在执行功能缺陷的问题。

2. 执行功能这个心理学名词，包括：组织和规划能力、工作记忆、抑制和控制冲动、自我反省和自我监控、时间管理和优先排序、理解复杂或抽象的概念、应用新的策略。

3. 有一个策略可以减少执行功能缺陷造成的问题，即让某个人充当"执行秘书"。

- 问题解决能力

  1. 研究指出，阿斯伯格综合征儿童总是持续运用不正确的策略，即使他们知道这些策略没用，也没有办法从错误中学习。

  2. 阿斯伯格综合征儿童通常比较喜欢用有个人特色的方式解决问题。

  3. 鼓励灵活思考是一件重要的事情，可以从很早的阶段就开始训练。成人可以跟阿斯伯格综合征幼儿一起玩"想一想还可以是什么"的游戏。

  4. 成人在解决问题时可以大声说出自己的想法，这样，阿斯伯格综合征儿童就能听到大人解决问题的不同途径。

- 处理错误

  1. 阿斯伯格综合征儿童和成人的学习特征包括：总是专注于所犯的错误，想要固定变换的事情，以及追求完美的渴望。

  2. 我们必须改变阿斯伯格综合征儿童对错误和失误的看法。

  3. 社交故事可以说明从错误中学习，会比从成功经验中获得更多的启发，错误可以导致一些有趣的发现。犯错是一个机会，而不是灾难。

- 阅读和数学成绩

  1. 阅读和数学成绩落在两个极端的阿斯伯格综合征儿童比预期的要多。

  2. 根据我的临床经验，传统的阅读障碍特殊教育方案对阿斯伯格综合征儿童并没有预期的效果。

  3. 某些能够解答复杂数学题的阿斯伯格综合征儿童，可能无法口头说明自己如何得到答案。

- 弱中央统合能力

  1. 阿斯伯格综合征儿童擅长注意细节，却很难察觉和理解全貌或要点。

  2. 阿斯伯格综合征个体的父母常会惊讶地发现，他们的孩子竟然能生动准确地描述婴儿时期发生的事件。

- 课堂促进认知发展的策略

1. 如果能在安静而且规划良好的教室环境里学习，阿斯伯格综合征儿童的认知和学业能力必定会有很大进步。

2. 老师必须根据阿斯伯格综合征儿童的社会、语言和认知能力，安排一个对他们友好的环境。为了创造出这样的环境，应当给予老师各种机会，以方便获得阿斯伯格综合征相关的信息和专业知识，参与各种培训课程。

3. 老师如果能展现同理心，理解阿斯伯格综合征儿童的问题，就能帮助他们，让他们的认知能力和学业成绩都能有很大进步。这样的老师能灵活运用教学技巧、学习评估方法和期待目标。他们始终如一地喜欢和赞美儿童，尊重儿童的能力，明确儿童的动机，并了解儿童的学习特征。

- 家庭作业

  1. 阿斯伯格综合征儿童和青少年的一个主要痛苦是父母和老师要求他们完成令人满意的家庭作业。

  2. 孩子在家写作业的环境应当利于他的专注和学习。

  3. 一个非常有帮助的做法是，父母给孩子准备一本家庭作业日程表，并和老师每天交换日记和家庭作业日志。

  4. 老师可以在家庭作业上划出重点，提供书面说明，以及询问孩子一些问题，确定孩子的确了解需要什么相关的材料完成家庭作业。

  5. 我的意见是，如果阿斯伯格综合征儿童无法准时完成功课，不应当给予惩罚，而且，除非儿童主动愿意多花时间在作业上，否则每天的家庭作业时间不宜超过30分钟。

- 我们现在知道，世界上有很多科学和艺术方面的重要进步都要归功于那些思考方式异于常人以及拥有许多阿斯伯格综合征认知特征的人。

第十章　运动与协调性

在体育课上，他的动作显得特别笨拙。他从来无法跟上大家的节奏。他缺少运动系统的协调性，动作极不自然，因此，无法令人感到愉悦。

——汉斯·阿斯伯格（［1944］1991）

阿斯伯格综合征人士的运动方式就和他们的思考方式一样，有着与众不同的表现。在阿斯伯格综合征儿童走路或跑步时，可以看出他们的协调能力发育不成熟，而阿斯伯格综合征成人则常有奇怪而独特的走路姿态，缺乏流畅性和效率。如果仔细观察，他们的手脚常常无法同步运动，尤其是在跑步的时候（Gillberg 1989; Hallett et al. 1993）。父母经常会提到阿斯伯格综合征儿童学走路比一般儿童慢了一两个月（Eisenmajer et al. 1996; Manjiviona and Prior 1995），在学习需要手指灵巧动作的活动时，如系鞋带、穿衣服和使用吃饭工具，常常需要特别的指导（Szatmari, Bartolucci and Bremner 1989a）。老师可能也会注意到孩子难以做好写字和用剪刀一类的精细动作，而类似学习骑自行车、溜冰和滑板车等一些需要协调性和平衡性的动作也会受到影响。阿斯伯格综合征儿童，有时也包括成人，经常无法掌握自己身体在空间的位置，容易绊倒、碰撞东西或打翻饮料，他们给人的整体印象是一个动作笨拙的人。

上体育课、体育锻炼或是在操场中玩球类游戏时，体育老师和其他儿童都会明显感到阿斯伯格综合征儿童的运动和协调性的问题。他们在接球、投球和踢球方面的能力发展都不成熟（Tantam 1991）。当他们用两只手接球时，手臂的动作常协调不好，影响到时间的掌握，比如，两只手可以合拢摆出正确的姿势，但下一个分开的动作却晚了一秒钟，仿佛需要花费太多时间考虑下一个动作。抛球的时候，在抛之前，他们的眼睛常不看着目标所在的方向，以致影响到准确度（Manjiviona and Prior 1995）。阿斯伯格综合征儿童球技不佳和不受球队欢迎的一个后果是被排斥在操场所有的社会性游戏之外，他们可能就会因为知道自己的能力不如其他同学而选择主动放弃这类活动；而当他们鼓起勇气参与活动时，别的儿童却认为他们对球队是个负担，没有好处，而故意排挤他们。因此，阿斯伯格综合征儿童根本没有机会和同伴一起练习提高球技。

父母可以在阿斯伯格综合征儿童很小的时候就安排球类技巧的指导和练习，这不是为了让他成为优秀的运动员，而是为了保证他有加入同龄人喜爱的球类游戏的基本能力。不过有趣的是，有些阿斯伯格综合征儿童在游泳时却能展现很好的协调性和流畅性，他们在蹦床上的弹跳技巧也可能会非常好，在练习一些像高尔夫这样的单人运动时也表现出很好的协调性，而且有可能发展为特殊兴趣。此外，他们也可能喜欢骑马之类的休闲活动，在这些运动上的能力技巧有可能达到同龄儿童的较高水平。

可以通过观察以及测量特定动作能力的一系列标准化测试来评估阿斯伯格综合征儿童的运动技能。即使不是专家，也能看出大多数阿斯伯格综合征儿童的笨拙动作表现，不过，现在有不少应用专门评估方法测试的研究已经指出，几乎所有的阿斯伯格综合征儿童都有运动障碍问题（Ghaziuddin et al. 1994; Gillberg 1989; Gowen and Miall 2005; Green et al. 2002; Hippler and Klicpera 2004; Klin et al. 1995; Manjiviona and Prior 1995; Miyahara et al. 1997）。

因此，克里斯托弗·吉尔伯格医生将动作笨拙列为他们建立的阿斯伯格综合征六项诊断标准之一（Gillberg and Gillberg 1989）。相比之下，彼得·绍特马里及其同事的诊断标准、美国精神医学会的 DSM-IV 诊断标准，以及世界卫生组织的 ICD-10 诊断标准中都没有直接提到运动能力。不过，DSM-IV 列举了一系列与阿斯伯格综合征有关的特性，包括相对轻微的动作笨拙容易遭到同伴的排挤和社会孤立。虽然目前我们认为动作笨拙应被列为阿斯伯格综合征的一个特征，但四个常用诊断标准的三个都没有给出明确定义。

运动能力特征

阿斯伯格综合征儿童的运动能力缺陷特征包括双手不够灵巧（Gunter, Ghaziuddin and Ellis 2002; Manjiviona and Prior 1995; Miyahara et al. 1997），缺乏协调性，平衡能力差，抓握和肌肉紧张（Nass and Gutman 1997），以及手部

操作速度缓慢（Nass and Gutman 1997; Szatmari et al. 1989a）。如果测试闭上眼睛单脚站立和走平衡木（脚尖接脚跟走直线）的能力，就会发现他们存在平衡方面的问题（Iwanaga, Kawasaki and Tsuchida 2000; Manjiviona and Prior 1995; Tantam 1991）。天宝·格兰丁曾这样描述自己："当我把一只脚放在另一只脚的前面走直线时，总是无法保持平衡。"（Grandin 1984）妮塔·杰克逊也提到自己走路的困难。

> 对我来说，学走路是最糟糕的一件事，因为根本没办法用手臂帮忙。我的上半身总是很僵硬，就好像手臂与身体缝在了一起。我还发现自己无法走直线，因此，发明了一种奇怪的走路姿势——像鸭子一样摇摇晃晃，或像一个有严重膀胱问题的人，这是同学欺负我的一个理由。（N. Jackson 2002, p.87）

这些运动能力特征都会影响他们在操场中使用冒险器材的能力，以及在体育馆里完成某些动作的能力，也因此增加了遭到捉弄的可能。

汉斯·阿斯伯格医生还注意到，自己看过的一些孩子中有奇怪的面部表情。他形容某个孩子"表情贫乏而且僵硬"（Asperger［1944］1991, p.57），也很少用脸部动作表达想法和感受的变化。阿斯伯格综合征个体的表情平淡漠然，缺乏调节和微妙的动作，容易让别人感觉他处于悲伤之中。克里斯托弗·吉尔伯格医生所列的诊断标准中也包括笨拙或生硬的身体语言（Gillberg and Gillberg 1989）。我也观察到阿斯伯格综合征个体的身体语言可能无法和交谈对方形成一致的"共舞"。

虽然我们目前对阿斯伯格综合征个体的社交、情感、语言和认知能力已经有相当多的研究和临床知识，但对他们运动能力的了解却很有限（Smith 2000）。未来十几年这方面的研究资料一定会增加，也会开发和研究更多的特殊教育策略以提高他们的运动能力和协调能力。

运动障碍的早期检测

最近的研究指出，早在婴儿时期，阿斯伯格综合征个体就已出现异常的动作模式。奥斯纳特·泰特尔鲍姆（Osnat Teitelbaum）和同事分析了 16 位阿斯伯格综合征儿童在幼儿时期的家庭录像（Teitelbaum et al. 2004），仔细地检查了儿童的动作模式和反射动作，并找出持续过久的原始反射以及没有在预期年龄出现的反射动作。研究者发现，某些后来被诊断为阿斯伯格综合征的婴儿有着被称为莫比乌斯嘴型[①]的奇怪嘴形——即上唇突出而下唇平坦。这些孩子在仰卧伸手抓和操作玩具时呈现奇怪的不对称姿势，如只用一只手；还有从仰卧翻成俯卧时，亦即当他们改变姿势由仰卧躺着改成肚子着地时的动作很奇怪。他们坐立动作的发展会有几个月的延迟，而且在爬行时可能不会出现四肢交替进行的基本动作。分析这些婴儿学走路的过程，会发现他们跌倒时存在问题，如倾向于只向一侧摔倒，且无法运用防御反射行为。

阿斯伯格综合征儿童翻转身体转动头部以维持直立状态的反射动作也发展滞后。如果抱住6~8个月的普通婴儿的腰，把他身体举在半空，他的身体会慢慢向一侧倾斜45度，再恢复直立姿势，然后又向另一边倾斜，这样头部有一个本能的代偿动作，来维持头部的直立姿势，这称为"倾斜测验"。如果这项能力发展迟缓，也可以作为日后发展出阿斯伯格综合征特征的反射动作迟缓的另一项指标。

今后应当有进一步的研究，确认婴儿时期的异常动作模式和反射动作发育迟缓现象，与日后出现阿斯伯格综合征特征之间的相关性。父母也许有兴趣通过评估过程发现家中新生儿日后是否有可能产生阿斯伯格综合征的迹象，儿科医生则可将这种评估作为早期筛检工具，及时找出需要仔细检测是否有其他阿斯伯格综合征特征的婴儿。

运动的心理规划和协调性

被称为"失用症"[②]的人无法概念化和规划动作，因此，做出来的动作没有预想中熟练和协调。研究指出，阿斯伯格综合征儿童无法做好运动的心理准备，规划出相对完整的动作路径（Minshew, Goldstrein and Siegel 1997; Rinehart et al. 2001; Rogers et al. 1996; Smith and Bryson 1998; Weimer et al. 2001）。规划不佳的

---

①注：莫比乌斯嘴型（moebius mouth）表现为上唇突出而下唇平坦。

②注：失用症（apraxia）的主要症状是不能定义和计划自己的动作，使身体动作无法如预期般流畅和协调。

动作和慢半拍的心理准备时间，应当比只用"笨拙"两个字形容阿斯伯格综合征儿童的运动问题要准确得多。

本曾这样描述自己的想法和行动脱节的经验：

> 我总是感觉自己的身体和大脑之间没有联系，有时甚至感觉自己好像没有身体，完全无法控制。我想转身时却跌倒了，看东西也有困难，我不能专注，也无法将头转到自己想要的方向。（Lasalle 2003, p.47）

此外，他们在本体觉[①]方面也有问题。本体觉是指统合身体在空间中的位置和动作的所有信息（Weimer et al. 2001），以及维持姿势和平衡的能力（Gepner and Mestre 2002; Molloy, Dietrich, and Bhattacharya 2003），这是儿童在爬行和进行冒险游戏时经常用到的技能。阿斯伯格综合征儿童在攀爬游戏设备时容易掉下来，在爬树时经常也有摔落和受伤的危险，从而不愿意与同伴一起参与这些活动。我还知道有好几个阿斯伯格综合征儿童喜欢长时间倒立，在看电视的时候喜欢头在地板，双脚搭在椅背上。

在检查阿斯伯格综合征儿童一般运动能力的时候会发现运动失调[②]的症状，亦即肌肉协调性比较无序，而且运动模式异常，这也包括运动中表现出不正常的用力、节奏和准确度，以及不稳的步态。观察阿斯伯格综合征儿童走路、跑步、爬楼梯、跳跃和触摸目标（手摸鼻子的测验）等行为，都会发现运动失调的症状（Ahsgren et al. 2005）。作业治疗师、物理治疗师以及专精于运动发展障碍的医疗专家，应当仔细筛检新的个案，以确定他们是否有合并阿斯伯格综合征的可能性（Ahsgren et al. 2005）。

阿斯伯格综合征个体出现的另一种运动障碍问题是关节松弛（Tantam, Evered and Hersov 1990）。我们还不太确定这是身体结构的问题，还是因为肌肉张力过低。大卫·明齐安尼克（David Miedzianik）在自传中曾这么形容：

> 我记得在幼儿园好像玩了很多游戏，老师也教我们写字。从幼儿园到小学，老师总是说我拿笔的方法不正确。直到现在，我拿笔的方法还是不够好，因此，我的字也写得不好。我想过很多理由，解释自己笔拿

---

① 注：本体觉（proprioception）是指在空间中综合身体位置和运动信息的能力。

② 注：运动失调（ataxia）的主要表现是肌肉协调性差，运动方式不正常。

不好，但都没有结果，后来发现我的手指关节是双关节，我可以把手指尖整个弯到手背。（Miedzianik 1986, p.4）

如果出现关节松弛，抓握动作不成熟或怪异，就应当将孩子转到作业治疗师或物理治疗师诊所安排评估和矫正治疗。对于年幼的儿童来说，这是一个应当优先处理的问题，毕竟上学后要用笔写很多作业。

当阿斯伯格医生最初定义阿斯伯格综合征的特征时，曾提到儿童无法模仿不同的节奏。这个特征也可见于天宝·格兰丁的自传性文章。

> 不管是在儿童时期或进入成人阶段，我始终无法跟上节拍。在音乐会中，当大家都配合音乐打拍子时，我必须模仿旁边的人一起拍手。我可以保持自己的缓慢节奏，不过始终无法和他人或乐器的声音保持同步。（Grandin 1984, p.165）

这也解释了走在阿斯伯格综合征人士旁边我们所能感受到的明显异常。通常当两个人走在一起时，他们手脚的动作会慢慢同步，就好像阅兵一样，他们会自行找到一致的节奏，而阿斯伯格综合征个体却好像始终和旁边的人有不同的步伐。

书写

汉斯·阿斯伯格医生首先提到一些儿童有书写问题。他最初出版的研究报告是以四个孩子为对象的详细观察记录。他这样描述其中的一个孩子弗里茨："他握笔的动作紧张，无法顺利移动笔"，而另一个孩子恩斯特"手里的笔不听使唤，好像总是卡在那里，而且溅出墨水"（Asperger［1944］1991, p.63）。老师和家长都很关心孩子的书写困难，他们（也包括一些成人）写的每个字母不仅难看而且过大（Beversdorf et al. 2001），这也被称作"大字症"①。因为写每个字母都要花很长时间，阿斯伯格综合征儿童完成功课的时间就会拖得很长。当班上其他同学已经写完好几个句子时，他却还在第一个句子上徘徊，试图写得更工整一些，结果只是加重挫折感，为自己没能力写出整齐一致的字母感到难为情。

---

① 注：大字症（macrographia）表现为书写困难，只能写大字。

有时他们会不断用橡皮擦掉重写用铅笔写的字，因为他们总是觉得自己写得不如课本上印得那样完美。他们可能会拒绝班上的某个活动，不一定是不喜欢那个活动，而是讨厌必须在活动中写字。老师可能因为无法辨识孩子的字迹而感到苦恼，不过需要记住，这是一种运动障碍的表现，和他们对功课的投入态度无关。

有些阿斯伯格综合征儿童会迷上书写，并且对书法产生特殊兴趣。这时出现的问题常常是他们花太多时间在课堂上写作业，每个字都要求写得非常完美，完全专注在字体的形状上，而忽略了句子的意义。

阿斯伯格综合征儿童如果出现书写问题，有几个处理方法可以考虑。改善动作协调性的矫正练习——本质上就是通过大量的练习改善书写时需要的精细动作技能，不过，孩子们往往非常不耐烦且抗拒这种练习。作业治疗师可以建议一些其他的方法改善书写能力，比如，使用略微倾斜的台面和容易拿的笔，或者让助教帮助抄写题目。不过，我想提醒老师和家长的是，书写技能在 21 世纪已经是一项过时的能力，现代科技的发展用打字拯救了不擅长书写的人。

我们应当鼓励阿斯伯格综合征幼儿学习打字和使用教室里的键盘、电脑和打印机。虽然目前基本的书写技能还是需要的，不过或许当这一代孩子长大成人之后，他们只需要对着文字处理机说话，就可以记录并打印出所有的谈话内容。现在已经很少有人会手写书信，电子邮件成为主要的沟通方式。高中和大学的考试也已经允许阿斯伯格综合征学生用打字的方式应试，这样不仅有利于这些学生更流畅地回答问题，也更容易让老师批改试卷。因此，老师或父母都不需要太过于忧虑孩子的书写能力，相反，应当鼓励孩子尽早学会打字。如果没有条件做到，也应当允许孩子有额外的时间完成写作任务和考试。

改善运动和协调性的活动及策略

如果确认儿童有运动发展和协调性的问题，就需要安排由作业治疗师或物理治疗师进行评估，确定发育迟缓的程度和运动能力特征。评估提供了一个基准线，作为检查训练方案进展状况、调整活动设计、实施计划和评估成果的依据。从评估结果也可以看出，他们在日常生活中应当训练调整的地方是哪些，以及如何通过调整他人的期待包容他们的运动障碍。此外，也必须评估阿斯伯格综合征儿童的运动能力缺陷对他们日常生活的影响有多大，特别是生活自理能力、自信心、同伴的接纳和排斥，以及遭到嘲笑的可能性。孩子被戴上笨拙的帽子，会给他们的实际生活和心理带来很多影响。

治疗师可以向需要改善运动能力的孩子提供一些能在家里完成的活动，包括那些正在诊所接受运动治疗的孩子。重要的是，不管在家里、治疗师诊所，还是在学校进行的各种治疗活动，都应当力求带来快乐。阿斯伯格综合征儿童最终会敏感地了解到自己的能力不如同伴，不情愿参与运动，除非这些活动本质上能带来快乐，而且能带来明显的进步，让他们确实受到鼓励和获得成功经验。

体育课老师需要了解阿斯伯格综合征儿童的天生特点，以及如何调整体育课的活动内容（Groft and Block 2003）。调整方案应当着重身体素质训练，而不是竞赛性质的团队活动。如果老师要求儿童参加球类比赛，必须禁止其他孩子取笑他的笨拙，同时不可以让队长自行挑选队员，因为这样常会使阿斯伯格综合征儿童成为最后被挑中的一位，而同队的其他孩子也会抱怨有这么一个动作笨拙的队员。

体育老师也必须了解体育馆是阿斯伯格综合征儿童不喜欢的地方，那里的噪声太大，孩子们的喊叫声在墙壁回响，加上快速的动作练习，会让有动作协调问题的阿斯伯格综合征儿童感到困惑，与其他孩子无法避免的近距离的身体接触也会让他们不舒服。体育老师应有能力处理孩子因为犯错或团队失分而产生的痛苦或过度反应。

安排一位指导者支持和保护阿斯伯格综合征儿童免受嘲笑，是非常有好处的。体育老师也可以在团队比赛中加入创新安排，比如，可以请阿斯伯格综合征儿童担任裁判的助手，因为他们善于挑出错误和熟悉各种规则；如果他们擅长数字，也可以请他统计分数，负责学校联赛的排名表。

老师或治疗师在帮助儿童处理动作问题时应当尽量站在儿童的两侧做示范，而不是面对面的位置。也可以录像，让孩子有机会看到自己的动作，并且详细记录训练方案对改善某些技能的效果（Manjiviona and Prior 1995）。有时，老师也可以手把手指导学习某个动作。最后就是安排每天的身体素质活动，这不但可以改善运动和协调能力，同时，对情感表达和情绪管理有问题的阿斯伯格综合征儿童来说，体能的发泄也是一个恢复情绪的方法。

非自主性动作或抽搐

根据临床经验和观察，阿斯伯格综合征儿童或成人可能出现偶发性非自主的动作或抽搐。有研究指出，20%~60% 的阿斯伯格综合征儿童会出现抽搐（Gadow and DeVincent 2005; Hippler and Klicpera 2004; Kerbeshian and Burd 1986, 1996; Marriage et al. 1993; Nass and Gutman 1997; Sverd 1991）。抽搐可能是瞬间的抽动，也可能是复杂的动作，有时口部肌肉也会发出非自主性的声音或短句。表 10.1 列出了一些简单和复杂的动作或声音抽搐。

表10.1　简单和复杂的动作或声音抽搐

简单的抽搐	复杂的抽搐
眨眼	跳跃
做鬼脸	晃动身体
抽鼻子	碰触物品
噘嘴	咬嘴唇
耸肩膀	面部表情
手臂抽搐	舔东西
点头	捏自己或别人
伸舌头	挥舞双臂，手肘下弯，类似鸟的翅膀
清喉咙	喃喃自语
鼻子吸气	发出动物般的叫声
发出咕噜咕噜的声音	重复说出刚说过的单词和短句
吹口哨	复杂的呼吸方式
咳嗽	
喷鼻息	
咆哮声	
吸吮声	

非自主性的动作或声音通常都是突然发生的，而且没有目的。如果阿斯伯格综合征儿童出现抽搐，通常在早期就会出现征兆，随着年龄增长，抽搐的次数和复杂性逐渐增加，非自主性动作在 10~12 岁达到高峰。到了青少年后期，抽搐的次数逐渐下降，40% 的儿童到了 18 岁以后，抽搐就会消失（Burd et al. 2001）。

儿童的语言抽搐也会随着时间而改变，出现不同形态的抽搐，也可能有几个月的时间完全没有发生抽搐。孩子在专心做一件事，或在进行某项吸引人的活动时，比如，回答开放式问题的时候，抽搐可能会消失（Nass and Gutman 1997）。孩子放松时（比如坐着看电视），可能就会出现非自主性动作，压力不一定会直接影响抽搐的发生，不过面对压力环境，抽搐的频率可能增加。

抽搐不一定只是非自主性的动作和声音。我认识有些合并抽搐障碍（tics）的阿斯伯格综合征青少年，提到自己"脑中会蹦出一些不理性的想法"，我称这些为想法和情感抽搐（thought and emotion tics）。这些想法和紧跟着出现的行为或感受，不见得和当时的气氛有关。有时，可能出现某些不当行为和让他人困窘行为的想法，或者出现强烈悲伤、生气或焦虑等情感抽搐。这些情绪感受一般只持续几秒钟，不过，假如一天当中频繁发生，就值得关注。

我们知道，抽搐的发生是因为大脑皮层和大脑运动中枢之间的计划回路障碍，以及神经递质多巴胺和去甲肾上腺素的活动（Kutshcher 2005）。医学上减低抽搐频率的原理就是降低多巴胺的分泌。父母应当了解，某些药物，如用来治疗注意力缺陷多动障碍的兴奋药物，会增加多巴胺的分泌，从而增加抽搐频率。

由于抽搐的非自主性，儿童总是无法意识到即将发生抽搐，因此，很难抑制这些动作或声音。不妙的是，某些动作，如间歇性的吸鼻涕，容易让家人生气，而且受到学校同学的捉弄和取笑。因此，无论是父母、老师或同学，都不应当批评或取笑孩子的非自主性动作或声音，有时最好的做法是不理会抽搐。如果孩子因为别人的反应而感到痛苦，父母应当给予同情和感情支持。频繁的抽搐动作或声音也可能干扰班上正在进行的活动，也会让其他孩子分心，容易破坏儿童自身的注意力，因此，需要花费较多时间才能完成工作。老师需要做榜样，示范如何接受阿斯伯格综合征儿童的抽搐行为，必要时也可以给他们较多时间完成工作，并鼓励其他同学不要理会这些动作或声音。

临床心理学家和精神科医生都关心抽搐的发展。根据临床经验和最近的研究结果，某些阿斯伯格综合征儿童日后可能出现三种不同的发展障碍。如果出现至少两种抽搐动作和至少一种声音抽搐，而且这些症状至少持续一年，就需要考虑妥瑞氏综合征的诊断。合并妥瑞氏综合征的阿斯伯格综合征儿童，也很有可能出现注意力缺陷多动障碍以及发展焦虑障碍，如强迫症（Epstein and

Saltzman-Benaiah 2005; Gadow and DeVincent 2005）。因此，虽然抽搐的发展情况相对较好，临床工作者在诊断评估当中除了确认抽搐症状外，也应当筛检是否合并有注意力缺陷多动障碍的症状，并评估是否有出现强迫症的可能性。临床工作者应当留意，这些合并的障碍是否影响到儿童的日常生活，并且必须熟悉所有相关的治疗和教育方法。

运动能力的退化

有一些研究文献指出，某些阿斯伯格综合征青少年的动作能力出现缓慢但持续退化的现象（Dhossche 1998; Ghaziuddin, Quinlan and Ghaziuddin 2005; Hare and Malone 2004; Realmuto and August 1991; Wing and Attwood 1987; Wing and Shah 2000）。这些个案非常不寻常，退化表现在动作和口语反应越来越慢，很难开始和完成一个动作，而且在做某件事情时，如铺床或穿衣服，越来越需要一些身体指导或口头提醒。有时，他们做某件事时会瞬间僵住，有时会出现静止性震颤，缓慢拖拉的步态，肌肉僵硬，以及一张看似戴上面具的漠然面孔，这些特征很类似紧张症（catatonia）和帕金森症的运动特征。

动作的退化现象常发生在 10~19 岁之间，在孤独症青少年身上比阿斯伯格综合征青少年出现得更多，特别是那些有严重学习和语言障碍的人。不过，也有少量阿斯伯格综合征青少年会出现这种现象。这种退化现象，只是与紧张症和帕金森症类似，但不能直接与两者等同，我们可以用一个新名词"孤独紧张症"（autistic catatonia）形容（Hare and Malone 2004）。我们还不太确定，这种动作能力的退化是源于某一特定的神经学状况，还是一种异常的心理－运动迟滞表现，或者是因为临床抑郁症导致的动机缺乏，还是掌管运动规划和执行反应（比如化想法为行动）的认知能力出现严重退化。

目前，我们正在努力开发不同的治疗方法（Dhossche 1998; Ghaziuddin et al. 2005; Hare and Malone 2004）。如果阿斯伯格综合征青少年出现孤独紧张症的症状，应当立即转入神经学家或神经精神学家诊所，安排完整的运动技能检查。药物和其他一些治疗技术可以有效降低这种罕见的动作障碍。父母也可以利用一些简单的技巧，帮助他们开始或重新开始一个动作。例如，由别人接触需要移动的那只手或脚，或旁边安排一个人操作相同的设备，示范如何开始一个动作。另外，听音乐也有助于保持动作顺畅。物理治疗师为帕金森症病人设计的一些活动也可以帮助阿斯伯格综合征和有紧张症的孤独症青少年。

运动能力表现优异

虽然我们已经知道阿斯伯格综合征可能伴随运动能力缺陷，不过我也认识某些阿斯伯格综合征儿童和成人具有非常优秀的运动能力，甚至能赢得国家和国际的竞赛奖牌。动作方面的缺陷并不会影响到某些运动技能，如游泳、蹦床、高尔夫和骑马这类可以单独练习的活动。因为他们的表现相当不错，这些活动也会成为阿斯伯格综合征儿童的特殊兴趣，再加上大量的练习和专心一致的决心，他们的这些技能往往能达到非常高的境界。

阿斯伯格综合征儿童也可能会展现出有耐力极限运动的特长，如马拉松赛跑。阿斯伯格综合征人士一旦跑出成绩，就会忍受一切痛苦，坚持跑步。阿斯伯格综合征儿童可能也会喜欢剑术之类的运动，参与者戴上面具就没有和对手目光接触的问题，而且需要学习一些固定的动作和反应。武术也是吸引他们的运动，特别是能以慢动作的方式学习一些防卫和攻击动作，武术的发展历史和文化也会吸引他们的兴趣。室内台球运动是和敏捷性无关的项目，阿斯伯格综合征青少年也许凭直觉就能理解球的移动规律。虽然一位阿斯伯格综合征人士杰里·纽波特曾对我说："我从来做不出任何优雅的动作。"不过，阿斯伯格综合征儿童的确有潜力参与和喜爱一些运动项目，在某些项目上甚至能有优异的表现。

本章重点及策略

- 至少有60%的阿斯伯格综合征儿童动作笨拙，不过，一些采用专门评估方法测试的研究指出，几乎所有的阿斯伯格综合征儿童都有特定的运动障碍表现。
- 阿斯伯格综合征儿童走路或跑步时的协调能力不够成熟，而阿斯伯格综合征成人则常有奇怪的甚至独特的步态，缺乏流畅性和功效。
- 老师也会注意到他们的精细动作问题，比如写字和使用剪刀的能力。
- 有些阿斯伯格综合征儿童接球、投球和踢球的动作能力都发展得不成熟。

- 从孩子很小开始，父母就可以安排指导和练习球类技巧，这不是为了让他成为优秀的运动员，而是为了让他具有基本的能力，顺利加入一些受同龄人欢迎的球类游戏。
- 最近的研究指出，如果追溯到阿斯伯格综合征个体的婴儿时期，会发现他们当时就已经出现异常的动作模式。
- 动作规划不佳和慢半拍的心理准备时间应当比只用"笨拙"两个字形容阿斯伯格综合征儿童的运动问题要准确得多。
- 老师和父母非常关注孩子的书写困难。
- 我想提醒老师和家长的是，书写技能在 21 世纪是一项过时的能力，现代科技的发展，用打字拯救了有书写困难的人。
- 体育老师需要了解阿斯伯格综合征儿童的天生特点，并知道如何调整体育课的活动。
- 根据临床经验和观察，阿斯伯格综合征儿童和成人也会出现偶发性非自主动作或抽搐。
- 动作方面的缺陷有时并不会影响到某些运动技能，如游泳、蹦床、高尔夫和骑马。

第十一章　感觉敏感

> 无论是在味觉还是在触觉体验上，我们往往总是有明确的好恶感。许多孩子异常强烈地反感某种触觉体验，他们无法忍受新衣服的粗糙感，或穿上补过的袜子。洗涤液也常带来令人不快的感觉，所以洗手是一个不愉快的场景。此外，噪声也会让人过度敏感。不过，在某一特殊情境下表现过度敏感的孩子，有可能在其他场合却显得过度不敏感。
>
> ——汉斯·阿斯伯格（［1944］1991）

临床界和学术界确认阿斯伯格综合征的主要依据是个体在社会推理、同理心、语言和认知能力等方面的能力状况。不过，阿斯伯格综合征人士的自传和父母描述孩子的内容都确认了另外一个明显特征：即对特定的感官体验出现过度敏感或过度不敏感的反应。一些研究和综述性文献也都确认，他们具有异常的感知觉和感觉反应模式（Dunn, Smith Myles and Orr 2002; Harrison and Hare 2004; Hippler and Klicpera 2004; Jones, Quigney and Huws 2003; O'Neill and Jones 1997; Rogers and Ozonoff 2005）。有些成人认为，在日常生活中感觉敏感对他们的影响更大，比结交朋友、情绪管理问题和找到合适的工作都要大。但是，因为医护工作者和学术界人士一直都忽视了阿斯伯格综合征的这一特征，我们目前还无法满意地解释为何会出现异常的感觉敏感，也没有更多有效的策略矫正感觉敏感的问题。

最常见的敏感反应是针对某些特殊的声音，不过对某些触觉体验、光线强度、食物的味道和质地以及某些气味，也可能产生感觉敏感；对于疼痛和不舒服，会有过度反应或反应过低的情况；对于平衡感、运动知觉以及身体定向，也会反应异常。他们可能有一个或好几个感觉系统同时受到影响，以致对日常生活中的一些感觉变得非常敏感而难以忍受，或非常不敏感，好像完全感受不到。父母常常会困惑，为什么他们对一些感觉会如此敏感，而对另一些却根本没反应；他们本人同样也困惑不已，为什么其他人没有和他们一样的感觉体验。

父母常会提到，孩子能注意到别人根本听不到的微弱声音，对于突然出现的噪声过度惊慌，以及难以忍受某些频率的声音，如烘手机或吸尘器的声音，孩子必须掩住耳朵隔绝声音，或绝望地逃离现场；他们也可能不喜欢温和的关怀动作，如拥抱或亲吻，因为这种触觉体验（不一定是情感方面）不太舒服。明亮的阳光会让人眼前发黑，几乎看不清东西；某些颜色会过于刺眼，让他们不愿意看；他们还可能会过度沉迷于一些视觉细节，如在阳光照射下漂浮着的灰尘，为此经常发呆；幼儿常常挑食，排斥某些特定质地、味道、气味和温度的食物。他们也对香水或清洁剂的气味避之不及，因为闻起来很恶心。此外，一些儿童也会表现出平衡感的问题，害怕双脚离开地面，讨厌倒立的动作。

在另一个极端，对某些感官体验可能会缺乏敏感度，如对于特定的声音没有反应，受伤时不会感觉到疼痛，或严寒的天气里也不觉得需要添加厚衣服。他们的感觉系统可能在某一个时刻过度敏感，而另一个时刻又过度不敏感。但是某些感觉体验也会激发强烈的愉快感，如洗衣机振动时的声音和触觉，或街灯发出的不同颜色。

感觉超负荷

阿斯伯格综合征儿童或成人常会提到他们感受到的感觉超负荷。克莱尔·塞恩斯伯里这样描述自己在学校因为感觉问题而带来的反应。

> 几乎每个学校的走廊和大厅都充满着不断回响的噪声、荧光灯的光线（一个让孤独症谱系人群感到视觉和听觉压力的特别来源）、上下课的铃声、人们之间的相互碰撞，还有清洁剂的味道等等。对于那些普遍具有感觉过度敏感和感觉信息处理问题的孤独症谱系人士来说，每天大多数的时间都面临着感觉超负荷的危险。（Sainsbury 2000, p.101）

妮塔·杰克逊以"汹涌的感觉波浪"来形容强烈的感觉体验（N. Jackson 2002, p.53），这些常会造成阿斯伯格综合征个体产生过度紧张、焦虑，以及几乎"因为过度惊吓而崩溃的状况"；对于普通儿童来说，类似的感觉体验并不会令人厌恶，有时反而是种愉悦的感觉。但是，敏感的儿童在感觉刺激比较多的环境中，比如教室，因为不确定何时会出现下一个痛苦的感觉体验，容易变得高度警觉、紧张和容易分心。他们会主动回避某些场合，如学校的走廊、操场、繁忙的购物中心和超市，因为这些地方的感觉刺激都太强烈了。由于对特别强烈的恐惧感有心理预期，他们可能出现焦虑障碍，如因为狗可能会突然吠叫而恐惧狗，或出现广场恐惧症（害怕待在公共场所）。相比而言，家是一个相对安全的地方，可以控制感觉体验。他们也会逃避参加一些社交场合，如生日聚会，不仅仅是因为不确定需要遵守哪些社交规范，也因为那些精力旺盛的孩子们制造的嘈杂声，和随时可能面对气球突然爆裂的声音。

诊断评估和诊断标准

我们知道，那些长大后可能发展出孤独症或阿斯伯格综合征其他症状的儿童，在婴儿时期就能确定感觉敏感的问题（Dawson et al. 2000; Gillberg et al. 1990），因此，对于有可能发展出阿斯伯格综合征其他症状的幼童，应该在前期的筛检中增加某些感觉敏感度的检查。我们也知道，这些特征在幼儿时期非常明显，到了青春期可能会慢慢消失，但某些人可能终身都具有一些特征（Baranek, Foster and Berkson 1997; Church et al. 2000）。

设计筛检工具的目的是辨别一个儿童是否有可能是阿斯伯格综合征，是否需要进一步由有经验的医护工作者进行完整的阿斯伯格综合征诊断评估。目前的筛检工具（请参见第一章）包括有感觉敏感的问题，因为医护工作者认为异常的感觉敏感模式可以区分阿斯伯格综合征儿童和普通儿童（Rogers and Ozonoff 2005）。感觉敏感被认为是严重孤独症的一个特征，目前主要的孤独症诊断评估工具——《孤独症诊断访谈表（修订版）》（ADI-R, Rutter, Le Couteur and Lord 2003）就包括询问家长一系列问题，检查孩子是否曾经对噪声过度敏感，是否曾出现对味道、气味或触觉体验的异常反应。就目前来说，还没有与ADI-R 相当的诊断工具评估阿斯伯格综合征，但我和其他医护工作者已经汇集了诊断评估过程中有关感觉敏感的信息，以及异常感知觉的发展历史，可以考虑作为确认阿斯伯格综合征特征的依据；但是异常的感知觉并没有包括在阿斯伯格综合征目前的四个诊断标准当中。将来在修订诊断标准时应当考虑增加异常的感知觉，因为这个特征经常严重影响个人的生活品质。

概论

临床界和学术界都需要有一个检测阿斯伯格综合征儿童和成人感觉体验的概念性、描述性的框架，博格达什纳（Bogdashina 2003）、哈里森和黑尔（Harrison,Hare 2004）认为阿斯伯格综合征人士可能具有的特征有：

1. 感觉体验同时具有过度敏感和过度不敏感的状况。
2. 感觉变异。
3. 感觉封闭。
4. 感觉超负荷。
5. 异常的感觉信息处理。
6. 很难辨认感觉信息的来源路径。

有些感觉和知觉体验会令他们有非常不舒服的感觉，因此，阿斯伯格综合征个体可能会发展出一套应对和补偿策略。但有些感觉体验比听到钟表的滴答声让他们感觉悦耳，渴望再次获得这类愉快的体验（Jones et al. 2003）。不管是否引起愉悦感或不适感，他们所感受到的感觉世界绝对与众不同。

评估工具

目前已经有好几种专门设计的在所有感觉方式中测量敏感度的工具。《感觉行为量表》（The Sensory Behaviour Schedule, SBS）是一个由 17 个项目组成的筛检问卷，提供对感知觉和相关行为的简要描述（Harrison and Hare 2004）。《感觉能力分析量表》（The Sensory Profile）共有 125 个题目，用来测量 5~11 岁儿童在感觉信息处理、感觉调节、针对感觉体验的相应行为和情绪反应，以及过度反应或过度不反应等方面问题的严重程度（Dunn 1999b）。此外，也有一份简版量表（Shot Sensory Profile），父母只需十分钟就可以填写完毕（Dunn 1999b）。

《感觉能力分析检核表（修订版）》（The Sensory Profile Checklist Revised, SPCR）是一份相当全面的评估孤独症和阿斯伯格综合征儿童的工具。分析清单共有 232 个问题，由家长填写，以确认儿童的感觉优势和弱点，并根据结果确定适当的矫治活动（Bogdashina 2003）。

医护工作者也可以开发自己的评估工具，包括用来检测引起焦虑或过激行为的感觉体验清单。这些工具可以评估包括以下感觉体验的学校环境：书写笔在白板上发出的声音、荧光灯发出的闪烁光线和噪声、吱吱作响的椅子和地板、室内温度、房间内的背景噪声，以及清香剂、美术用品和清洁用品的气味。当我观察一名处在充满挑战性环境当中的阿斯伯格综合征儿童时，常会自己先闭上眼睛仔细聆听，并深吸一口气，试着分辨各种气味，尝试通过他们的眼睛和感觉系统体会世界。

听觉敏感

70%~85% 的阿斯伯格综合征儿童对某些特定的声音非常敏感（Bromley et al. 2004; Smith Myles et al. 2000）。根据临床观察和个人叙述，有三种类型的声音容易引发极度的不适感。第一种类型是没有征兆突然产生的噪声，有位成人用"尖锐"形容这类声音，如狗吠声、电话铃声、人的咳嗽声、学校火警报警器的声音、按圆珠笔的声音，或脆的东西破裂的声音。第二种声音是连续的高频率声音，特别是室内常用的小家电马达的声音，如食物粉碎机、吸尘器或冲马桶的声音。第三种类型则是一些令人困惑的、复杂的或多层次的声音，如在购物中心或人多嘈杂的社交场合中的背景声音。

父母或老师通常很难理解他们的感觉，因为一般人并不会认为这些声音能带来严重的不适感。不过，想象一下，听到指甲刮黑板的声音所带来的极度不舒服，甚至仅仅是回想这种声音都会让人反感地起鸡皮疙瘩，这其实就是阿斯伯格综合征人士对那些声音的感受。

下面我引用几位阿斯伯格综合征人士对自己感觉体验强度的描述，以及随之而来的痛苦或不舒服的感觉。第一段来自天宝·格兰丁：

> 突如其来的巨大响声还是会吓到我，我对声音的反应通常比别人强烈。我一直讨厌气球，因为我永远不知道哪一个会突然爆掉，这会让我吓得跳起来。持续的高频率发动机噪声，如吹风机和浴室通风扇，也会让我感到不舒服，但低频的发动机声音就没有关系。（Grandin 1988, p.3）

达伦·怀特描述道：

我也很怕听到吸尘器、食物搅拌机和榨汁机的声音，因为我感受到的音量可能比实际大了五倍之多。

公共汽车的发动机声音对我来说就像一阵阵打雷，仿佛比原来放大了四倍，每次坐车时我都必须用手捂住耳朵。（White and White 1987, p.224-225）

特雷泽·乔利夫这样描述自己的听觉敏感度：

下面这些声音是现在依然困扰着我、必须用手掩住耳朵才能忍受的：叫喊声、人多嘈杂的声音、碰到泡沫塑料餐具发出的声音、气球和飞机的声音、建筑工地上机械的噪声、捶打和敲击声、电动工具使用时的声音、海浪声、荧光笔在纸上涂色或划线的声音和放焰火的声音。不过除了这些，我可以读乐谱并演奏乐器，也喜爱某些风格的音乐。事实上，当我感到生气和绝望的时候，只有音乐才能让我的内心平静下来。（Jolliffe et al. 1992, p.15）

利亚纳·霍利迪·维利提到有几种特定的声音会让她感到非常痛苦：

高频率和金属般尖锐的声音都会刺激我的神经。口哨声、聚会上制造噪声气氛的玩具、长笛和喇叭声以及其他类似的声音，都会干扰我的平静心情，让周围的一切变得面目可憎。（Willey 1999, p.22）

威尔·哈德克罗夫特解释一个人是如何在不愉快的听觉体验中变得过度焦虑的：

我永远处在对一切事情都感到紧张和恐惧的心态当中。我厌恶走在铁桥下时刚好有一列火车从我头上驶过。我害怕气球爆裂的声音、聚会中礼花炮的声音和圣诞节礼花筒的声音。我非常小心地避免碰到任何突如其来的大声响。哦，我还没提到打雷，这是我绝对害怕的声音，即使日后我知道闪电才是危险因素，但还是更害怕打雷声。虽然我喜欢观赏放焰火的场面，但烟花节（Guy Fawkes Night）的来临还是会让我感到

紧张万分。（Hadcroft 2005,p.22）

敏锐的听觉也可能被视为一项特长，如艾伯特（Albert）能比父母早好几分钟听到火车快进站的声音。他说："我总是能先听到，妈妈和爸爸不能，我的耳朵和身体都感受得到这种声音。"（Cesaroni and Garber 1991, p.306）我在诊所看过一名儿童，他的特殊兴趣是公共汽车，能分辨出经过他家附近汽车的独特发动机声音。他的第二个特殊兴趣是公共汽车号牌，他可以很快认出即将驶来但还看不清楚的公共汽车的号牌。不过，他不喜欢在家里的后花园玩，问他原因，他解释说不喜欢听到如蝴蝶等昆虫拍动翅膀发出的啪啪声。

有时，他们也会出现听觉变异或封闭的现象。达伦是这样描述这种波动状的变异情况：

> 我的耳朵会玩一个花招，即能够改变周围声音的大小。有时候我很难听到别的孩子跟我说话时的声音；而有时候，他们的声音听起来却又像子弹发射的巨响。（White and White 1987, p.224）

唐娜·威廉姆斯这样解释：

> 有时候，别人必须把一个句子向我重复好几次，因为我总是只听到一些片段。我的脑子把他们讲的句子切割成一个个单字，变成一种奇怪的、不知所云的信息，这有点像有人在不停地调电视机的音量。（Williams 1998, p.64）

我们不太确定，感觉封闭是因为正沉迷于某项活动以致听觉信号无法打断极为专心的状态，还是因为天生就会暂时或间断性失去听觉信息的知觉和处理能力。这样的特征容易让父母怀疑他们的阿斯伯格综合征幼儿是否耳聋。唐娜·威廉姆斯对此提道：

> 我的父母曾认为我耳聋。他们站在我身后，轮流发出很大的声音，我却丝毫没有反应。我被带去做听力检查，测验结果表明我没有耳聋，但我还是会这样。几年之后，我又接受了一次听力检查，这次发现我的听力比普通水平要好，我可以听见只有某些动物才能听得到的声音频率。我的听力问题显然是因为对声音的注意力不够稳定。（Williams 1998, p.44）

阿斯伯格综合征个体如何应对听觉敏感？有些人会学着拒绝接受特定的声音，就像天宝·格兰丁描述的：

> 当我碰到太大的噪声或令人迷惑、我自己都无法辨别的声音的时候，我或是将它们全部挡在外面，或是全部接受，就像让耳朵驶入一辆货车。为了避免声音的突然冲击，我常选择退缩到隔绝世界的地方。成年之后，我还是很难调整听觉的输入。如果在机场打电话，我无法屏蔽掉周围的背景声而只保留电话中的声音。其他人可以在嘈杂的环境中打电话，但我不行，虽然我的听力完全正常。（Grandin 1988, p.3）

还有一些技巧可以防止那些不愉快的感觉体验的入侵，如通过哼唱阻绝噪声，或专注于某一活动中，这等于是接受了催眠。

降低听觉敏感的策略

必须首先找出那些令阿斯伯格综合征儿童非常痛苦的听觉体验，那些让他们必须用手捂住耳朵防止痛苦的声音，用身体退缩或不断眨眼等行为回应的突发噪声，或让他们直接告诉我们哪些声音听起来很难受。我们可以帮助他们避免再听到这些声音。如果他们感觉吸尘器的声音太过强烈，可以挑选他们在学校的时候再使用吸尘器，这是最简单实际的解决办法。有个小女孩无法忍受教室里其他同学和老师在地板上拖动椅子的声音，我们就将每张椅子腿包上垫子，让她能安心上课。

也可以用物理隔绝听觉刺激的方法，比如，准备一副硅胶耳塞放在口袋里，只要感觉噪声无法忍受就戴上。这个方法非常适用于已知的嘈杂场所，如学校的餐厅。在前面引用特雷泽·乔利夫的话中也提到过一个策略："……当我感到生气或绝望时，音乐是唯一能让我的内心感到平静的方法。"（Jolliffe et al. 1992. p.15）我们可以试着让他们学习用耳机听音乐，隔绝那些感觉强烈的噪声，这样他们就能平静地逛购物中心，或在吵闹的教室里专心写作业。

向儿童解释那些令人难以忍受的声音的成因和持续时间也会有帮助。卡罗尔·格雷所创的社交故事（请参见第三章）用途非常广泛，也适用于处理听觉敏感度问题。针对一名对公共卫生间烘手机的噪声敏感的孩子，可以给他撰写社交故事，说明这个机器的功能和设计原理，并说明一段时间后机器会自动关闭。这些令人安心的知识可以降低孩子的焦虑感，并增加忍耐力。

很明显，父母和老师都必须了解孩子的听觉敏感性，并努力降低突发噪声的强度，减少孩子所处空间内的背景声和谈话声，尽量避免接触那些已知的孩子无法忍受的强烈听觉体验。这些做法都可以降低他们的焦虑感，并帮助孩子提高注意力和社会性。

目前还有两种治疗方法可以降低孤独症或阿斯伯格综合征儿童的听觉敏感度。由作业治疗师发展的感觉统合治疗（Sensory Integration Therapy, Ayers 1972），主要是依据琼·艾尔斯（Jean Ayers）首创的做法，在治疗过程使用一系列专门的游戏设备，改善感觉信息的处理、调整、组合和统合能力。在治疗计划中，需要安排可控而且有趣的感觉体验，由作业治疗师执行，每周进行几个小时，连续持续几个月。虽然这套方法非常流行，但几乎没有实际证据可以证明感觉统合治疗的有效性（Baranek 2002; Dawson and Watling 2000）。不过，就如同格雷斯·巴拉内克（Grace Baranek）在回顾研究文献的文章中提到的，缺乏实证数据并不代表感觉统合治疗没有效果，只是目前还未能客观科学地展现成效。

另一种治疗是由居伊·贝拉尔（Guy Berard）在法国首创的听觉统合治疗（Auditory Integration Therapy, AIT; Berard 1993）。这个治疗方法需要被治疗者戴着耳机听一套总共十个小时的电子调制音乐，疗程为十天，每天安排两次，每次半个小时。在治疗之前的评估中，用听力图确认患者对哪些频率反应过度敏感。之后，根据听力评估的结果，使用特制的电子调制和过滤设备，随机制作高频和低频的声音，并过滤掉让人敏感的波段。这种治疗花费昂贵，虽然也有传闻说的确有一些成功的案例能够降低听觉敏感度，但目前依然缺乏实证研究的支持（Baranek 2002; Dawson and Watling 2000）。

虽然有些声音令他们感到不舒服，但我们也应当记住，有些声音会令他们感到非常愉快。举个例子，有个阿斯伯格综合征幼儿非常着迷于特定的主题旋律或时钟的滴答声。唐娜·威廉姆斯也提道：

> 我非常喜欢的一种声音是金属发出的声音。我妈妈有一阵肯定非常苦闷，因为我家的门铃刚好属于这类声音，所以我经年累月地喜欢按门铃。（Williams 1998, p.45）

我妈妈最近租了一架钢琴，而我从很小就喜欢能发出响声的东西。我会把别针串起来，不是用嘴巴咬着玩，就是放在耳边让它们摇晃发出声音。同样，我也喜欢金属碰撞的声音。我最喜欢的两件东西是一片水晶和一个音叉，随身带了好多年。（Williams 1998, p.68）

触觉敏感

超过 50% 的阿斯伯格综合征儿童对某种形式的触摸或触觉体验会出现过度敏感反应（Bromley et al. 2004; Smith Myles et al. 2000），他们对某一类的触摸、按压身体的力度或触碰到身体的某个部位，会过度敏感。天宝·格兰丁这样提及自己幼年时敏锐的触觉：

> 婴儿时期我拒绝别人碰我，年龄稍大一点，我记得如果有亲戚抱我，我的身体会变得僵硬、退缩而且想要逃开（Grandin 1984. p.155）。
>
> 儿童时期的我曾经渴望被拥抱的舒适感，不过每当有人抱我，我还是会逃开，害怕那种仿佛失去控制要被吞没的感觉（Grandin 1984. p.151）。

对天宝来说，社交问候中的身体接触形式或表达感情的姿势动作都让她感觉太过强烈，难以承受，就像大浪向感官涌来。因此，某些逃避社交互动的行为也许本质上是因为害怕身体接触带来的生理反应。

阿斯伯格综合征儿童害怕与其他儿童太靠近，可能也是担心会出现无意的或非预期的身体接触。他们也害怕和亲戚会面，因为不喜欢可能发生被拥抱或亲吻的感情动作，这些都会引起感觉的过度敏感反应。

利亚纳·霍利迪·维利这样描述自己童年时的体验：

> 我常发现自己甚至不可能去摸某些东西。我讨厌僵硬的、光滑的、粗糙的或穿上很紧的东西。我想到或是看到这些东西，甚至仅仅是脑海里存在这类东西，就会马上起鸡皮疙瘩和打寒战，出现很不舒服的感觉。即使是在公共场合，我也会马上脱掉那些让我不舒服的衣物。（Willey 1999, pp.21-22）

据我所知，成人后的利亚纳不再有上述行为，但她在最近写给我的电子邮件中提到，她的触觉还是比普通人敏感，有时因为不能忍受身上穿的衣服而又离家太远不能更换，就会到附近的服装店买一套新衣服穿。我理解这绝对不是为了想买更多新衣服而找的借口。

天宝·格兰丁在儿童时期也讨厌过某种质地的衣物。

> 有些不良行为直接来自感觉的困扰。我常因为星期天必须穿感觉不舒服的正式服装而在教堂里行为失礼或尖叫。冬天去教堂必须穿着裙子，走在路上时我的腿就感到非常不舒服，衬裙的粗糙质地让我发疯；大多数人对此不会有特别的感觉，但孤独症孩子却会感觉像砂纸在打磨皮肤一样，我们受损的神经系统会将某些刺激过度放大。其实解决我的问题很简单，只要用我平常穿的柔软衣料制成正式的衣服就行了。成年之后，我依然对穿新样式的内衣感觉极不舒服。大多数人习惯于不同材质的衣服，但我总是要花很多时间去适应新的材质。现在，在购买日常和正式服装时，我还是要尽量挑选同一材质的。（Grandin 1988, pp.4-5）

阿斯伯格综合征儿童可能会坚持只穿少数几件衣服维持同样的感觉体验，父母的麻烦是必须勤洗，而且需要留意这几件衣服的耐洗性。如果孩子习惯了某种材质，父母可以一次购买很多件不同尺寸的相同衣服，这样就可以应付洗涤、着装、破损和孩子逐渐长大的体型。

阿斯伯格综合征儿童身体的某些部位可能过于敏感，如头部、上臂和手掌。他们可能会感觉洗头、梳头或理发是很痛苦的事情。斯蒂芬·肖尔提到自己童年时对理发的反应时说：

> 理发对我来说一向是件大事，实在让我很痛苦。父母为了安慰我，告诉我头发是死的，没有感觉。我无法清楚地告诉他们，是头皮被头发拉扯而感觉不舒服。别人帮我洗头也是很困难的事情。现在我长大了一些，神经系统也比较成熟，理发终于不再是个麻烦事了。（Shore 2001, p.19）

理发的体验也会受到听觉敏感的影响，即讨厌听到剪刀的尖锐声音，以及电动推子的震动声。碎头发掉到脸上和肩膀上的触碰感，也会让人感觉不舒服。年幼的孩子如果坐在成人的理发椅上，脚碰不到地面，也会产生不稳定的不适感。

汉斯·阿斯伯格医生注意到有些儿童讨厌脸上有水的感觉。利娅（Leah）曾写信描述：

> 小时候我很讨厌淋浴，盆浴还可以，因为我无法忍受水冲在脸上的感觉，一直到现在还不喜欢。有一阵子我连续几个星期不洗澡，当我发现其他孩子每天都定时要洗澡时，感觉非常惊讶。

这一特征明显会影响到个人卫生，以及和同龄人交往的受欢迎程度。

触觉的敏感可能会导致儿童无法忍受教室里的某些教学活动。阿斯伯格综合征儿童往往讨厌手上有胶水的感觉，不喜欢手指画，不喜欢捏橡皮泥，也讨厌参加戏剧表演活动，因为强烈不喜欢戏剧服装的粗糙质地带来的触觉感受。他们对挠痒痒以及身体某些部位被突然触碰（比如被人戳一下后背）会出现过度反应。一旦青少年同伴们发现了这个反应，阿斯伯格综合征青少年就很容易成为被捉弄或折磨的对象，经常会被人用手指戳背，然后欣赏他们明显惊恐或不舒服的反应。

触觉敏感也会影响到成人和伴侣之间的感觉体验和性关系（Aston 2003; Hénault 2005）。每天表达情感的亲密动作，比如，爱抚地触摸前臂和拥抱，对阿斯伯格综合征个体可能都不是愉快的感觉体验。非阿斯伯格综合征的一方会抱怨阿斯伯格综合征伴侣明显不喜欢表达情感的身体接触，不会主动做出亲密的动作。面对能够带来感觉愉快体验的常见的亲密身体接触，他们也会在触觉方面过度敏感，认为这类体验的感觉不愉快甚至无法忍受，更谈不上是种享受。所以在做爱时讨厌某种形式的身体接触，可能是因为感知觉的问题，而不是因为阿斯伯格综合征个体缺乏爱意或忽视双方关系。

降低触觉敏感度的策略

如何降低触觉敏感度呢？父母、老师和朋友应当认识到，阿斯伯格综合征个体对某些触觉体验具有知觉和反应上的困难，不应当强迫他们忍受这些体验，而是应当尽量避免。让幼儿玩一些不会导致触觉防御[1]的玩具和教学活动，就

---

[1] 注：触觉防御（tactile defensiveness）指对某些触觉体验产生敏感反应。

不会带来痛苦。感觉统合治疗虽然可能会降低触觉防御，但正如前面所述，目前仍缺乏实质科学研究证实感觉统合治疗的成效。

父母可以减少问候时表达情感的身体碰触和持续时间，并且让孩子预先知道他可能被碰触的时间和方式，避免因引起太唐突的感觉反应而导致惊吓。我们可以剪掉衣服的标签，鼓励孩子忍耐洗头和理发，使用剪刀和电动推子前预先给孩子进行头部按摩，或者用毛巾缓慢而有力地摩擦孩子的头皮和肩膀，降低头皮的过度敏感度。有时，触碰的力度也会产生问题，轻轻的触碰更容易出现敏感反应，而用力的按压反而能够被接受，甚至令人感觉舒适。天宝·格兰丁发现用力按压或挤压身体的感觉非常舒服而且能让心情平静：

> 被人拥抱时，我总是想要挣脱并且全身僵硬，但我却渴望被人按摩背部；摩擦皮肤能带来安抚的效果。我还渴望被用力按压的刺激感。我原来一直喜欢躺在沙发垫下面，然后让妹妹坐上来。按压动作能达到安抚和放松的效果。小时候，我也喜欢爬进舒服的窄小空间里，那样感觉很安全和舒适。（Grandin 1988. p.4）

天宝设计过一个人体拥抱机，里面铺着泡沫塑料，几乎可以把她的身体整个包在里面，并用木板机械提供稳定的压力。她发现这种机器能产生安抚和放松的体验，并且会逐渐减轻触觉敏感度。

利亚纳·霍利迪·维利喜欢沉浸在水里的触觉愉悦感，她在自传中提道：

> 我发现在水底下会感觉安全，我喜欢浮在水里的感觉。那时我就像液体，宁静而平稳，内心非常平静。水给人的感觉稳固有力，而处在奇妙的黑暗水底，我会感觉更安全。水能带给我安静、单纯和自然的平静感。我喜欢整个早晨在水底游泳，享受美好时光，努力屏住气待在安静和黑暗的水底，直到我的肺受不了为止。（Willey 1999, p.22）

的确有些触觉体验会让阿斯伯格综合征个体感到愉快，但他们往往处于触觉防御状态，这种状态不仅仅影响到一个人的心理，同时也影响到人际关系，因为普通人习惯于身体接触。阿斯伯格综合征个体似乎还没有准备好接受"保持联系"（keep touch）这句问候语。

味觉和嗅觉敏感

父母常提到阿斯伯格综合征幼儿有敏锐的能力，可以察觉别人闻不到的气味，而且非常挑食。超过 50% 的阿斯伯格综合征儿童都有嗅觉和味觉的敏感反应（Bromley et al. 2004; Smith Myles et al. 2000）。

肖恩·巴伦曾说明自己对食物的味道和质地的感觉：

> 吃饭对我而言是一个大问题。我喜欢吃口味平淡而简单的食物，最喜欢吃的有麦片（不加牛奶，直接干吃）、面包、早餐煎饼、通心粉、意大利面条、土豆和牛奶。这些都是我从很小就开始吃的东西，让我感觉安全而舒服。我根本不想尝试新的东西。

> 我对于食物的质地超级敏感，把东西放进嘴巴之前，一定要先用手指摸摸它的感觉。我很讨厌把几种食物混在一起，比如面条加上青菜，或把面包做成三明治。我绝对不会吃这种东西，因为我知道吃了之后会非常难受。（Barron and Barron 1992, p.96）

斯蒂芬·肖尔也有过类似的感觉体验：

> 芦笋罐头黏糊糊的口感实在令人无法忍受，我也好久没吃西红柿了，因为有一次小西红柿在我嘴里突然裂开。小片水果在嘴巴里爆裂出汁水的刺激感也令我难以忍受，因此，我绝对不会再冒险去尝试。

> 我也不能忍受把胡萝卜放在绿色沙拉里，或把芹菜放在金枪鱼沙拉里，因为这些食物的质地差异太大，但我喜欢单独吃芹菜和小胡萝卜。我小时候喜欢（现在比较少）按照一定的顺序吃东西，先把盘中的某样食物吃完以后，才开始吃第二种食物（Shore 2001, p.44）。

阿斯伯格综合征幼儿可能会坚持只吃清淡和有限的几样食物，比如，每天晚饭都只吃白米饭或香肠加土豆片，而且一吃好几年。他们对某些食物的纤维质或稀糊糊的质地，或把某些食物混在一起，感到不舒服，然后拒绝吃，这可能会让全家经常吃不好饭，特别是主持做饭的妈妈会感到很失落，因为孩子从来不考虑尝试任何新的或更有营养的食物。还好，随着发育慢慢成熟，大部分这类儿童能够逐步增加摄取食物的种类，很多人到了青少年早期，偏食的习惯甚至会完全消失。

吃某些食物时也可能会出现某种触觉防御现象。我们知道，如果把一根手指头伸进喉咙，人都会有干呕的反应，这是一种自发反射的防卫型动作，避免固态物体跑进喉咙里，这种感觉非常不舒服。阿斯伯格综合征儿童如果吃进富含纤维质的食物，口腔也可能会出现类似的触觉防御反应，而不仅仅是在喉咙里。

有时候，他们拒绝吃某种水果或青菜是因为对特别的气味过度敏感。普通儿童或成人可能觉得某些气味非常好闻，但对于具有较强的嗅觉和知觉敏感度的阿斯伯格综合征儿童而言，却可能是过分刺激的气味。我请具有这种特征的儿童描述吃成熟桃子的体会，有人说"闻起来就像尿的味道"或"好像已经烂掉了"。

嗅觉敏感度也会让某些阿斯伯格综合征个体对他人身上的香水味或清香剂的气味感觉恶心。有位成人告诉我，他觉得香水味很像杀虫剂的味道。对于嗅觉敏感的儿童，他们可能因为不喜欢闻到图画课里美术用品或学校的餐厅、教室里充满的某种清洁剂的气味而想逃开。

特别敏感的嗅觉也有优点。我认识好几位阿斯伯格综合征成人，他们不只有敏锐的嗅觉，对葡萄酒也有特殊兴趣，因此，成为知名的葡萄酒专家和鉴赏家。有一次利亚纳·霍利迪·维利敏锐的嗅觉在餐厅发挥了作用，她闻出邻座客人点的海鲜已经不够新鲜了，警告他们继续吃就会闹肚子。她也靠自己敏锐的嗅觉，从女儿呼出的气味察觉她生病了（来自私下谈话内容）。

增加食物摄取多样性的策略

应该避免使用强迫喂食或挨饿的方法让孩子摄取多样化的食物。当孩子对某种食物越来越敏感，这往往不是简单的故意挑衅的行为问题。无论如何，父母应当保证孩子能够摄取足够种类的食物。营养学家可以帮助找出一些孩子能接受而且有营养的、不同质地、味道或气味的食物。孩子的敏感度虽然会随着年龄增长而慢慢消减，但害怕或逃避某种食物的心态可能依然存在。因此，临床心理学家可以设计系统化的脱敏处理方案。首先要鼓励孩子描述自己的感觉体验，找出自己最不反感、最可能接受的食物清单。给孩子尝试他不喜欢的食物时，一开始可以只用舌头舔一舔，试试看味道，而不需要他咀嚼或吞咽下去。在孩子尝试特殊的食物时，应当鼓励他放松心情，大人在一边采取支持的态度，成功时给予祝贺，并提供适当奖品奖励这种勇敢的行为。感觉统合治疗方案应当也能有所帮助。不过，有些成人终其一生只能接受有限的几种食物，具有单一的营养成分，而且得用固定的方式烹调和进食。但我们至少知道，通过不断的练习，可以让他们有效地准备接受更多样的食物。

视觉敏感

大约五分之一的阿斯伯格综合征儿童对特定的亮度或颜色会出现敏感反应，或者产生变形的视知觉（Smith Myles et al. 2000）。这些儿童或成人表示，光线太强会导致视线模糊，会避免接触到太强烈的光线。达伦曾提道："在阳光明媚的天气，我的视线更容易模糊。"偶尔，他也会对某种颜色产生敏感反应，比如：

> 记得有次圣诞节，我收到的礼物是一辆新自行车，明黄色的，我根本无法去直接注视它。车子上仿佛还有一些红色，因此，整辆车看起来像是明亮的橘黄色，在我模糊的视线中就好像一团火。
>
> 我也无法看清浅蓝色，这种颜色看起来太淡，好像透明的冰块。
>
> （White and White 1987, p.224）

有时，他们也会过度沉迷于视觉细节，很容易注意到地毯上的斑点或他人皮肤上的污点。阿斯伯格综合征儿童如果天生擅长绘画，并发展成特殊兴趣，大量地练习，可能会画出像现实照片一样真实的艺术作品。举个例子，一位幼儿对火车很感兴趣，可能很早就会用透视画法画出火车的图像，几乎包括火车头的每一个细微部分，但他图画中的人物可能只达到同年龄儿童的表现程度。

也有一些人提到视觉变形，达伦说道：

> 我曾经特别讨厌小卖部，因为我的视觉会让它看起来比实际还小。
>
> （White and White 1987, p.224）

这种特殊的视觉体验容易造成害怕或焦虑的反应，特雷泽·乔利夫解释：

可能是因为我看到的东西总不是正确的影像，因此，我害怕看到一些东西，比如，人（特别是他们的脸）、强光、拥挤的人群、快速移动的物体、不熟悉的大型机器和建筑物、陌生的地方、自己的影子、黑暗、桥梁、河流、沟渠、小溪以及大海（Jolliffe et al. 1992, p.15）。

某些视觉体验令人困惑，比如，经过光线反射，教室白板上的文字难以分辨，因而容易分心。利亚纳·霍利迪·维利提道：

太亮的光线、正午的阳光、反射的光线、闪烁的光线、荧光灯，每一种都让我的眼睛受伤。尖锐的声音再加上明亮的光线，会使我的感觉系统超负荷。我的头开始有紧绷的感觉，胃纠成一团，脉搏随着心脏快速跳动，这些感觉一直持续到我能找到一个安全的避难所为止。（Willey 1999, p.22）

在写给我的一封电子邮件中，卡罗琳（Carolyn）解释：

荧光灯不只光线太强，也会闪烁不停，让我看到一些阴影。小时候，这种感觉令我非常恐惧。长期暴露在荧光灯下，会让我头脑混乱和头晕，甚至偏头痛。

有报告说阿斯伯格综合征个体也可能无法看到想找的东西就在眼前（Smith Myles et al. 2000）。他们总是看不见"眼皮底下的东西"，似乎天生如此。一个孩子可能被要求从他的书桌或柜子里找一本书，尽管别人很容易看到那本书就在表面，但那个孩子却始终无法认出那就是要找的书。这样的表现可能会惹怒老师，也让他们对自己的蠢笨行为感到生气。

不过，并非所有的视觉体验都会令人感到不安。对阿斯伯格综合征个体来说，视觉的对称性常带来强烈的愉悦感。年幼的儿童喜欢平行线、铁轨上的枕木、警戒栅栏或郊区的电塔，成人对于对称性的兴趣可能延伸到鉴赏建筑物。利亚纳·霍利迪·维利对建筑有着丰富的知识和鉴赏力。

一直到今天，建筑设计依然是我最感兴趣的主题之一。年龄越大，我越容易沉浸在这个兴趣带来的乐趣之中，它几乎是减轻我任何痛苦的完美方案。每当我感到混乱和紧张的时候，我就拿出建筑和设计书籍，

凝视那些让我着迷的各种空间和场所，那些线条、直线和画有强烈平衡感图案的建筑平面。当我因生活中太多的错误和失败的沟通而黯然心碎的时候，就会找出房屋设计软件，开始设计一个最有感觉的家。（Willey 1999, p.48）

有好几位知名的建筑师就具有阿斯伯格综合征的某些人格特征。不过，欣赏建筑物的对称性相对也有一个缺点。利亚纳就曾对我说过，假如她看到不对称的建筑，就会对这样的设计感到恶心和烦躁不安。

降低视觉敏感度的策略

父母和老师可以避免将阿斯伯格综合征儿童安置在会对视觉造成紧张和不安的环境中，比如，不要让他们坐在车上太阳晒得到的靠窗位置，或教室里阳光照得到的座位。另一个方法是让他们在室内也使用太阳镜和护目镜，以避免强光或眩光，或者安排一个特别的位置，过滤掉视觉刺激。孩子还可以留一头长发作为天生的帘子或障碍，隔绝不舒服的视觉或社会性的体验。由于对某些色彩强度的感知问题，孩子可能喜欢穿单一黑色的衣服，这不一定和时尚有关。

有一些矫治方法可能可以降低孩子的视觉敏感度。海伦·伊尔伦（Helen Irlen）发明并使用一种有色镜片，可以改善视知觉，降低视知觉超负荷等困扰。这种没有度数的有色镜片（称为伊尔伦滤镜 ①）可以过滤对阿斯伯格综合征人士敏感的光线频率。在初期的评估过程中，可以使用一份特别的问卷和一套测试程序确定镜片的颜色。目前尚没有实证科学研究表明这种镜片对于阿斯伯格综合征个体有效，但我知道，有几位儿童和成人曾提过，戴上这种滤镜确实能降低视觉敏感度和感觉超负荷。

视觉治疗（Vision Therapy）主要是由行为验光师（behavioural optometrist）提供对眼睛和大脑处理视觉信息部分的再训练，评估过程包括判定可能的潜在视觉异常功能以及任何一种补偿机制，比如，斜视或转动头部、使用周边视野以及偏好使用一只眼睛。这套矫正方案采用每周一次的治疗过程，并布置家庭任务进行练习，但目前也还没有相关的实证科学研究证明它对阿斯伯格综合征个体的有效性。

---

① 译注：伊尔伦滤镜（Irelen Filters）是用来过滤某些过敏光谱的有色平光眼镜。也译作"伊尔伦有色眼镜""爱伦有色眼镜"。

还有需要记住的一点是，当阿斯伯格综合征个体感到非常不安或激动时，最好是安排一块区域或一个房间，让他们撤退到里面，远离人群慢慢平静下来。在这个区域需要考虑让感觉平静和放松的因素，可以布置对称的家具，考虑墙壁和地毯的颜色，并避免不愉快的声音、气味或触觉体验。

平衡感和运动感

有些阿斯伯格综合征儿童的前庭系统有问题，会对平衡感、动作知觉和协调性（Smith Myles et al. 2000）产生影响。有一个说法是这些孩子有"重力不安全感"，一旦双脚离地，他们就会变得焦虑；需要快速变化身体姿势时（比如参加足球等球类运动），也会有迷失方向的感觉；当他们倒立时，会极度不舒服，也影响到平衡感。

利亚纳·霍利迪·维利提道：

> 我实在不擅长运动。每次看到旋转木马、开车越过山头或快速转过一个拐角时，胃就会很不舒服，想吐。第一个孩子出生以后，我很快发现自己的前庭问题不仅表现在游乐场和开车方面，虽然我可以自己摇晃，却无法抱着女儿一起在摇椅上晃。（Willey 1999, p.76）

相反，我知道有些阿斯伯格综合征儿童对于坐过山车分外高兴，甚至视之为一种特殊兴趣，而且喜欢看和听过山车。

其实，一直到现在我们才开始研究阿斯伯格综合征儿童和成人的前庭系统问题。如果儿童有平衡感和运动感的问题，我会建议安排感觉统合治疗。

对于疼痛和温度的知觉

有时阿斯伯格综合征儿童和成人会表现得坚忍克己，不会对一般人无法忍受的疼痛表现出痛苦和退缩。孩子有时会偶然注意到身上的瘀伤或切口，却不记得是什么时候造成的。他们可以毫不在意地取出皮肤里扎的刺，滚烫的饮料照喝不误，炎热的夏天可能穿着厚衣服，而冰冻的天气里坚持只穿夏装，就好像他们体内有个非常奇特的温度计。

他们对疼痛的反应可能过度敏感或过度不敏感（Bromley et al. 2004）。因为对某些疼痛和不舒服的忍受阈比较低，他们常常被同伴形容为"哭宝宝"。不过，阿斯伯格综合征儿童对于疼痛的反应通常倾向于过度不敏感。有位青少年的父亲向我描述孩子的高疼痛忍受阈：

> 两年前有一天，孩子回到家里，腿部受到严重的刮伤，挫伤得很厉害，还有不少伤口。我赶忙找出急救包，告诉他坐下来，要处理他的伤口，但他似乎不太理解，说道："没关系，根本没感觉，我常常这样。"接着就走回自己房间去了。十八年来这种情况一直如此。他也不像别人一样感到冷，即使到了冬天也不穿外套，总是穿着短袖衣服去学校，而且觉得很舒服。

有一年冬天，我在澳洲沙漠中度假，正巧碰到一名来自美国的阿斯伯格综合征年轻人。我们和其他旅行者一起享受户外晚餐，这样我们就有机会欣赏到沙漠天空中明亮的星星，饭后我们还参加了一位天文学家的讲座。当天的气温在冰点以下，除了这位年轻人以外，每个人都不断抱怨太冷了，身上也加穿了不少厚衣服，而这位年轻人却一直只穿一件 T 恤衫，不肯穿上同伴递给他的厚衣服。他解释说自己觉得很舒服，但其他人看到他在这么寒冷的沙漠夜晚只穿单薄衣服，却都感到不舒服。

在卡罗琳写给我的一封电子邮件中提到了另外一个例子，她说：

> 我对疼痛和温度的反应，就跟我对无关紧要的事情或受到巨大创伤的反应相似：面对低刺激事件的反应太过夸大，而面对高刺激事件时却又感觉麻木。在多数实际情况中，我比普通人表现得好。一个无关紧要的事件可能会非常戏剧性地妨碍我的行动表现，但是面对巨大创伤事件，我却可以进行逻辑思考，表现得冷静而有效率，不像别人那么惊慌。

汉斯·阿斯伯格医生注意到，他看过的儿童当中有四分之一的孩子完成大小便训练的时间比较晚（Hippler and Klicpera 2004）。这些孩子可能是不容易察觉到尿急和便急的信号，以致经常发生大小便失控的意外。对不舒服、疼痛以及极端温度缺乏反应，使得年幼的阿斯伯格综合征儿童往往无法学习怎样躲避危险，常常因为意外事故被送到医院急诊。医护人员可能会对儿童的大胆感到惊讶，也可能怀疑父母是否疏于照看孩子。

父母最担忧的一个问题是不知道如何察觉孩子是否有慢性疼痛的症状需要就医，中耳炎或盲肠炎可能会发展到很危险的状态才被发现，孩子也不会提到自己吃药后的副作用，或牙疼、例假带来的疼痛和不适。有父母注意到孩子几天来的表现有点异常，不过孩子说不出来自己到底是不是很痛，他们最后决定带他去看医生，结果发现是睾丸扭转，必须切除。如果孩子稍微有疼痛的表现，父母就必须对任何不适感保持警惕，并检查是否有疾病的表现，如发高烧或肿胀，并且利用第六章提到的情感表达策略，如情感温度计，帮助孩子表达疼痛的强度。父母也需要撰写社交故事，向孩子解释疼痛时告诉大人的必要性，因为这可以帮助他恢复良好的感觉，避免情况恶化。

异常的感觉信息处理

有种很少见的感知觉叫作"联觉"①，指的是人的某个感觉系统体验到一种感觉信息，同时联系到另一个感觉系统的知觉体验。最常见的一个例子是每次看到某种颜色，耳朵就会听到一个特别的声音（称为颜色听觉），或闻到某种特别的气味。这不是阿斯伯格综合征个体所独有的特征，但的确有好几位成人描述过这个不寻常的现象。举个例子，吉姆（Jim）提道："有时候，这些感觉通道混在一起，声音仿佛通过颜色传了进来。"（Cesaroni and Garber 1991, p.305）他解释当某种声音出现时，常伴随着模糊的颜色、形状、质地、动作、香味和味道。利亚纳解释："当我努力搜寻某个单词的时候，我需要的是那些能让我发笑的单词，那些具有柔顺质地的单词，以及说出来令人感觉暖和的单词。"（Willey 1999, p.31）

吉姆也注意到，听觉刺激会干扰其他感觉的处理过程，比如他"必须关掉厨房里的电器，才能尝到食物的味道"。（Cesaroni and Carber 1991, p.305）异常的感觉信息处理还包括很难分辨感觉信息的来源。吉姆解释："有时，我知道有什么感觉在某个地方出现，但我无法马上说出到底是哪种感觉。"（Cesaroni and Garber 1991, p.305）这种体验让人非常困惑，糟糕的是，对感知觉领域的研究

①注：联觉（synaesthesia）是一种罕见的感知觉，当事人经受着某一种感觉刺激的时候，却可以通过另一种感官感觉得到。

才刚刚开始，我们依然无法明确解释这些现象（Bogdashina 2003）。

本章的最后要用利亚纳·霍利迪·维利的话，说明阿斯伯格综合征人士如何开始慢慢接受自己的感知觉，以及如何生活在"充满声音的环境当中"。

> 我想，我的女友们开始学着接受在大庭广众中没有太多疼痛和困窘反应的我。当然，她们还会不断提醒我：不要在众人面前自言自语，在人群当中不要太大声讲话，不要对每个人都提到自家的狗，与人对话时不要天马行空，在公园时不要捂着耳朵大声叫："难道有人能忍受这些噪声？"不要捏着鼻子尖叫："天哪，这里怎么这么臭！"不过，今天这已都不再是我的问题了。一路走来，尽管我有这么多的怪癖和奇怪行为，她们却从来不会忘记告诉我，无论怎样她们都会永远爱我。（Willey 1999, pp.93-94）

本章重点及策略

- 有些阿斯伯格综合征成人认为，相对于结交朋友、管理情绪和找到合适的工作等问题，感觉敏感更严重地影响自己的日常生活。

- 最常见的敏感反应是针对某些特殊的声音，但阿斯伯格综合征个体也可能对触觉体验、光线强度、食物的味道和质地以及特殊的气味敏感。对疼痛和不舒服，会有过度反应或反应过低的情形；对平衡感、运动知觉和身体定向，可能也会有异常反应。

- 当感觉敏感的儿童处在有感觉刺激的环境（如教室）中时，因为不知道何时会出现下一个痛苦的感觉体验，因而容易变得处处警惕、紧张而且容易分心。

- 虽然这些症状在幼儿时期非常明显，但到了青春期可能会慢慢消失。不过，某些阿斯伯格综合征成人可能终身都具有这些特征。

- 听觉敏感

  1. 有三种类型的声音会引起极度的不适感。第一种是非预期的突发噪声，第二种是连续的高频率声音，第三种是令人困惑、复杂的或多层次声音的混合。

  2. 有些声音是可以防止的，比如，使用硅胶耳塞可以降低听觉刺激程度。

用社交故事向年幼的儿童解释那些难以忍受的声音的来源和持续时间，也会有帮助。

3. 有两种治疗方法可以降低孤独症或阿斯伯格综合征儿童的听觉敏感度：感觉统合治疗和听觉统合治疗。不过至今仍然缺乏客观科学的证据证实这两种治疗方法的成效。

- 阿斯伯格综合征个体对某一类的触摸、按压的力度或触碰身体某个部位，也会出现过度敏感的反应。

- 嗅觉和饮食的敏感

  1. 父母常提到阿斯伯格综合征幼儿有很敏锐的能力，可以察觉到别人闻不到的气味，而且非常挑食。

  2. 孩子的敏感虽然会慢慢消减，但害怕或逃避某些食物的心态可能依然存在，因此，临床心理学家可以设计系统化的脱敏处理方案。

- 视觉敏感

  1. 大约五分之一的阿斯伯格综合征儿童会对某种亮度和颜色产生敏感反应，或产生变形的视知觉。

  2. 父母和老师可以避免将孩子放到对视觉感官太过强烈或令人不安的环境当中，比如，不要让孩子坐在车上太阳晒得到的靠窗位置，或教室内阳光照得到的座位。

- 有些儿童有重力不安全感，一旦双脚离地就会变得焦虑，需要快速变化身体姿势时，也会有定向混乱的感觉。

- 疼痛的敏感

  1. 阿斯伯格综合征儿童或成人有时看着就像坚忍的斯多亚学派，面对其他人无法忍受的疼痛时，不会表现出退缩和痛苦。

  2. 父母最担心的一个问题是不知如何察觉孩子有慢性疼痛症状以及何时需要就医。

  3. 父母可以做的一个很重要的教学方案就是撰写社交故事，给孩子解释疼痛时他必须告诉大人，这是为了能帮助他消除身体的不适感，以免情况恶化。

第十二章　大学阶段及职业生涯

> 我们可以根据孤独症人士幼年时期的表现预测他未来从事的特定
> 行业，这可能比预测普通儿童的未来要更准确。因为他们从事特定行
> 业的能力，常常自然而然地从他们天生的特殊能力中发展出来。
>
> ——汉斯·阿斯伯格（［1944］1991）

十几年来，被诊断为阿斯伯格综合征的儿童数目明显增多。这些孩子有的
已经长大，不少人即将进入社区大学或综合大学学习。之前一些看上去有潜力
的阿斯伯格综合征大学生，不能顺利适应从高中到大学的转变，因为他们无法
具备大学所要求的更多独立能力，以及相应的学业和社交能力。他们往往由于
承受过多压力以及缺乏外界支持而出现焦虑障碍或抑郁症，需要退课或退学。
幸好，我们在逐步积累更多知识，更多地了解阿斯伯格综合征大学生需要哪些
特殊支持和帮助（Fleisher 2003; Harpur et al. 2004; Palmer 2006）。

有不少社区大学、综合大学和其中的某些课程组合非常适合阿斯伯格综合
征学生的特点；学生、父母和学校教职员可以在一起讨论每种选择的优缺点，
帮助学生作出最后的决定，可以通过学校网站下载课程详细介绍或访问校园和
科系办公室获得相关信息。在读或已经毕业的学生也可以从过来人的角度为新
生提供对课程和教师的看法。父母应当还希望了解，学校可以为阿斯伯格综合
征学生提供哪些特殊辅助服务。一旦学生注册了大学的某个课程，其所在的高
中学校也应当安排教师或辅导人员主动与大学联系，向他们提供怎样帮助该学
生的资料。

有些阿斯伯格综合征高中生进入大学之后，不想让学校知道他们的诊断，
希望自己能有一个全新的开始，也不希望自己和其他同学被区别对待。我们需
要和他们讨论这种做法的优缺点，决定是否要告知学校，以便得到必要的支持
帮助。我的通常做法是鼓励学生告诉学校这件事，因为让他们产生不安的通常

不在于是否要通知学校，而是用什么方式通知。

阿斯伯格综合征大学生要做好心理准备，因为要面对完全不同的生活方式。在注册入学之前，要先考虑住宿、经济来源以及生活和情感方面的支持问题。住在家里是有好处的，哪怕至少是第一年，因为父母可以在以下方面提供帮助：生活预算、自理能力（如洗衣、做饭和保持个人卫生），以及保证准时交作业所必需的组织能力，并随时检查孩子的压力负荷情况。如果他们必须离家居住，那么学校里帮助大学生的机构就必须了解需要为他们提供哪些额外的支持和监督。

学生本人也需要确定自己一个学期应当修几门课，当然一开始最好不要修太多课程，因为要留下更多的自由时间，学习适应新的生活方式，熟悉环境和学业要求。当他们参与团体作业和写电子邮件给教师的时候也需要接受一些指导，以了解新的社会规范，以及上课和答疑课的流程。可以安排一位辅导学生或导师，随时提供友善的建议，帮助他们了解社交程序和要求。

阿斯伯格综合征学生会有一个和以前不同的每日和每周作息表，他们最好也拟定一个学习计划，在学期开始就做好符合学业要求的组织和管理。他们往往需要比其他学生更多地和任课老师交谈，以确认自己没有偏离轨道，并保持继续课业的良好心态。另外，最好能安排一位熟悉阿斯伯格综合征的辅导老师，在必要时能在教员评价学生时为他们争取应有的权益。

安排课程作业和考试时，应当考虑到阿斯伯格综合征学生的独特认知、社会性、动作和感觉。这些学生可能很难用口语表达内在想法和解题方法，有时他们的字迹难以辨认，参与团体项目时有人际技巧方面的困难，对于批评和失败过度敏感。同时，也要考虑到他们的自信心、焦虑和感觉敏感等问题都可能对一些课程产生影响。对此，有一些实际的解决办法，比如，用打字而不是口语说明一个概念或解决方法，为避免字迹潦草，考试时可用键盘答卷，尽量一个人做项目，不参加团体作业等。教师应当理解阿斯伯格综合征的自然特征，并相应地修正授课方法和期待目标。当学生表现出某些特征时，老师不应感到困惑、被冒犯或发火。

学生生活不只是学习，阿斯伯格综合征学生也希望结交朋友以及参加学生团体的社交活动。学校里有很多学生社团和俱乐部，可以提供各种休闲娱乐和社交机会，有些大学还有专门为阿斯伯格综合征学生设立的支持团体。这些团体能为他们提供很多意见，从怎样解决被社交圈孤立的感觉，到如何改善学习方法等等。阿斯伯格综合征老生也可以给"大学新人"提供同理和感情支持。

如果和其他学生建立起友谊，阿斯伯格综合征学生可以获得更多学业上的帮助，比如，分享课程资源和相互校对文章，当他们因为社交天真而受到取笑和欺负时，也可以得到朋友的指导。此外，他们也会遇到如何建立亲密关系和性关系的问题，以及接触到酒精和毒品的可能性，因此，阿斯伯格综合征学生必然需要获得学校教职员和同学们的支持帮助。

学生生活通常充满压力，学生辅导员应当鼓励阿斯伯格综合征学生表达出内心的焦虑、愤怒和难过情绪。第六章提到的认知行为疗法和情绪管理策略，非常有帮助。我发现，阿斯伯格综合征学生一旦退课或不及格，并非是智能不足或不够用功，而是因为缺乏有效的压力管理能力。

我猜想，某些社区大学或综合大学应当会逐渐积累帮助阿斯伯格综合征学生的经验和专业知识，而且他们会拥有越来越多理解和欢迎这些学生的教师和员工。将来肯定会有类似"针对阿斯伯格综合征学生的最佳大学指南"的非官方手册，这样的大学就会成为学生和家长们的首选。有些大学，比如牛津大学和剑桥大学，在支持有天分的特殊学生和教职员方面已经拥有良好的声誉。另一个有意义的结果就是，阿斯伯格综合征毕业生可能会对阿斯伯格综合征的研究产生很大兴趣。

相对普通学生来说，阿斯伯格综合征学生大学毕业是一件更值得庆祝的大事，因为这意味着他们努力适应了新的生活方式，能够独立自主，成为新的社会力量中的一分子。毕业以后，他们将会面临下一步如何走的问题，有些成人非常适应学术生涯，因此，选择学术和研究作为终身职业，其他人则需要确定如何将自己的学术能力发挥到新的工作岗位上。

适合从事的职业

其实，没有什么职业是阿斯伯格综合征人士不能做的。我接触过数以千计的阿斯伯格综合征成人，从兼职的邮递员到拥有和经营一个成功跨国公司的老板，职业分布广泛。这份职业清单还包括教师、政治家、飞行员、工程师和心理学家等，所涉及的行业包括电子业、机械业，甚至野生动物保护区的巡视员。

阿斯伯格综合征个体通常拥有一些天生的特殊能力，同时也会有一些特定的困难。我们正在研究为何某些个体的工作表现不符合他们所具有的能力和资历，也开始开发一些策略，帮助他们找到和维持一份快乐而有成就感的工作。

就业素质

在针对阿斯伯格综合征个体的工作成绩考核表中，一般都会发现以下特征：

1. 可靠。
2. 坚韧。
3. 完美主义者。
4. 能很快发现错误。
5. 合格的技术能力。
6. 富有社会正义感和诚信。
7. 倾向对传统常规提出质疑。
8. 严谨准确。
9. 注意细节。
10. 逻辑性强。
11. 一丝不苟。
12. 知识渊博。
13. 富有创意的问题解决能力。
14. 诚实。
15. 希望固定的规范和清楚的目标期待。

不过他们也有一些特定的困难，容易出现以下的问题：

1. 团队合作技能。
2. 成为部门经理。
3. 不服从传统方法。
4. 感知觉。
5. 按时完成工作进度和遵守工作步骤。
6. 管理和表达压力及焦虑感。
7. 合乎现实的职业要求。

8. 找到符合自己资历的工作——他们的资历通常比工作要求高。

9. 误解指令。

10. 适应变化。

11. 接受建议（容易视他人建议为批评）。

12. 个人修饰和卫生。

13. 融入团体——容易上当或成为戏弄和折磨的对象。

14. 请求帮助。

15. 组织计划能力。

16. 解决冲突——容易指责别人。

17. 人际技巧。

从阿斯伯格综合征个体的经历来看，要找到并维系一份适当的工作或职业并不像有同样资历的普通人那么简单。不过，我们还是有一些策略、服务和资源，可以帮助他们顺利找到合适的工作。

成功就业的策略

第一个阶段，需要安排一个完整的评估，了解阿斯伯格综合征个体的专业能力和经验，包括认知能力、人格特征、动机、兴趣和人际关系技巧。现在已经有专门为阿斯伯格综合征青少年和成人设计的职业手册，可以用来确定他们工作能力的优缺点，并帮助他们解决在过去工作中所遇到的问题（Myer 2001）。应当在学生大学毕业之前就实施专业能力的评估，以便在他们开始找工作之前就有机会改善某些必要的能力，包括团队工作必备的合作技能，休息时间的闲聊和互动技巧，以及如何应对职业要求的变化。

选择什么样的职业发展道路也必须事先仔细考虑。有些人可能已经具有追求某种特定职业的理想，这时他需要接受指导，了解自己的理想是否符合现实情况，并了解自己必须具备哪些能力和经验。他们的特殊兴趣可能会成为职业发展的路径。阿斯伯格综合征个体通常拥有特殊专长，而这些专长可能有助于发展出一份成功的专业职业，从事与该特殊兴趣相关的研究工作。如果他们拥有有价值的知识，如鉴别珍贵的古董或解决电脑问题，那么，其他人可能会相对容易接受他们的怪异人格特征。高度的视觉推理能力以及多年玩建筑玩具和机械的经验，足以培养出成功的工程师或机械专业人员；绘画、演唱、演奏乐器、作曲和撰写科幻小说的能力，也可以指向艺术方面的职业；充满社会正义感，以及生性和善和关怀弱者的个性，可以考虑那些以关怀别人和追求正义为核心的专业，比如老师、警察、医生和医学相关学科，以及照顾动物；如果对语言、法律和数学有特殊兴趣，可以为做翻译、律师或会计师打下基础；对地图有兴趣的，可以选择做出租车司机、卡车司机或邮递员。

有些阿斯伯格综合征青少年和年轻人可能根本不知道什么样的职业适合他们的能力和人格特征。在读中学的时候，父母可以建议他们尝试不同的工作经验，帮助他们找出将来可能从事的职业方向。这样做不是为了增加孩子的收入，因为其中一些工作经验只是义工，而是增加相关工作的技巧和知识，有利于他们以后作出适当的职业选择。大学的就业服务部门需要明白阿斯伯格综合征学生在求职方面的问题，在他们毕业之前就提供适当的支持和训练。我们也需要注意，有一些行业和职业不是依靠教室内的学习能力，而是通过传统的学徒制学习特殊的职业技能。

接下来，阿斯伯格综合征学生需要准备个人简历，其内容应当包括过去所有的相关工作经验和成就、兴趣及能力，也可以包括记录过去工作成果和证明的照片和录音。在求职面试中，阿斯伯格综合征个体可能不能表现出足够的人际关系能力和自信心，也不如其他候选人那么能说会道，勇于在雇主面前推销自己，但如果准备一份结构良好和内容完善的简历，就能让雇主了解他们比在面试时表现出的水平具有更多专业能力。他们在准备简历和工作申请手续等方面也都需要专业指导。

在申请工作过程和求职面试中，阿斯伯格综合征个体会面临一个问题，即是否要告诉雇主有关自己有阿斯伯格综合征的事实，以及应当提供多少具体信息。这往往是一个非常个人化的决定，牵扯到许多因素，目前有两篇文章可供参考（Murray 2006; Shore 2004）。通常来说，对雇主诚实是上策。

有些阿斯伯格综合征个体不需要太多外界的帮助和鼓励就能依靠自己的力量顺利找到工作，不过对那些很难找到合适工作的人，这里有几本书，对他们自己、父母、职业咨询人员和雇主提供了建议（Fast 2004; Grandin and Duffy 2004; Hawkins 2004; National Autistic Society 2005）。阿斯伯格综合征个体可能需要事先排练求职面试的场景，和熟悉的人讨论是否要接受某个工作机会。不过，绝对不能只要一有工作机会就贸然接受，而应当要考虑这份工作是否的确适合他们。如果处在一个无法顺利工作的情境下，不仅会对他们的自信心产生不良影响，而且也会影响到以后的职业选择。此外，必须考虑他们的压力承受能力，所以有时从兼职开始做起可能更有好处，等到他们积累了足够的工作经验，获得足够的自信心之后，再转成全职工作。

一旦受雇之后，还需要注意几个特别的问题。从一开始，他们就需要雇主的持续帮助和指导，了解雇主对工作的期待（特别是出现非预期的变化时），以及在团体中能有效合作的必要人际技巧和组织技能，特别是工作优先顺序和时间管理。不过我也发现，个人卫生习惯通常是导致他们丢掉工作的最快的原因。部门主管除了口头说明之外，也需要配合文字指示，避免因为他们的听觉记忆问题而耽误工作，而且记得要等前一项工作完成之后，再交代下一项工作，避免他们搞混。这些员工也需要别人定期给予回馈，肯定他们的成绩，并指出需要改进的能力，以及说明如何改善。

帮助阿斯伯格综合征成人建立起顺利的长期工作经历的做法包括：从相关文献获得知识，雇主和雇员保持一贯积极合作态度，给予充分时间以利于双方相互适应。不过，也有一些阿斯伯格综合征成人无法顺利找到和维系一份工作。政府机构需要了解，一名不就业的阿斯伯格综合征成人需要享受政府的福利补贴，需要家人在其生活、经济和情感方面给予帮助，而且他们很容易因为没有工作出现抑郁症和自信心低落。从另一个角度来说，如果他们一直不能就业，社会也无法从这些有天分的人群身上获益。

为了解决这个问题，英国建立了一套支持就业的服务方案。

展望就业服务

展望就业服务（The Prospects Employment Service）是由英国政府和英国孤独症协会进行的一个联合项目，一开始在伦敦开展，如今已经推广到格拉斯哥、谢菲尔德和曼彻斯特等城市。有 130 位阿斯伯格综合征和高功能孤独症成人在机构的帮助下达到了 70% 的高就业率（Howlin, Alcock and Burkin 2005）。这个服务计划为阿斯伯格综合征个体提供就业咨询师，帮助他们寻找和持续工作，对一个人的服务时间可能持续好几年。对这项计划前八年工作进行的评估发现，影响阿斯伯格综合征个体就业的最主要特征是：组织能力（特别是配合进度、同一时间专注和应对一项以上任务的能力）、沟通方面的困难、不成熟的社交能力、焦虑感和无法应对变化。

该计划中涉及的大部分职业以办公室工作、技术和电脑行业，以及在大型私人公司工作为主，不过也有在政府和公共部门、小型企业和慈善机构的工作。这套计划为每一位受助者投资几千英镑的费用，不过一旦他们受雇，政府的收益会超过投入，因为除了减少福利补贴的花费，同时也增加了来自受雇者的税收。至于阿斯伯格综合征个体的收益，则包括增加可支配收入，提升自信心，建立新的社交网络，以及获得展示特殊天分和能力的机会。针对展望就业服务项目的影响评估研究发现，雇主和受雇者一致同意，如果没有就业咨询专家的服务，他们双方就不可能达到这样的效果（Howlin et al. 2005）。

就业咨询师同时扮演多种角色：老师、社会工作者、心理学家、弱势群体代言人，以及为使用不同"语言"和不同期待的来自两种文化的双方担当翻译。咨询师必须了解阿斯伯格综合征个体在工作能力方面的优缺点，为他们确认合适的空缺职位，帮助他们准备面试，在雇主、阿斯伯格综合征个体和他们家人之间进行联络，给雇主提供相应的教育，必要的话，还为要雇员的同事提供培训，并选定一位同事担任他的指导者。咨询师还必须给阿斯伯格综合征个体提供情感和生活上的帮助，并持续监控他们的工作状况，作为"问题处理者"随时准备处理各方面可能发生的冲突和误解。对阿斯伯格综合征个体的个别帮助一开始可能高达每个月50小时，不过会慢慢减少到每个月只有几个小时。以阿斯伯格综合征个体为服务对象的就业咨询师是一项难度很高的工作，不过也是一份很有成就感的工作，特别是看到他们的生活品质因找到一份理想工作而大大提升时。

丹麦的奥胡斯市（Aarhus）有一项有趣的就业实践。有一家公司于2004年成立，所有的雇员都是阿斯伯格综合征或孤独症人士。这家公司主要测试电子设备，包括新的电话机和电脑软件。公司老板（某位孤独症人士的父亲）专门雇用阿斯伯格综合征人士，因为他们有一双观察入微的眼睛，而且喜欢做反复检验的工作。每位雇员都有独立办公室，上班时间很有弹性；有一位工作人员专门负责处理个人和人际关系的相关问题。事实上，这不是独一无二的创举，我知道有些信息技术领域的跨国公司就雇用了为数不少的阿斯伯格综合征人士（或至少人格特征非常相近的人）担任专门技术人员。一些大公司的人事或人力资源部门，也越来越熟悉阿斯伯格综合征，知道如何开发阿斯伯格综合征雇员的潜能，为公司带来更多利益，其中包括避免将他们转到容易引发压力的部门。

晋升到管理层

阿斯伯格综合征个体的工作能力获得证明之后，下一步需要评估他们的发展情况，考虑是否有晋升为部门主管的可能。我曾遇到一位任职于一家大公司的阿斯伯格综合征成人，他的工作是修理办公室机械设备。他积累了丰富的有关复印机和传真机的机械和电子知识，总是能很快找出问题所在，快速修理好，进入下一项任务。雇主经常以他作为新雇员学习的优秀榜样。由于他杰出的工作表现，公司决定提升他为修理部门的经理，在公司总部工作。

虽然他拥有机械方面的天分，却天生不懂人的心理。他不理解也不会处理办公室政治、维护自我利益、制定团队政策和处理文字工作。他开始辗转反侧，就像典型的阿斯伯格综合征成人那样焦虑，不过却没有将自己的困难告诉上级领导或妻子。最后因为压力实在太大了，他尝试用自杀解决一切。精神科医生检查了他的病历，发现他曾被诊断有阿斯伯格综合征。这样，治疗他抑郁症的方法非常直接——让他回到能够处理好责任和发挥生产力的工作岗位上，就能成功。

最近，有篇文章探讨了处于管理层的阿斯伯格综合征个体所面临的问题，并给出了宝贵的建议（Johnson 2005）。其他的策略还包括：安排一位执行秘书，弥补他们在组织管理和人际问题上的不足；部门员工要认识并适应阿斯伯格综合征人士与人相处的特别方式；高级管理人员不要轻易将阿斯伯格综合征人士调到可能会给全体人员带来不能忍受的压力的职位。

在他们的职业生涯中，还可以考虑其他一些策略。如果他们最终有能力经营自己的事业，或许是从家庭经营开始，在某一领域发展出专长，就不需要进入团队合作或有组织阶层的体制，比如，许多阿斯伯格综合征个体是天生的发明家、专家或手工艺家。不过，如果有家人的帮助给予各项建议，会更有利，毕竟他们不太懂得判断人性，容易受骗，或者他们应当有一位具有熟练的人际关系技巧的合作者，可以处理对外事宜，或帮助出售他们自己设计和制造的产品。

工作带来的心理价值

一般人如果不能就业容易产生临床抑郁症，阿斯伯格综合征个体也不例外。如果工作性质属于大材小用——就是说本身的条件优于工作所需，也一样容易出现抑郁症状，就像一个信息工程硕士只能找到生产流水线的体力工作，或超市的理货员。因此，拥有一份能自我实现而且有价值的工作，是预防抑郁症的重要措施。

最后一点，我注意到有些职业和专业特别适合阿斯伯格综合征个体。某些大学以接纳个性特异的人闻名，尤其是这些人能够表现出具有创意和奉献的研究才能。我经常提，大学不只是一个崇尚知识的殿堂，也是一些社交障碍人士的庇护天堂。

还有一些本章没有提到的职业，可能也适合阿斯伯格综合征个体，图书馆员就是其中一种——图书馆一向是个安静的工作环境。军人是另一个可能适合的职业，处在炮火中阿斯伯格综合征个体能够保持冷静，不太会因为情绪化或不舒服而影响军事目标。最后一种是类似旅游向导，或电话推销员的职业，这种工作大都已有一套内容完善的脚本，而且只需要单向沟通，所以非常适合阿斯伯格综合征个体。

未就业不仅意味着没有收入，也意味着缺乏生活目标和日常规划，缺少自我价值感，对阿斯伯格综合征个体来说，更意味着少了自我认同。一份能够配合他们能力和特征的工作，可以给他们提供必需的自我价值和自我认同，让他们有真正的动力继续生活下去。我请阿斯伯格综合征成人自我介绍时，他们总是提到自己正在做些什么，职业是什么和自己的特殊兴趣，而很少提到家人或社交圈子。正如天宝·格兰丁告诉我的："我就等于我在做的事业。"

本章重点及策略

- 社区大学和综合大学

    1. 当阿斯伯格综合征学生注册某些大学课程时，高中学校应当安排某位教师或相关人员主动和大学联系，提供资料，帮助大学教职员了解这位学生的特殊需求。

    2. 阿斯伯格综合征学生上大学后继续住在家里（至少是第一年）是有好处的，因为父母可以在以下方面提供帮助：预算控制、生活自理，准时完成作业需要的组织能力，以及检查压力负荷情况。

    3. 需要确定一个学期应当修几门课，当然一开始最好不要修太多课程。

    4. 参与团体作业和写电子邮件给教师时，阿斯伯格综合征学生需要接受指导，了解新的社会规范，以及上课和辅导课的流程。安排一位学生指导员，可以随时给他们提供友好的建议，帮助他们熟悉社交场合的标准程序和要求。

    5. 阿斯伯格综合征学生可能需要比其他学生更频繁地和任课老师见面，确定一切都没有偏离轨道，并获得继续完成课程的良好心态。

    6. 学校的课程作业和考试安排，都应当考虑到阿斯伯格综合征学生的认知、社会性、动作和感觉特征。

    7. 有一些实际的解决办法，比如用打字代替口语说明一个概念或解决方法，考试时用键盘回答，避免写字潦草，尽量一个人完成项目，不采取团体方式。

    8. 有些学校有专门为阿斯伯格综合征学生设立的支持团体。

    9. 阿斯伯格综合征学生退课或不及格的原因，通常不是智能不足或不够用功，而是缺乏有效的压力管理能力。

- 职业生涯

    1. 从阿斯伯格综合征个体的通常经历来看，找到并维持一份适当的工作或职业方向，并不像有同样资历的普通人那么容易。

    2. 有些行业和专业领域适合通过传统的学徒制学习特殊的职业技能，而不是依靠教室内的学习方式。

    3. 阿斯伯格综合征个体需要准备简历，内容包括过去所有的相关工作经验和成就、兴趣和能力，记录过去工作成果和证明的照片和录音。

4. 他们可能需要先排练求职面试的场景，也需要和熟悉的人讨论是否要接受某一个工作机会，但是绝对不能一有工作机会就贸然接受。

5. 阿斯伯格综合征个体需要从最开始就得到雇主的持续帮助和指导，充分了解雇主对他工作的期待，在团体中能有效合作的必要人际技巧，还有组织能力，特别是工作的优先顺序和时间管理。

6. 阿斯伯格综合征个体成功就业的益处，包括增加可支配收入、提升自信心、建立新的社交网络，以及获得展示特殊天分和能力的机会。

第十三章　长期伴侣关系

他们之中结过婚的，很容易在婚姻生活中出现紧张局面和问题。

——汉斯·阿斯伯格（〔1944〕1991）

阿斯伯格综合征男性和女性也可以和其他人发展出亲密关系，成为终身伴侣。双方开始进行交往的时候，肯定是被对方吸引的，那么，他们具有哪些吸引他人的特征呢？

选择伴侣

根据我的临床经验以及玛克辛·阿斯顿（Aston 2003）的研究，阿斯伯格综合征男性的确具有一些适合作为伴侣候选人的正面特征。双方第一次约会时，通常会分享彼此的兴趣，比如照顾动物、相似的宗教信仰或正在上的同一门课。许多女性回忆和阿斯伯格综合征伴侣见面时的第一印象（当时对方可能还没有做过诊断），觉得对方看起来和善、细心，有一些不成熟，是个非常理想的"英俊而沉默的陌生人"。阿斯伯格综合征儿童常被形容有着天使般的面孔，成年后也拥有具有美感的对称面孔。对很多女性来说，这个人的外貌可能比过去交往过的任何人都要好看，特别是如果女方缺乏自信，觉得自己外表不够吸引人的时候，这样英俊的男伴会让她感觉良好。他们缺乏社交和谈话技巧的特征，会被视为"沉默的陌生人"的一个特征。如果女性认为自己是同理心强和善于社交的类型，那么，就会感觉对方欠缺的社交能力可能会被自己启发而改变。她们可能会因为男方缺乏社交能力而产生强烈的母爱，相信他们的社交困惑和缺乏社交自信心是儿童时期的环境造成的，能够慢慢改变，因为相信爱可以改变一切。

这些阿斯伯格综合征男性的吸引力，还由于他们的智力、职业发展潜力和交往过程中对女方的专情态度而大大提高。他们的忠诚有时候会表现得非常谄媚，甚至其他人会觉得这种谄媚的态度几乎就是在纠缠对方。他们的爱好和特殊兴趣，一开始也很容易讨人喜爱，而且容易被认为是一般男孩和男性都会有的特征。总之，他们具有非常吸引人的"彼得·潘特征"（Peter Pan）[1]。

阿斯伯格综合征男性也常因为诚实坦率、有社会正义感和强烈的道德感而受到女性欣赏，此外，他们也常被形容为具有传统的价值观，不像其他现代男性那么渴望和异性发生亲密的身体接触，或花很多时间与男性朋友混在一起。这些人还具有女性特征，不够大男子主义——这反而是现代女性向往的理想伴侣类型。

阿斯伯格综合征男性在情感和发展成熟关系方面比较晚熟，这有可能是他人生的第一个正式关系，尽管同龄人都已经有过多次的长期伴侣关系。不过，没有过去关系的包袱也会是一个优点。

许多女性告诉我，她们的阿斯伯格综合征伴侣和自己的父亲非常相像。因此，如果自己有位阿斯伯格综合征父亲或母亲，也可能会倾向于挑选一位相同特征的人做终身伴侣。

当阿斯伯格综合征男性被问到当初女方有哪些特征吸引他们的时候，他们常会提到一项具体的特征，比如头发或某种人格特征，特别是在照顾孩子或受伤动物时表现出来的母爱。他们通常不像其他男性那样在意伴侣的身材，也不在意年龄或文化上的差异。

有时，阿斯伯格综合征个体对于未来的伴侣人选会先设定心目中的理想条件，然后有目的地去寻找符合自己各项条件，特别是能帮助解决他们生活困难的人。一旦他们遇到一位合适的候选人，就会全心全意展开追求，而且常让对方感到无法招架。他们提出的条件之一是具有良好的社交能力和母性，最好是在同理心和社交理解力谱系偏高的那边。阿斯伯格综合征男性知道，他们需要一位能给自己当"执行秘书"的伴侣，帮助他们应付组织能力不足所产生的问题，以及能够接替自己母亲提供情感支持功能。这些人很容易诱发女性强烈的母爱，而他们也知道这就是自己对伴侣的要求。他们也常寻找有强烈道德感的

---

[1] 译注：彼得·潘是苏格兰作家詹姆斯·巴里笔下的人物。在作品中，彼得·潘生活在梦幻里，永远也不想长大。彼得·潘特征是一种心理疾病，患者行事带有孩子气，渴望回归到孩子的世界，沉溺于自己的幻想，拒绝长大。

对象，一旦两人结婚，就能够专心坚守婚姻的约定。

如果一位普通男性被阿斯伯格综合征女性吸引，又会是什么情况呢？这与普通女孩被阿斯伯格综合征男性吸引的情况非常类似。一位天生具有父爱和同情心的男性，可能容易被阿斯伯格综合征女性不成熟和天真的个性所吸引，当然也可能倾倒于她出众的外貌和令人赞叹的天分和能力。有时，女方超然而冷漠的感情表现反而会令他回忆起自己的母亲。他们可能会一起分享共同兴趣，普通男性也会非常满足于女方在关系初级阶段表现出的讨好态度。

阿斯伯格综合征男性希望能找到一位弥补他在社交和情感方面不足的伴侣——亦即在社交和情感能力上和他正好相反的人，而阿斯伯格综合征女性却可能会喜欢找一位个性相似的伴侣。她们和没有太多社交生活，以及没有强烈愿望与异性身体亲密接触的人，相处起来会更舒服一些。她们感觉当男女双方有相似的特征和期待时，这种关系比较能够成功发展并维持下去。

不过，阿斯伯格综合征个体通常不擅长辨认生活中的恶人，有些女性挑选伴侣不够明智，成为关系中的受害方，遭到对方的种种虐待。一开始，阿斯伯格综合征女性可能会怜悯男人的行为，就像同情一只流浪狗，但是，她却很难从这种被偏激人格特征的吸引中挣脱出来。自信心低落也会影响阿斯伯格综合征女性挑选伴侣时所做的决定。德博拉（Deborah）在写给我的电子邮件中提道："我的期望值特别低，因此，容易选择有虐待倾向的人。自信对孤独症成人有多么重要，我再同意不过。"

伴侣关系中的问题

交往阶段的经历，并不能预测未来长期伴侣关系中可能遇到的问题。阿斯伯格综合征个体可能会通过细心观察和模仿电视上的人物，或者学习影片中的对白，而从表面模仿浪漫情调。有些女性说，她们直到结婚之后才发现对方的真面目，婚礼过后，他们就舍弃了之前一直很吸引对方的伪装的浪漫人格。有位妇女提道："他已经赢得追求的目标了，所以不用再伪装成另外一个人。"

这种关系的发展过程很容易隐藏日后潜在的问题。通常一开始讨人喜欢的优点，到后来就容易变成问题所在。在问题产生最初，非阿斯伯格综合征的一方可能还持有乐观的态度，认为伴侣会慢慢改变，情感会变得更成熟，社交能力会逐步提高，不过后来却变得失望，因为他们的社交能力根本没有什么变化，而这是由于根本缺乏社会化动机造成的。不变的原因往往是因为学习社会化要花很多心力，容易感到心力交瘁，又担心出差错。结果两人一起和朋友相处的机会就会慢慢变少。阿斯伯格综合征一方不再像交往阶段那样喜欢和需要一起参加社交活动，而非阿斯伯格综合征一方为了维持婚姻关系，也不得不同意减少与家人、朋友和同事相处的时间和频率，最终有可能慢慢被阿斯伯格综合征特征所同化，从而形成自己的一部分人格特征。

非阿斯伯格综合征一方出现的最普遍问题是孤独感。阿斯伯格综合征一方通常非常享受长时间独处的乐趣，所以虽然两个人住在一起却很少交谈，如果有谈话也只是为了交换一些信息，而很少是为了享受相处的共同感、分享经验和看法，就像一位阿斯伯格综合征男性提到的："我的快乐很少来自情感和人际交流。"

在普通人的伴侣关系中常常会保持有固定的爱意和感情表达方式。已婚的阿斯伯格综合征男性克里斯说：

> 我很难用语言表达自己的爱意，这并不是因为我会感到难为情或者没有意识到。我知道别人可能很难理解我的感受，很难理解为什么我需要花费很大力气才能向妻子说出我对她的感觉。（Slater-Walker and Slater-Walker 2002, p.89）

对于丈夫很少使用表达爱意的话语和动作，他的妻子补充：

> 有一次，克里斯告诉我他爱我。从那时起，我就领悟到，实在不需要让阿斯伯格综合征重复这些微小的亲密表现，虽然在其他伴侣那里，这种方式是日常习惯，但对他们来说，只要偶尔说一次，就足够了。（Slater-Walker and Slater-Walker 2002, p.99）

对阿斯伯格综合征个体来说，经常重复做一些非常明显或已知的事实，实在是不合逻辑的。

如果长期忍受情感冷落，非阿斯伯格综合征一方可能会容易自信心低落，或患抑郁症，就像处在情感的沙漠里却想要开放的玫瑰一样（Long 2003）。阿斯伯格综合征一方虽然也想要努力成为朋友和爱人的角色，可是却往往不知道应当如何表达（Jacobs 2006）。

一项针对伴侣为阿斯伯格综合征男性的女性的调查中有个问题是："你的伴侣爱你吗？" 50% 的被访女性回答说："我不知道。"（Jacob 2006）在他们的伴侣关系中，显然缺少日常表达情感的话语和动作，以及明确表达的爱意。阿斯伯格综合征个体在情感表达上有困难，这其中也包括爱情（请参见第六章）。有位妻子对她的阿斯伯格综合征丈夫说："你从来不说你在乎我。"他则回答说："我难道不是刚把篱笆修好吗？"阿斯伯格综合征个体常以更实际的做法表达爱意，也许我们可以改写《星际迷航》里的一句话，当斯波克[1]在检查外星生命时说："吉姆，这就是生命，不过和我们所知道的不太一样。"套用于阿斯伯格综合征个体的表现："这就是爱，不过和我们所知道的不太一样。"

我们可以打一个比方说明不同人群对爱情的需要和所拥有的能力，普通人的需求要装满一大筐，而阿斯伯格综合征人群的需求却只有一小杯，很快就能装满。他们往往无法表达足以满足伴侣需要的爱意。不过，我也见过一些阿斯伯格综合征男性对伴侣的爱意表达过于频繁，结果像是他们感到严重焦虑，需要无穷尽的母爱安慰。有位阿斯伯格综合征男性说："我们感受得到爱情，也能表达出来，问题是表达的往往不够，而且强度也不对。"阿斯伯格综合征个体对伴侣的关系通常不是过度疏离，就是太过黏人。

如果伴侣遇到烦恼，需要同理心和爱意的言语和动作恢复情绪，但却发现阿斯伯格综合征一方会刻意让她们独处。我们应当认识到这不是态度冷漠的表现，他们通常都是非常和善的人，只不过心里认为最有效的情绪恢复方法就是独处。他们也常提到，拥抱给人的感觉是一种令人不舒服的挤压动作，不会带给他们良好的安慰感。而非阿斯伯格综合征的一方常会抱怨，拥抱自己的伴侣就像是抱着一块木头。他们的确无法从这种亲密的身体接触中感受放松或享受。

独处是阿斯伯格综合征个体最常使用的情感修复方式，因此，他们会认为别人也应当使用同样的方法。他们也可能不知道应当如何回应对方，害怕自己会把情况变得更糟。我观察过这样一个情境，一位阿斯伯格综合征丈夫坐在正在哭泣的妻子旁边却一动不动，没有任何安慰的话语或行为。后来我跟他谈起这个场景，问他是否注意到妻子在哭，他回答说："是的，不过我不想做错什么。"

---

[1] 译注：斯波克（Spock）是《星际迷航》中的人物。

此外，伴侣关系中也可能存在性接触的问题。阿斯伯格综合征个体可能天生就不是一个浪漫的人，他们不懂怎样制造情爱气氛，不了解前戏和亲密的身体接触在伴侣关系中的重要价值。罗恩（Ron）是位阿斯伯格综合征男性，他提道："亲密的身体接触对我而言，是一种有侵犯性的过度举动，不管和什么人在一起，我从来没有感受过那种传说中的身体化学反应。"由于阿斯伯格综合征个体特殊的感觉体验，在性接触中也可能产生不愉快的感觉，以致影响到双方的愉悦感。

因为信息来源不多，他们拥有的性知识也非常有限。阿斯伯格综合征男性可能认为成人色情书刊是性生活指南，而阿斯伯格综合征女性则把电视里的肥皂剧作为学习亲密关系行为的脚本。非阿斯伯格综合征一方也难以和一位总是需要母爱照顾，情感成熟度只有青少年水平的伴侣建立起平等、浪漫、热情的关系。

有时，性会变成一种特殊兴趣。他们喜欢收集相关信息，对不同的做爱方式感兴趣，性欲也会变得过度，甚至成为强迫行为。不过，阿斯伯格综合征个体的伴侣所抱怨的通常是对方缺少性欲，而极少有过度的情况。有了孩子之后，或者双方正式建立起婚姻承诺之后，阿斯伯格综合征一方往往就会变得对性毫无兴趣。在婚姻关系咨询门诊中，有位非阿斯伯格综合征女性很痛苦地告诉我，她和她丈夫已经一年多没有发生性关系了，而她的丈夫则很困惑地问她："我们已经有足够的孩子了，为什么还要有性生活呢？"

此外，还有其他一些问题。现代西方社会常使用"伴侣"一词取代原先使用的"丈夫"和"妻子"，这反映了大众对两性关系态度的转变。现代女性已经不再满足于对方只是家庭的经济来源，她们也期待对方能分担家庭事务，包括家务劳动和照顾孩子，以及成为她们最好的朋友、经常谈心、分享生活经验和提供情感支持。但分享经验或成为好朋友都不是阿斯伯格综合征个体轻易能胜任的任务。

阿斯伯格综合征个体通常无法处理焦虑情绪，连带着也会影响到伴侣关系。焦虑情绪会带来很强的控制欲，要求全家人的生活都必须按照固定的模式进行。阿斯伯格综合征个体往往不和伴侣商量就直接宣布自己的决定，如搬家或换工作，导致另一半常抱怨被排斥在重大决策之外。阿斯伯格综合征成人也一直存在执行功能的问题（请参见第九章），因此，另一半必须担负起规划全家人的经济和预算的任务，帮助对方解决在工作中遇到的组织管理和人际交往问题。这些问题都会增加非阿斯伯格综合征一方的压力和责任。

任何一种关系中都免不了出现意见不合或冲突，而阿斯伯格综合征个体一向就缺乏能力应对人际关系的冲突。他们没有太多可以选择的方法，不擅长协商的艺术，也缺乏接受其他观点或同意妥协的灵活性，甚至连一部分责任都不愿意承担。因此，我们总是听到另一半抱怨，"他从来不承认自己错了"，"我总是那个被责备的人"，"受批评的总是我，他从来就没有鼓励过我"。有时他们也会骂人，特别是面对批评时，骂人是第一反应，这显然表明他们没有能力去表达懊悔、原谅和忘记过错。这些问题都归结于阿斯伯格综合征的核心特征——无法理解别人的想法、感觉和反应。阿斯伯格综合征个体也存在管理愤怒情绪的问题，使调和伴侣关系变得更加复杂。

有项研究调查伴侣关系中如果男方有阿斯伯格综合征而女方不知道这个诊断时对双方心理和生理健康情况所造成的影响，结果发现，伴侣关系对双方健康状况的影响非常不同（Aston 2003）。大部分阿斯伯格综合征男性认为，伴侣关系能显著改善他们的心理和生理健康状况。他们提到自己的压力感减弱，相比独处更喜欢二人世界，并相当满意这种伴侣关系。与之相反，非阿斯伯格综合征的一方，以压倒性的人数陈述伴侣关系使她们的心理健康状态明显恶化。她们觉得心力交瘁而且情感被漠视，有不少人甚至出现临床抑郁症。而且许多被访者提到，她们的身体健康状态也因为这种关系而恶化。总之，调查结果表明，大部分阿斯伯格综合征男性认为伴侣关系有助于改善心理和身体健康，但非阿斯伯格综合征一方则刚好有完全不一样的结果。这也可以解释为什么许多阿斯伯格综合征男性觉得自己的伴侣关系相当不错，但自己的关系技巧却老是受到批评。他们觉得这种伴侣关系能满足自己的需求，可是另一半却感觉到自己更像主妇、会计和母亲。

改善伴侣关系的策略

我通常会为一方是阿斯伯格综合征个体的伴侣关系提供咨询帮助，我也很敬佩非阿斯伯格综合征一方在经营双方关系中投入的努力。这些努力包括：信任自己的伴侣，忠于两人的关系承诺，能够凭直觉了解到对方是"不能做到"

而不是"不愿意做",而且能够想象和同情阿斯伯格综合征个体的处境。

根据一些临床和咨询的经验,一个成功的伴侣关系有三个必要条件(Aston 2003)。第一个必要条件,是双方都必须接受阿斯伯格综合征的诊断,一般来说,非阿斯伯格综合征一方总是能最先做到这一点,不再责怪是因为自己做得不好或感觉要发疯,而且他们的艰难处境终于获得确认,家人和朋友也最终能理解他们的困难。他们自己也会感觉比以前更有能力应付日常生活。不过,在接受诊断结果之后,他们往往也不再对提高对方的关系技巧抱有任何期望。

阿斯伯格综合征一方必须接受这个诊断结果,才能进一步确认自己在伴侣关系中的优缺点。他们必须开始了解自己的行为和态度如何影响对方,这样两人才能达成一致合作的意愿,找出需要改进的地方,改善两人的关系,促进彼此了解。

第二个必要条件,是双方都必须具备寻求改变和愿意学习的动机。非阿斯伯格综合征人士通常有比较高的改变动机,而且他们具有更灵活的态度和不错的技巧适应关系变化。第三个必要条件,是找到合适的婚姻咨询师的帮助,非阿斯伯格综合征一方有意愿调整自己的行为顺应伴侣的能力缺陷,也愿意执行阿斯伯格综合征专家、相关文献书籍和支持团体的建议。

有不少接受传统的婚姻关系咨询服务的伴侣发现,标准的婚姻关系治疗方案一般不太适合一方是阿斯伯格综合征的伴侣关系。合适的婚姻关系咨询师必须熟悉阿斯伯格综合征的相关知识,也必须调整咨询技巧,从而顺应阿斯伯格综合征个体在同理心、自我洞察、自我剖析和情感表达,以及面对先前的伴侣关系体验等方面的特定问题。

我们现在已经可以找到不少由一方是阿斯伯格综合征个体的伴侣和阿斯伯格综合征专家写的自助文章(Aston 2003; Edmonds and Worton 2005; Jacobs 2006; Lawson 2005; Rodman 2003; Slater-Walker and Slater-Walker 2002; Stanford 2003)。

还有一点需要提醒的是,我提到的伴侣关系问题和支持策略,大多来自我在提供婚姻关系咨询过程中的经验,我所帮助的对象是小时候未被诊断为阿斯伯格综合征的成人,他们没有机会从儿童时期就接受有关结交朋友和建立关系能力的指导。他们花费了大量时间认识、了解自己和别人的不同,建立起一些伪装和补偿机制,达到某种肤浅的社交关系成果,但是这些技巧可能并不利于日后与伴侣发展亲密关系。我认为，新一代的阿斯伯格综合征儿童和青少年有更多的有利条件，因为他们能够及早被确诊，而且自己对阿斯伯格综合征也有比较多的认识，亲朋好友也能够一直努力，帮助他们建立起双方都满意的长期关系。

不只阿斯伯格综合征个体可以通过咨询师的指导和鼓励改善关系技巧，非阿斯伯格综合征一方也可以从某些策略中得到帮助。家人和朋友在接受阿斯伯格综合征的诊断结果之后，可以给非阿斯伯格综合征一方提供更多的情感支持。非阿斯伯格综合征一方也应当建立自己的朋友圈，减少孤独感，并重新体验参与社交活动的快乐感觉（伴侣不一定需要在场）。非阿斯伯格综合征一方不必为阿斯伯格综合征一方不在场而感到内疚，因为非阿斯伯格综合征一方很需要有好朋友帮助补偿缺失的情感，并作为心灵伙伴提供同理心，这样对婚姻关系也有好处。偶尔和好朋友圈子共度休闲时光和假日，可以重拾社交能力和维持婚姻关系信心。保持一个积极的态度也是维护婚姻的重要因素，就如同俗话所说："如果生活给了你一颗酸柠檬，你要有本事把它变成酸甜的柠檬汁。"

成为父母

由伴侣关系演变到为人父母的角色之后，阿斯伯格综合征人士可能完全不了解普通儿童和青少年的需求和行为。非阿斯伯格综合征一方会感到自己实际上又当爹又当妈。因为孩子的到来，整个家庭常常必须顺应多变的生活作息和行为期待，各种难以忍受的嘈杂声、混乱的环境和干扰夫妻二人活动的行为，以及孩子的朋友们不时"入侵"到自己家中，并面临大量非黑即白的评论。他们常需要安全感，却很少给予自己家人安全感；他们对别人觉得有情感意义的事件不太有兴趣，常批评而很少赞美别人。全家的气氛会受到这种消极心态的影响，容易造成大家都紧张，生活热情降低。全家人都会变得敏感，害怕他们这种快速的情绪变化，特别是突然的暴怒。因为害怕强烈的情绪反应，导致大家都尽量避免和他们对抗。

如果这种行为或态度的强度比较轻微，很容易被家人和社会解释为某些男人的典型表现，不过，社会对母亲却有不同的期望值，总是期待妈妈们天生就具有抚养和满足孩子情感需要的能力。期待一位阿斯伯格综合征母亲有这种天生本能不太现实。有时如果一位单身的阿斯伯格综合征女性怀孕了，会接受自己做母亲的本能不足的事实，为了新生婴儿的利益愿意让自己的小孩接受领养。虽然阿斯伯格综合征爸爸或妈妈天生亲子能力不好，但他们还是可以学习如何当一个好父母。我认识不少为人父母的阿斯伯格综合征人士，通过阅读和接受指导了解普通儿童的发展和需要，成为模范父母。不过这当然需要一些先决条件：第一，能察觉自己有接受指导的需要；第二，能够找到接受建议的机会。非阿斯伯格综合征一方通常具有抚养孩子的本能，应当视为家中的育儿专家。

一个普通孩子面对父母的阿斯伯格综合征，会有什么反应？每个孩子都有特定的个人应对方式。孩子有时感觉阿斯伯格综合征父母无视他的存在，或认为他很烦人，很多孩子感觉他们被剥夺了普通孩子所期待或需要的接纳、安全、鼓励和爱。有位女孩提到，她从来没有感觉到阿斯伯格综合征父亲表达的爱，即使父亲能表现关爱，通常也是冷冷的，令人感觉不舒服。有些孩子会认为父母只看重他的成就，而不是他这个人本身。与阿斯伯格综合征父母谈话，发现他们只是在大段表达自己的问题，偶尔快速关注或表面关心一下孩子的问题。孩子被要求不能轻易表达自己的感情，比如沮丧或期待获得同情。阿斯伯格综合征父母有时会影响到孩子的交友，甚至令他感到尴尬。有位阿斯伯格综合征母亲的女儿在寄给我的邮件中写了下面这段话，从中可以体会到作为阿斯伯格综合征人士子女的心声。

> 6 岁时，我差点就拥有一位澳洲笔友。我非常兴奋能收到来自地球那边的来信，特别是当时还没有互联网。我欣喜若狂，迫不及待想写信给这位新朋友，告诉她我的一切。我读着她的来信，正在想怎么回答她的问题的时候，我妈妈发表了不同的看法，她说："这封信有几处拼写错误，首先你必须帮她改正这几个错别字，然后把正确拼写的信寄回给她，这样她就能学会怎么拼写正确。"我不知道这个小女孩是否学会了正确的拼写，因为我再也没有收到过她的来信。

子女会发展出几种应对心理。由于童年时代缺乏爱和鼓励，以及阿斯伯格综合征父母的要求比较高，这些孩子常会变成高成就取向的人，一直努力想要获得某个崇高目标，以便得到小时候没有得到过的来自父母的赞赏。另一个心理是想逃离这种家庭环境，更喜欢和朋友的家人相处，而且很早就离家生活，可能会走得很远，以避免经常回家团聚。还有一种心理反应可能是强烈仇恨阿斯伯格综合征父母，因为他们根本不是普通孩子所需要的父母。孩子或许也会鼓励非阿斯伯格综合征父母一方与对方离婚，但分手不是一件容易的事情，因为很明显，阿斯伯格综合征一方根本无法独自处理这个问题，无论是具体情况还是情感处理。

当孩子长大以后，如果知道自己的父母一方有阿斯伯格综合征，应当最终会理解父（母）亲的人格特征、能力和动机。有位女儿提道："我从来没有感受过父亲的爱。不过知道了诊断结果以后，我终于可以主动关爱和接受我的家人，同时摆脱他对我造成的感情伤害。"

如果父母和孩子都有阿斯伯格综合征，亲子之间会出现自然的联系或对抗。利亚纳·霍利迪·维利与父亲之间有非常亲密和支持性的关系，父亲知道自己的女儿也和自己一样，需要学习有关大众、社会化和谈话的相关知识。他努力成为女儿的人生导师，每天指导她在社交场合应当做什么和说什么。父女双方都能彼此了解，而且尊重对方的观点和经验。当然，不是每一对亲子关系都能这么融洽，强迫两个缺乏灵活性和独断专行的阿斯伯格综合征个体在一起，很容易造成相互仇恨和争执不休。这时，家里非阿斯伯格综合征一方必须成为有经验的外交家，努力保持家庭内部的和平，并选择要偏向哪一方。家中如果同时有两个阿斯伯格综合征，很像有两块磁铁，不是相互吸引，就是相互排斥。

利亚纳的家族中每一代都有阿斯伯格综合征。她有一个阿斯伯格综合征女儿，父亲则具有一些相关特征。利亚纳的家庭能以一种非常积极的态度看待阿斯伯格综合征，她说：

> 在我家，我们总是鼓励阿斯伯格综合征女儿认识到自己拥有令人羡慕的特征和强大的能力，同时，我们也会让她认同自己在社会性、情感和认知方面的不足。平衡了优缺点之后，我们就能帮助她努力发挥自己的长处，给她提供学业上和情感上的支持，帮助她努力练习不足之处。我们的目标就是帮女儿做到我父亲和我所能做得到的那些，参与这个世界，但不会忘记自己本来是谁，和自己需要什么。（Willey 2001, p.149）

本章重点及策略

- 阿斯伯格综合征男性伴侣

  1. 许多女性提到第一次和伴侣见面时的印象（当时对方可能还没有被诊断）：他看起来和善、有礼貌、有些不成熟，不过十分符合"英俊而沉默的陌生人"的理想条件。

  2. 对方有限的社交能力能激发出女性强烈的母爱本能。

  3. 阿斯伯格综合征男性的智力、职业发展潜力和交往过程中对伴侣的专情程度，能提高他们在女性心目中的吸引力。

  4. 阿斯伯格综合征男性在情感和发展成熟关系方面常比较晚熟。

  5. 许多女性提到，她们的伴侣与自己的父亲非常相像。

  6. 阿斯伯格综合征男性不像其他男性那样在意伴侣的身材、年龄或文化上的差异。

- 阿斯伯格综合征男性喜欢找一位与他在生活中能够互补的伴侣——即在社交和情感能力谱系处于偏高位置的人；相反，阿斯伯格综合征女性则喜欢找一位个性相似的伴侣。

- 伴侣关系中常见的问题

  1. 交往阶段所发生的事情，并不代表未来婚姻关系中可能遭遇的问题。

  2. 一开始如果乐观地认为阿斯伯格综合征伴侣会慢慢改变，他们的情感和社会性会变得更成熟，后来希望就会破灭，因为发现阿斯伯格综合征一方的社会性没有变化，他们没有改变的动机。

  3. 非阿斯伯格综合征一方的最常见问题是孤独感。

  4. 非阿斯伯格综合征一方长期忍受情感冷落，容易造成自信心低落和抑郁症。

  5. 阿斯伯格综合征一方习惯以具体行动表达爱意，而不是通常表达爱意的动作。

  6. 我们可以用一个比喻说明一个人对爱情的需求和所具有的能力，普通人的需求常有一大筐，而阿斯伯格综合征人群的需求却只有一小杯，而且很快就会装满。

- 用来解决关系困难的有效策略

1. 临床和咨询的经验显示，一个成功的伴侣关系有三个必要条件。第一是双方都必须接受阿斯伯格综合征的诊断结果。第二是双方都必须具有寻求改变和愿意学习的动机。第三是有接受合适婚姻咨询服务的机会，非阿斯伯格综合征一方愿意调整自己适应这种能力和经验。

2. 非阿斯伯格综合征一方也可以从某些策略中受益，比如建立自己的朋友圈以减少孤独感，并重新体验参与社交活动的快乐。

• 作为父母

1. 伴侣关系演化到父母角色之后，为人父母的阿斯伯格综合征人士可能完全不了解普通儿童和青少年的需求和行为。

2. 阿斯伯格综合征爸爸或妈妈可以学会如何当好父母。

3. 当这些孩子长大，知道自己的父母一方有阿斯伯格综合征之后，最终会理解他们的人格、能力和动机。

4. 父母一方和孩子都有阿斯伯格综合征，亲子之间会出现自然的情感联系或对抗。

第十四章　心理治疗

> 他们是那么不可思议地令人费解和难以捉摸。他们的情感生活就像一本尚未开封的书。
>
> ——汉斯·阿斯伯格（〔1944〕1991）

目前在阿斯伯格综合征领域，已经发展出不少针对儿童或成人的心理治疗方法，但还很少看到个案研究的发表。以我的个人看法（某些心理治疗医师也有相同的看法），传统的心理分析式的心理治疗对阿斯伯格综合征儿童和成人的效果都不明显（Jacobsen 2003,2004）。不过，我们可以找到几篇使用调整过的心理分析式心理治疗的个案研究报告（Adamo 2004; Alvarez and Reid 1999; Pozzi 2003; Rhode and Klauber 2004; Youell 1999）。针对母亲和婴儿之间的关系所做的详细心理分析，无助于了解阿斯伯格综合征儿童的心智，只会导致母亲出现严重的负罪感，儿童也会非常困惑。因为阿斯伯格综合征并非来源于母亲无法爱自己的孩子，无法与孩子建立起联系。虽然这个解释现在已经非常明确，但还是有一些国家，比如法国，仍然以这种传统的心理分析概念作为了解孤独症和阿斯伯格综合征的主要理论框架，以及实施心理治疗的基础。

传统的心理治疗分析方法主要是以普通儿童的发展模式为基础，而阿斯伯格综合征儿童通过知觉所接触到的却是一个完全不同的世界。在心理分析治疗中，通常利用分析儿童的装扮游戏探索他的内在想法，但阿斯伯格综合征幼儿进行的装扮游戏常常只是对过去事件的精确重现，或表演自己喜爱的故事中的某段情节，不一定代表对自己生活的隐喻，或具有内心投射的意义。这些儿童在接受投射测验[①]时，提供的更可能是真实的资料，而不是自我内心的投射内容，他们常常只是直接描述自己所看到的内容。

---

① 译注：投射测验（projective testing）是指采用某种方法绕过来访者的心理防御，在他们不防备的情况下探测其真实想法的心理测验。常用的形式有罗夏墨迹测验和主题统觉测验。

阿斯伯格综合征儿童接受墨迹测试（Rorschach profile）的结果往往与诊断标准一致（Holaday, Moak and Shipley 2001），很少提到有关人的内容、人的动作和合作的行为，测试结果报告中会出现"社会关系匮乏或无法令人满足"和"社交笨拙"之类的评论。阿斯伯格综合征儿童的反应也明显不同于标准数据中所显示的情感经验，以及建立并维系亲密关系的能力。这项测验确实能快速、准确检测到阿斯伯格综合征个体的某些特征。

明尼苏达多相人格量表第二版（The Minnesota Multiphasic Personality Inventory, 2 edition, MMPI）曾被用来测试阿斯伯格综合征成人，结果显示了他们社会孤立、人际困难、抑郁情绪和处理冲突能力不足等人格特征（Ozonoff et al. 2005a）。这些人格表现和临床描述相当一致，此外还包括在社交场合感到不自在、社交保守和内向、羞怯和社交焦虑感。这项研究也确认了他们缺乏自我洞察力和对自我（或他人）的觉察力，这些结果都与我们提到的阿斯伯格综合征心理模式，特别是有关心理理论能力滞后的部分相当一致。

心理治疗对父母还是相当有帮助的，可以帮他们了解拥有一个阿斯伯格综合征孩子或伴侣的心理反应，以及帮他们理解为什么一直对阿斯伯格综合征孩子或伴侣大吼的"我难道没有告诉过你……"是完全无效的（Jacobsen 2003）。这句话常是父母或妻子在愤怒中说出来的，而且可能已经对阿斯伯格综合征个体说过无数次，这常常是因为不理解阿斯伯格综合征的特征脱口而出。

父母或伴侣也可以通过心理治疗师的帮助了解阿斯伯格综合征个体的内心，这样才能和无法用传统方式与家人互动的阿斯伯格综合征个体达成一致，同时也能深入了解他们的相关情感，并帮他们作出必要的调整。我们知道，如果有人可以解释阿斯伯格综合征的特征和阿斯伯格综合征儿童的内心想法，就可以强化孩子与父母之间的关系（Pakenham, Sofronoff and Samios 2004），并改善和阿斯伯格综合征伴侣关系的品质（Aston 2003）。

阿斯伯格综合征儿童和成人接受心理治疗也确实获得了一些成效，但这种治疗必须建立在完全了解阿斯伯格综合征特征的基础之上，特别是他们理解与沟通思想和感受的能力，以及根据他们的生活经验，借由自我形象、自信心和自我接纳所呈现出的自我概念。此外，心理治疗师需要充分了解有关阿斯伯格综合征认知心理学的最新研究成果，特别是有关心理理论、执行功能和弱中央统合能力的研究，同时，阅读阿斯伯格综合征人士自传中提到的经验，随时对传统的心理治疗模式进行适当调整。只有这样，才最终可以得到一个不是根据普通儿童的能力、经验和想法，而是基于阿斯伯格综合征儿童特殊的能力、想法和经验表现所发展出来的全新理论观点和心理治疗模式。

来访者和心理治疗师之间发展出默契的关系，是心理治疗中的重要因素，但阿斯伯格综合征个体会立即而且始终保持喜欢或不喜欢某人的状态，特别是专业人员。因此，我们必须非常慎重，选择最有可能被阿斯伯格综合征个体接纳的心理治疗师。心理治疗师也必须了解他们独特的语言表达方式，包括了解他们在语用语言方面的问题，特别是在轮流对话中的语言问题，以及是否知道什么时候和如何中断别人的谈话，是否有字面意义理解的倾向和是否有学究风格。阿斯伯格综合征个体则需要较多的时间理解治疗过程，因此，一个清楚的、结构化的和系统化的治疗方案，每次时间较短但是次数密集的安排，是最有成效的。在每一次治疗中，治疗师最好先打印出治疗的重点，以便于他们阅读，并在下次治疗开始时先检查这些重点。心理治疗师需要说明治疗关系的特性和界限，比如，什么时间适合给治疗师打电话，是否明确治疗师需要知道哪些信息，而且明白治疗师是以专业人员而不是以朋友的身份提供帮助（Hare and Paine 1997）。

虽然心理治疗师对阿斯伯格综合征个体非常有益，但一般很难找到一位拥有丰富的治疗阿斯伯格综合征个体经验的心理治疗师，而且价格合理，能够让家庭长期负担。有些家庭具有足够的经济实力，能够支付持续几个月到几年的每周一次心理治疗，但大部分家庭没有这种实力，而且他们也不太可能得到政府部门的补助或私人健康保险的保障。

了解彼此的心理

心理治疗师进行心理治疗的一个任务是了解来访者的内在想法。阿斯伯格综合征个体在理解和表达自己及他人的内在想法上会出现很大问题。利亚纳·霍利迪·维利曾说过："阿斯伯格综合征，特别是男性，很难进行自我分析。我们之中有一些人从来就不知道怎样了解自己的内在，以及如何对外说明。"（Willey 2001, p.87）

我们使用认知心理学家最先使用的名词"心理理论"解释这个特征，不过也可以用心理分析架构解释这个概念（Mayes, Cohen and Klin 1993）。心理治疗师必须结合第五章所提到的策略，帮助阿斯伯格综合征个体发展出更好的成熟度和洞察力，帮助他们了解别人的想法、感受和意图，此外，也必须帮助他们学会使用更多的词汇，精确表达第六章所提到的各种情感。

传统心理治疗主要是通过来访者和治疗师面对面的对话进行。我们知道，相比其他人群来说，阿斯伯格综合征个体很难流畅地使用口头语言，有效表达自己的内在想法和情感，而且他们也难以应对心理治疗师的语言和意图，破译微妙的社会和情感线索。相比其他来访者，阿斯伯格综合征个体和心理治疗师的互动过程让人感觉更困惑而且有压力。我发现，使用电脑交流或互发电子邮件的方式进行对话能让阿斯伯格综合征个体更放松，而且他们能提供更多的内在想法和体验。阿斯伯格综合征个体常无法应付生活中的社会性互动和对话，如果在治疗中减少面对面的交流，他们就更能作出解释和学习。

另外，还可以考虑用艺术形式表达情感，比如画出某一事件，或在进行连环漫画对话时使用对话框和想法框（请参见第六章）。来访者可能喜欢通过挑选某一首音乐精确表达自己的内在想法和情感，或者通过重现喜欢的某部电影或故事表达自己所经历的事件或情感。这些间接的策略都可以帮助了解阿斯伯格综合征个体的内在世界。

阿斯伯格综合征个体很难理解和化解发生在自己或别人身上的不公平事件。曾经发生在他们身上的欺凌、误解、责怪或背叛，甚至很多年以后，都会时时出现在他们的脑海里，就像每天都在经历同样的悲惨生活。他们不断在脑海中重复当时的情境，试图去理解别人的动机，以及确定到底是谁的错，想要彻底想明白和得到确定答案。心理治疗师可以首先利用连环漫画对话的方式帮助来访者了解当事人各方的想法和感受，并帮助他们发展出对心智和意图的洞察力。如果他们缺乏直观了解心智的能力，心理治疗师可以提供解释和信息。这样就能消除他们过去经历中的噩梦，因为他们理解和明确了过去一直搞不清楚的某些想法和意图。

像帮助其他来访者那样，心理治疗师会大量使用情感转移法，这可能对阿斯伯格综合征个体不起作用，不过治疗师可以扮演心理导师的角色，认同他们并给予教导，帮助他们更清楚地表达自己的观点和意图。他们也可以更好地意识到自己的话语和行为如何影响别人的想法。

长期心理治疗可以帮助阿斯伯格综合征个体了解自己生命中的重要事件，

以及学习如何应对我们所处的这个不了解阿斯伯格综合征人士观点和意图的世界。想要回答"我来自何处"这个哲学本质问题，必须结合阿斯伯格综合征的自然特征，了解他们过去的经历，以及这些特征如何影响到个人的人格发展，只有这样，我们才能到达心理治疗的另一个层次——了解"我现在是什么"——也就是建立"自我概念"。

自我概念

在儿童时期的某个阶段，阿斯伯格综合征儿童开始了解自己与其他儿童不一样。在第一章里提到，对这种认识，儿童会出现四种心理反应，即抑郁、逃入想象世界、傲慢和通过模仿他人自救。心理治疗可以帮助阿斯伯格综合征儿童和成人形成合乎实际的自我评价，认识到自己的优点，而不是过分强调缺点。

阿斯伯格综合征个体或许经常批评自己——这是造成临床抑郁症的一个因素。阿斯伯格综合征少年卡罗琳告诉我："我总是感觉自己令人失望，最糟的是我从来不能原谅自己。"心理治疗可以帮助他们降低对自我的怀疑和批判。通过第十五章提到的特征认知活动（Attributes Activity），还可以有效降低负面的自我形象，帮助他们确认个人特征，觉察到自己的与众不同之处，而不是光盯着缺点。如果父母和他们生命中的重要人物能一起合作参与活动，就能鼓励他们体验更多有趣而且成功的事件，获得更多成功的社交经验，并有助于自信心的提升。

如果他们的幻想世界开始干扰现实生活，就必须留意"逃入幻想世界"这个心理反应。我们不难理解一个人感到被现实世界所疏远就会逃入想象世界，但面对巨大压力时，他们可能会发展成妄想，甚至失去现实感，出现精神分裂的症状。为了应对生活中的困境，阿斯伯格综合征儿童可能想象自己是一个富有力量和价值的超级英雄。心理治疗可以帮助他们建立一个基于有自我价值的人格特征的、稳定且合乎现实的自我概念，而不是一直执着于自己在社会融合中遇到的困难，或总是与其他社交能力好的儿童做比较。由于常有遭受欺凌的经验，阿斯伯格综合征青少年容易出现迫害妄想，认为别人都心怀恶意。心理治疗和心理理论能力的指导有助于他们学习了解别人的意图，并保持客观的态度。心理治疗也鼓励自我对话，帮助他们从更客观的角度接受和解释他人的意图。

阿斯伯格综合征个体也会发展出补偿性的自我概念，认为自己是个杰出的人，这可能会让别人觉得他很自大。心理治疗同样可以帮助他们比较客观地认识自己的能力和别人的特征。治疗还包括深入了解这种态度如何影响社交关系，如何影响与他人交朋友和维系友谊的能力，以及学习承认犯错的价值，学习不要因为别人无法符合他们的高期待标准而感到愤怒等。

如果阿斯伯格综合征个体对阿斯伯格综合征诊断的反应是希望通过一些事先设定的脚本和选定的角色，通过扮演普通人而得到社会的接纳，尽管这能隐藏他们社交能力的问题，但却无法呈现出真实的自我，或了解自己的真实面目。他们表现出来的人格特征，可能取决于某个特殊情况下自己所选定的角色，以及某个特殊情境中成功人物的表现。有个阿斯伯格综合征人士是位退休的专业演员，他告诉我："我一直到成人阶段才发展出自我认同。"从儿童时期到成人早期，除了在剧中所扮演的角色之外，他都搞不清自己到底是谁。心理治疗可以帮他们实现自我认同、自我意识和自我接纳。

促进自我认同的治疗活动

自我认同的第一个阶段是理解阿斯伯格综合征的自然特征，以及在能力分析和人格方面的相关表现。第二个阶段是通过完成半投射性句子的活动，比如，"我是……；我有时……"，"当……，我感到……"之类的句子，让心理治疗师更多了解他们的自我表征。我发现，他们在描述自我认同时，常包括与身体和社会能力有关的自信心低落的信息，但他们对自己的智力水平则有较高的评价。

如果要求阿斯伯格综合征儿童和成人描述自己，他们常会通过自己喜欢做的事情或收集的东西界定自己的人格特征，而较少提到家人和朋友形成的社会网络（Lee and Hobson 1998）。有一次，我请阿斯伯格综合征青少年丹尼（Danny）描述自己的人格特征，以及他所认识的人的特征，他回答："我不知道人格特征是什么意思。"

与阿斯伯格综合征儿童谈到他们的特殊兴趣时，通常听者都会惊讶于他们所拥有的渊博知识，以及他们为特殊兴趣所建立的归类和分类系统，但也对他们不能自然地把周围人群按照特征或人格分类而感到意外。阿斯伯格综合征儿童和成人有能力按逻辑将物品和事实分门别类，却无法将普通人分类。这个问题可能根源于他们没有发展出成熟的性格特征。普通儿童很小的时候就会将周围人简单地分成好人和坏人两大类，并随着年纪的增长开始接受一个人可能同时具有几个不同的特征。普通儿童会以这样的方式形容老师："她是一位很和蔼的老师，不过某些时候会变得刻薄。"一个人可以具有一种以上的人格属性。普通儿童也会开始了解同伴中哪些是好孩子，哪些是坏孩子，哪些值得接近，哪些应当远离。他们开始学习和不同人在一起时，必须依据他人的个性调整自己的行为。当普通儿童慢慢长大以后，会学到更多的词汇描述不同的人格特征，并且扩展自己的人格概念。最后，他们发展出来的友谊概念，不是根据两个人的接近程度、所拥有的物品或身体能力，而是根据人格特征，如有趣、关心别人和值得信任。这些儿童已经足够成熟，不用外显的特征描述他人，而是更倾向于欣赏他人内心的东西，并有能力将此描述出来。

自我认同的第三个阶段是发展更多词汇，以及了解个性和人格特征。这可以帮助阿斯伯格综合征个体理解别人的人格特征，从而最终理解自己的个性和人格特征。我会要求阿斯伯格综合征儿童选择一位自己熟悉的人，找出可以代表这个人的某种动物，比如，用忙碌的海狸代表妈妈，用捕食的老虎或鲨鱼代表喜欢捉弄他的孩子等。当我问他们什么动物代表我呢，通常得到的答案是狗，因为我见到他们的时候显得很开心，而且愿意无条件接纳他们！如果问哪些动物可以代表他们自己，答案相当多，比如，一只胆小的老鼠，一只聪明的老鹰等。这个活动可以用来确定应当避开哪些特征，比如被认定为危险的动物，或帮助了解信任和表里不一的概念——比如，一只披着羊皮的狼，以及哪些动物或个性与他们自己的特征表象相一致。在这种特征化的活动中，还可以使用汽车、建筑物、房间或家具代表特定的人物，如用图书馆代表老师，或用臭烘烘的厕所代表讨厌的人。我发现给阿斯伯格综合征个体提供心理治疗或教学时，幽默感是非常重要的组成部分。

此外，也可以利用儿童的特殊兴趣发展他们识别个性的能力。有位阿斯伯格综合征儿童的特殊兴趣是俄国军用战机。当我问他："如果你妈妈是一架俄国战机，你觉得她会是哪一种机型？"他回答应当是一架老旧笨重的伊尔运输机，因为她走路很慢，而且总是拎着装得满满的购物袋。我再问他自己又是哪种机型，他回答应当是最新型的米格战斗机，速度非常快。他描述的个性非常符合自己的情况，因为他的确还存在注意力缺陷多动障碍。

由罗杰·哈格里夫斯（Roger Hargreaves）编著的《先生们和小妞们》（*Mr. Men and Little Miss*）系列是一套非常受欢迎的儿童书籍，书中刻画了脾气暴躁先生、笨先生、爱管闲事先生、助人为乐小姐和古怪的雀斑小姐等形象，可以用来提高幼儿的字词能力，以及增加对人格特征的概念性认识。心理治疗师可以问孩子，是否认识什么人很像书中的某个人物，比如，学校的校长可能像爱管闲事先生（最好不要当面告诉校长这点）。心理治疗师也可以创造新的阿斯伯格综合征先生或阿斯伯格综合征小姐，用来介绍阿斯伯格综合征的特征，以及故事里的其他人物如何与这个阿斯伯格综合征人物交流互动。我们还可以延伸故事情节，同孩子一起编出一个想象故事，让这个孩子因为具有阿斯伯格综合征特征而成为英雄。目前的确有这样的儿童故事，里面有具有阿斯伯格综合征特征的人物和英雄。

阿斯伯格综合征青少年还可以利用电脑游戏，探讨不同的人物类型，并且依照他们的人格和能力塑造出新的人物，比如《模拟人生》（The Sims）。我们还可以录下一些戏剧节目并反复播放，以提高他们对人物性格描述的认识，并有机会探索扮演其他人物的经验，观察别人是如何演出他们的角色。通过这些学习，他们就比较能够认识自己，就像普通人认识他们自己一样。

利亚纳·霍利迪·维利曾对我描述过，她十几岁到二十几岁的时候如何不懂怎样分辨坏人，以致常使自己置身于不利的处境。她知道她的那些朋友们都非常擅长鉴别个性，因此，每当她新交往一个可能成为朋友的人时，就会请她的朋友帮忙鉴定，给她建议这个人是否适合继续来往。

心理治疗可以帮助培养更开阔的视野，这种视野在创造社交机会、决定是否与别人建立友谊或亲密关系时非常有价值。其价值在于界定某人的特征，并确定与这种类型的人格相配或互补的类型。这就像两片拼图，某个人的拼图形状（指特性或能力表现）很特殊，如果能充分了解这个人的特征或人格，就能帮他找到另一片相称的形状（指一个具有互补特征的人）并与之连接，两个人就能自然成为朋友，甚至是终身伴侣。

成人也可以通过阅读其他阿斯伯格综合征人士的自传，在与自己相类似的经验和情感中获得认同。在长期的心理治疗方案中，可以请来访者写下自传，与心理治疗师一起检视过去发生的事件，在对阿斯伯格综合征的理解以及对他人想法和意图的了解的基础上，产生新的认识。

最近一项针对阿斯伯格综合征成人的气质和性格的研究发现，他们大都具有焦虑症和强迫症的人格特征，同时又比较被动、依赖，容易发脾气

（Soderstrom, Rastam and Gillberg 2002）。该研究也发现阿斯伯格综合征个性倾向于不成熟，在自我指导 (self-directedness) 方面存在问题，如具有外在控制观（externalised locus of control）——认为一个人的情感，不是因为个人因素造成的，而是来自他人的行动和意图的影响，比如高兴和不舒服。

乔治·凯利（George Kelly）在 20 世纪 50 年代首创的个人建构理论，具有科学而且合乎逻辑的理论框架，是一种非常适合有阿斯伯格综合征倾向的人的实用治疗方法（Hare, Jones and Paine 1999）。个体建构心理学（Personal Construct Psychology, PCP）的原则是"个人能发展自己独特的现实模式"（Fransella 2005），这种模式非常适合阿斯伯格综合征个体。个体建构心理学使用表格收集个人信息，运用测量系统和数学公式，使呈现自我特征时更具视觉化，简洁明了。这种方式使个人可以分析自己的世界，更好地与他人建立连接，改变自我认知和个人特征。

建构的过程需要一个包括要素和结构 (constructs) 的简明信息表。这里的要素是指人，来访者在一些空白的卡片上写下他生命中重要的人物名字，一张卡片只写一个名字，然后在另外两张卡片写上："我想要成为什么样的人"以及"我现在是怎样的人"。利用这些要素辨认人与人之间相似与相异的结构或维度。再让他们随机挑出两三张卡片，然后问这些人的相似度和相异点。答案中描述该结构两个极端情况的词汇可以引发讨论，如"有帮助"和"没有帮助"。将该结构的两个极端情况写在一张大纸的下边，然后把所有的卡片都交给来访者，问他"谁是最……的人？"请他分别在结构的两端按照顺序排列卡片，并由临床医生记录结果。接着重新打散卡片，请他再挑出两三张，确定另一个构架，重复刚才的程序，直到找到好几个（或足够的）构架为止。不同要素和结构的安排以及它们之间的关联性，可以通过直观判断或电脑软件分析。我个人认为，认知行为疗法（请参见第六章）和个体建构心理学是最适合阿斯伯格综合征儿童和成人的心理治疗方案。

我注意到阿斯伯格综合征成人的建构机制大都不成熟，有一些结构在他们之中频繁出现，如智力，这对他们来说具有极高的个人价值，被称为"笨蛋"将是一个非常伤人的耻辱，因为阿斯伯格综合征个体钦佩有高智商的人。他们也可能会产生智力上的优越感，并成为其人格的一部分。这些发现对我非常有价值，也因此改变了我赞美阿斯伯格综合征儿童的方式。对于普通儿童来说，告诉他做了让别人开心或骄傲的事情，就是一种强有力的奖励或原动力，但阿斯伯格综合征儿童缺乏这种取悦别人的利他愿望，所以我通常会根据他们对自己智力的虚荣心，赞美他们有多么聪明，而不是告诉他们，我对他们的表现有多开心。

心理治疗（或完整人生）有两个最终目的：了解自己和接受自己。有些阿斯伯格综合征儿童或成人似乎不必接受正式治疗，就能达到这两个目标。12 岁的阿斯伯格综合征男孩沃里克（Warwick）在写给我的电子邮件中提道："我希望能看到，其他人愿意接受我们这些孤独症谱系孩子的有趣风格。我总是要花太多时间观察你们是怎么做的，这让我经常感到疲惫、紧张和愤怒。有时我就是想做我自己，我很高兴成为我自己。"有位成人告诉我："我不再希望自己能恢复正常。我接受自己的阿斯伯格综合征特征，我希望能分享做自己的快乐感觉。"丽贝卡（Rebecca）写了一封电子邮件给我：

> 我就是被你们称为社会怪物里的一个。我是一个被人看作不可饶恕的人。我曾被视为一个外星人，一个怪物；或者，被你们这一代叫作书呆子、怪人、傻瓜、笨蛋之类的。不过，我有阿斯伯格综合征，在我这辈子所有被叫过的称呼中，我最喜欢的是阿斯伯格综合征，因为这表示我身处一个优秀的群体中。

利亚纳·霍利迪·维利的父亲曾说："如果阿斯伯格综合征人士有一个好的新闻经纪人，我们就能掌控一切媒体，而不是由那些神经发育正常的人们在控制世界。"（来自私下交流）

唐娜·威廉姆斯在自传中提道："世人皆'正常'，唯我'不正常'。"（Williams 1998, p.54）那些具有阿斯伯格综合征生活经验而且已经接纳自我的人能为阿斯伯格综合征提供最好的心理治疗。年轻的阿斯伯格综合征女士妮塔·杰克逊给其他的阿斯伯格综合征人士提出如下建议：

> 你必须接受真正的你自己——不管这有多困难。否认自己，只会妨碍你的一切。承认自己的特征，研究它，并记住任何因为你的特殊而对你不友好的人根本不值得你在意。我知道知易行难——我自己也不能完全做到这点。不过，接纳自己是个人成功的关键……而最重要的是，要对自己诚实，因为归根结底，你只能依靠自己。（N. Jackson 2002, pp. 16-17）

本章重点及策略

- 传统的心理分析式心理治疗对阿斯伯格综合征儿童或成人成效甚微。
- 阿斯伯格综合征的成因并不是母亲无法爱孩子，或无法与孩子建立心灵相通的关系。
- 阿斯伯格综合征儿童在接受投射测验时提供的答案可能是真实的资料，而不是自我的内心投射。
- 对阿斯伯格综合征儿童和成人来说，接受心理治疗确实有益，但前提是心理治疗师必须完全了解他们的特征，特别是了解他们的理解、沟通和感受的能力，并根据他们的生活经验，了解借由自我形象、自信心和自我接纳所呈现的自我概念。
- 心理治疗师需要了解有关阿斯伯格综合征最新的认知心理学研究，特别是有关心理理论、执行功能和弱中央统合能力的研究，同时必须阅读阿斯伯格综合征人士自传中提到的经验，对传统的心理治疗模式进行适当调整。
- 使用电脑交谈或电子邮件方式，或利用连环漫画对话方式画出事件，能让阿斯伯格综合征人士比较轻松地进行治疗对话，更能洞察自己的内在想法。
- 在对阿斯伯格综合征的治疗中，心理治疗师不能像对其他来访者那样大量使用移情，相反，他可以扮演导师，认同并指导阿斯伯格综合征个体，帮助他们更好地表达自己的观点和意图。
- 长期的心理治疗可以帮助阿斯伯格综合征个体理解自己生命中的重要事件，学习如何应对这个不太了解阿斯伯格综合征个体的观点和意图的社会。
- 心理治疗可以帮助阿斯伯格综合征儿童和成人发展出一个合乎现实的自我认识，更清楚自己的优点，而不是过分强调缺点。

    1. 自我认同的第一个阶段，是让阿斯伯格综合征人士理解阿斯伯格综合征的自然特征，以及与其个人能力和人格方面相关的特征。

    2. 自我认同的第二个阶段是通过半投射型的句子完成活动，让心理治疗师能进一步了解他们的自我表征。

    3. 自我认同的第三个阶段是发展更多词汇，以及了解个性和人格特征。

- 乔治·凯利在20世纪50年代首创的个人建构理论具有科学而且合乎逻辑的理论构架，是一个非常适合有阿斯伯格综合征倾向人群的实用治疗方案。
- 心理治疗（或完整人生）有两个最终目的：了解自己和接受自己。有些阿斯伯格综合征人士似乎不需要接受正式的心理治疗也能达到这两个目标。

第十五章　常见问题解答

最后一章里，我将试图回答前面各章中所没有提到的，但却是父母、专业人员和阿斯伯格综合征人士经常提出的一些问题。通过二十多年来对阿斯伯格综合征特殊特征的研究，医护人员和学者们已经积累了一定的知识基础，可以为我们给出当前的答案。这其中最常问到的问题，尤其是阿斯伯格综合征个体刚被确诊时的最大疑问就是：阿斯伯格综合征的产生原因是什么？

阿斯伯格综合征的产生原因是什么？

首先，我们明确知道，阿斯伯格综合征的产生不是因为不适当的抚养方式或儿童时期的心理或生理创伤。不过，通常父母还是会认为，孩子的行为和能力的表现或多或少与儿童的个性缺陷和父母抚养技巧有关：也许是因为没有给予孩子足够的爱，或因为某些创伤经历，比如目睹一桩意外事件，或从树上摔下来。其实，父母大可不必背负起这种负罪感。根据大量研究成果，我们已经清楚地知道阿斯伯格综合征是源自大脑内部特定结构和系统的功能丧失，简单地说，就是他们的大脑线路链接方式与众不同，但这不一定是大脑缺陷，更不是因为父母在儿童成长过程中做了什么，或没有做某些事情而引起的。

我们现在已经可以通过对普通人的脑影像研究确认，是大脑某些结构和系统的联合运作形成了"社会脑"，并可以检查与阿斯伯格综合征个体有所不同的任何一种结构功能。大脑影像技术和神经心理测验的研究已经可以证实，阿斯伯格综合征的产生和"社会脑"的功能缺失有关，其中包括大脑额叶的内侧前额叶和眶额叶区、颞上沟、下颞叶皮质基底、颞叶的颞极部分。此外还有证据显示，阿斯伯格综合征个体杏仁核、基底神经节和小脑也出现功能缺失（Frith 2004; Gowen and Miall 2005; Toal, Murphy and Murphy 2005）。也有研究指出，这些部位之间的链接非常薄弱（Welchew et al. 2005）。此外有证据表明，阿斯伯格综合征个体的右半球皮质功能不全（Gunter et al. 2002），多巴胺系统异常

（Nieminen-von Wendt et al. 2004）。神经学对阿斯伯格综合征个体大脑功能的研究结果和心理学对其在社会推理、同理心、交流和认知能力表现特征的调查结果相一致，因此，我们现在已经明确知道，阿斯伯格综合征个体的哪些大脑结构的运作方式或"线路"与众不同。

不过，为什么这些大脑区域的发展与众不同？可能对大多数阿斯伯格综合征个体来说，遗传因素是一个解释。汉斯·阿斯伯格医生最先注意到，阿斯伯格综合征儿童的父母（特别是父亲）也有阿斯伯格综合征的影子，因此，提出这个病症可能是遗传性的。后续的研究也证实，某些家族成员中也具有惊人的相似特征。有研究指出，如果采用比较严格的阿斯伯格综合征诊断标准，在阿斯伯格综合征儿童的父母当中，大约有 20% 的父亲和 5% 的母亲也有阿斯伯格综合征（Volkmar et al. 1998）。虽然他们从来没有接受过正式的诊断，但父母中非阿斯伯格综合征的一方对这样的发现并不感到惊讶。如果采用比较宽松的诊断标准，那么，阿斯伯格综合征儿童的第一直系亲属中有 50% 具有类似特征（Bailey et al. 1998; Volkmar et al. 1998）。如果考虑到直系或嫡系亲属关系，就有超过三分之二的家族成员中有人具有类似的特征（Cederlund and Gillberg 2004）。所以，基因的确存在相关因素。

在第一章，我曾经用完成一百块拼图比喻阿斯伯格综合征的诊断评估过程。部分阿斯伯格综合征特征对当事人的生活品质确有不良影响，而某些特征可能还有有益的影响。如果家族成员中某些人具有比普通人更多的阿斯伯格综合征特征，这种经由遗传而来的积极特征，可能有助于阿斯伯格综合征个体在工作上获得成功，比如，在工程、会计和艺术领域内有所发展。我们知道，在阿斯伯格综合征儿童的父母或祖父母当中，工程师的比例高于平均值（Baron-Cohen et al. 2001b）。这些人的后代出现阿斯伯格综合征特征的可能性更高，甚至足以作出阿斯伯格综合征的诊断。这些阿斯伯格综合征儿童的兄弟姐妹或许也很想知道，自己的子女中阿斯伯格综合征的发生率有多高。目前我们还无法确定易感基因的精确传递方式，不过，相信在不久的将来，就能更明确地了解特定基因如何在家族中传递。

阿斯伯格综合征儿童的母亲常会问一个问题：不顺利的怀孕或生产过程是否会造成阿斯伯格综合征特征，或至少是影响这个病症表现程度的一个因素。洛娜·温（Wing 1981）的文章首先使用了"阿斯伯格综合征"这个诊断名称，她发现，在自己的个案中，有一些儿童在产前、产中或产后过程中的确出现了足以造成脑部功能缺失的条件。她最初的观察也在后来的一些研究中得以证实。研究发现，31% 的阿斯伯格综合征儿童母亲曾出现孕期并发症，60% 的儿童在生产过程中出现生产问题或生产并发症（Cederlund and Gillberg 2004）。不过，目前尚未发现某种怀孕或生产期间的单一并发症，与后来发展出阿斯伯格综合征特征存在关联。我们还不知道，如果一个胚胎已经存在发育缺陷，是否会因为如难产之类的产科问题，而提高病症表现的程度。

的确有证据显示，出生时过小或高龄产妇的婴儿有较高的阿斯伯格综合征发生率（Cederlund and Gillberg 2004; Ghaziuddin, Shakal and Tsai 1995）。早产（36 周以下）或晚产（42 周以上）的孩子，出现阿斯伯格综合征的比例也较高（Cederlund and Gillberg 2004）。在怀孕期间和生产阶段，一些影响到脑部发育的因素也同样会影响社会脑的发展，以致造成阿斯伯格综合征。

最近有研究指出，至少四分之一的阿斯伯格综合征儿童在出生后的头几个月大脑和头围的成长速度比预期要快。这些儿童患有大头症①，即头部和大脑过大（Cederlund and Gillberg 2004; Gillberg and de Souza 2002; Palmen et al. 2005）。我们可以将大头症的阿斯伯格综合征儿童分成两类：一种是出生时头部就很大，一种是出生后婴儿早期头部快速成长变大。一开始的快速成长速度会慢慢变缓，到了儿童后期，普通儿童就能赶上他们的速度；在 5 岁左右，头围的差异就不再明显。目前，还缺乏满意的证据解释这个现象，但阿斯伯格综合征以及孤独症幼儿确实有大脑增大的现象，而且有初步资料显示，增大的是额叶、颞叶和顶叶，而不是枕叶部分（Carper et al. 2002），同时，脑灰质也会增加（Palmen et al. 2005）。所以，有一个快速成长而且相对过大的大脑，哪怕只有一部分，并不见得是件好事。

我们已经确认，阿斯伯格综合征是孤独症谱系障碍中的一支，病原学中有关孤独症成因的研究结果也可以为解释阿斯伯格综合征的成因提供参考。未来的研究可以进一步确认孕期或婴儿早期的感染、影响大脑发育的先天性代谢问题（如对某些食物的消化产生毒素），以及其他影响大脑发育的生物因素，是否也和阿斯伯格综合征的发生有关。

---

① 注：大头症（macrocephalus）患者有大得不同寻常的头围和大脑。

目前，我们还无法明确指出阿斯伯格综合征产生的特定成因，但至少找到了一些可能的原因，父母也可以放心，不合适的抚养技巧绝对不是真正的原因。

应当向儿童说明诊断结果吗？

答案明显是：需要。临床经验显示，尽快解释诊断结果是非常重要的，而且最好是在儿童发展出不适当的补偿反应之前就进行。这样，他们才更可能实现自我接纳，不需要继续和其他儿童做不公平的比较，也不太容易出现焦虑障碍、抑郁症或行为规范障碍。儿童也可以具有充足的知识参与设计治疗方案，了解自己的优缺点，以及知道自己为何需要定期去看专业人员，而兄弟姐妹和同伴却不需要。儿童会大大松一口气，知道自己并不是奇怪的孩子，只是大脑线路和常人不同而已。

何时以及如何解释诊断结果？

应当向几岁的儿童解释诊断结果？通常8岁以前的儿童不会察觉自己和同伴有什么不同，也不太能理解如"阿斯伯格综合征""发育障碍"这样复杂的概念。因此，向年幼的儿童解释诊断结果，必须符合儿童年龄的理解程度，提供的资料也要从儿童的角度出发。应当强调参与治疗方案的好处是交朋友，享受和其他儿童一起玩，同时也帮助他学习并在学校获得好成绩。我们可以通过和儿童讨论以及安排一些活动解释个体差异的概念，比如，班上有些同学很容易就学会了阅读，但是有些同学就觉得比较难。医护人员或父母可以解释，还有一种阅读是"阅读"他人和社会情境。现在已经有方法可以帮助这种特殊阅读障碍的儿童。目前，向儿童解释诊断结果和含义的人更多是父母，而不是专业人员。有一些书籍可以帮助理解诊断。父母也可以鼓励儿童阅读把阿斯伯格综合征个体描写为英雄的故事书，帮助他们了解阿斯伯格综合征的特征，特别是凯茜·霍佩曼撰写的一系列优秀少儿探险故事，会让阿斯伯格综合征儿童和青少年非常入迷，他们也能从英雄的故事里了解类似经历和能力。

·特征认知活动

我开发了一套名为特征认知活动（Attributes Activity）的方案，可以向 8 岁以上的儿童及其家人（包括兄弟姐妹和祖父母）解释诊断结果。我会安排一次家庭成员聚会，其中包括刚被诊断为阿斯伯格综合征的儿童或青少年。我们需要在墙上贴一张大白纸，或者使用白板和彩笔。然后可以把白纸分成两栏，一栏写特征，另一栏写困难。通常我会建议先来讨论儿童的父母，列出他们所有的特征和困难，包括实际能力、知识、个性和激情等。接下来要目标对象说出自己的意见，医护人员把这些内容都记录下来之后，其他家庭成员可以加入讨论。我相信这是一个积极的活动，大家对不同的属性加以评论，确保特征多于困难。然后用同样的流程讨论另一个家人，阿斯伯格综合征儿童或青少年可以先观察和参与，以便知道轮到自己的时候应当做什么。

有时，这些孩子可能不愿意参加，或是想不出太多自己的特征或属性，这时家人或医护人员可以给一些建议，不过在提到困难时应当非常谨慎，避免当事人受到伤害，表 15.1 是一名阿斯伯格综合征儿童的特征认知活动范例。

医护人员需要针对阿斯伯格综合征儿童提出的每一个特征和困难发表意见，并告诉他们科学家们常常试图寻找一些模式。如果他们找到一个统一的模式，就会给它一个名字，像汉斯·阿斯伯格医生六十多年前在维也纳诊所看到许多具有类似特征的孩子后发表了一篇文章描述这些临床特征，这就是日后我们所熟知的"阿斯伯格综合征"。

我常对儿童说："祝贺你有阿斯伯格综合征！"这说明他不是疯子，也不是坏孩子或有缺点，只不过思考方式和一般人不一样而已。接下来，我们可以继续探讨儿童的某些天分或特长其实都源自阿斯伯格综合征，无论是他丰富的火花塞知识、写实绘画的能力，还是观察入微的本领以及数学天分等。这都是为了说明阿斯伯格综合征的好处。特征认知活动也可以直接由年幼儿童的父母执行，不一定需要专业人员在场。不过，我发现，阿斯伯格综合征青少年比较能接受医护人员而不是他们的父母对特征的说明。

表15.1　一名阿斯伯格综合征儿童的特征认知活动范例

特征	困难
诚实	承认错误
决断	交朋友
昆虫和泰坦尼克号专家	接受别人的意见
能听到别人听不到的声音	处理愤怒情绪
和善	书写能力
直率	知道别人在想什么
独行（且乐在其中）	避免被捉弄
完美主义者	表现出其他家庭成员所期待的爱意行为
一个可靠的朋友	应对突发的噪声
擅长绘画	清晰表达自己的想法
观察别人看不到的细节	
擅长记忆别人记不住的事情	
具有独特的幽默感	
数学知识丰富	
深受大人喜爱	

　　特征认知活动的下一步是继续讨论困难，以及哪些策略可以在家里和学校提升特定能力，包括提高社会理解力的方案，有助于情绪管理的认知行为治疗和药物治疗，以及改善交友能力的意见和策略。最后，医护人员要总结阿斯伯格综合征所产生的特征和困难，并举例说明某些在科学、信息技术、政治和艺术领域有杰出表现的成功人士，正是得益于阿斯伯格综合征的特征而得以展现其特殊的才华（Fitzgerald 2005; James 2006; Ledgin 2002; Paradiz 2002）。

　　汉斯·阿斯伯格医生提道：

　　　　那些在科学和艺术领域有成就的人，好像必须具有一些孤独症的特点。要想获得成功，必须具有逃避日常生活和琐碎事物的能力，还需要有创意，从另一个角度思考，并且能以一种崭新的方式呈现出来，最终把这些能力导向一种专门领域，从而获得非凡的成绩。（Asperger 1979, p.49）

　　阿斯伯格综合征女性天宝·格兰丁是位颇有成就的工程师、作家和学者。她曾说过："如果这个世界当初完全交给你们这些社会精英们的话，现在我们一定还在洞穴里交谈。"（来自私下交流）

特征认知活动也可以用在阿斯伯格综合征成人和家人或伴侣身上。与一方是阿斯伯格综合征个体的一对伴侣进行特征认知活动时，我会要求非阿斯伯格综合征的一方说明她/他对另一方的爱，以及第一次见面时对方吸引她/他的特点。我注意到，他/她们提到的阿斯伯格综合征个体特征包括：外表的吸引力（沉默的英俊陌生人）、忠诚、令人印象深刻的聪明才智，以及有创意的想法、具有女性特质、接触过程具有挑战性、交往期间非常殷勤。不过，就像其他所有的关系一样，随着时间的推移，某些特征越来越明显，某些特征则慢慢消失，但他们的伴侣关系的有些特征的确与阿斯伯格综合征有关。

向阿斯伯格综合征青少年或成人解释阿斯伯格综合征相关的能力发展表现时，我会以森林中的树木竞争空间的过程来做比喻。森林中的自然竞争可以比作大脑的发育，植物和树苗的出现与竞争过程则代表大脑不同功能的发展。如果某株树苗长得很快，遮住了旁边的植物，使它们得不到阳光和养分，就成功遏制了竞争植物的成长，这棵占据优势的树苗很快长成了大树。如果代表社会推理能力的树苗无法快速成长而且占有优势地位，那么，其他树苗（或能力）就会变得比较强壮。这些其他植物代表机械推理能力、音乐、艺术、数学和科学、感觉经验的知觉能力。通过这种比喻，阿斯伯格综合征个体就能了解自己的天赋和困难的生理来源，以及如何从阿斯伯格综合征病理的角度解释。

特征认知活动的最后一个步骤是由医护人员说明自己对阿斯伯格综合征的某些看法。阿斯伯格综合征个体对事物常有与众不同的优先选择顺序，对世界的看法和思考方式也各不相同。他们的大脑线路与众不同，这不是生病。他们优先选择追求知识、完美、真理、了解物理世界，而不是选择认识情感和人际关系。这些特征可以塑造出有价值的天赋，但也造成他们在社交世界的困难，影响了自信心的发展。医护人员如何解释诊断，会影响阿斯伯格综合征个体对诊断的看法。

我通常把对阿斯伯格综合征特征特质的说明和对阿斯伯格综合征个体的描述内容录下来，并把录音交给家人带回去反复听。同时，我会在诊断报告里回忆要点，记录阿斯伯格综合征个体的特征和困难，或写在给儿童的社交故事里。此外，专业人士和父母也可以给儿童写信列出阿斯伯格综合征的自然特征，阿斯伯格综合征个体的优缺点，以及其他适合儿童理解的资料（Yoshida et al. 2005）。

在解释诊断结果时，我使用"阿斯伯格综合征"（Asperger's Syndrome），而不是"阿斯伯格障碍"（Asperger's Disorder），因为儿童可能搞不清楚障碍这个概念。比如，在托马斯（Thomas）妈妈写的自传当中，出现了如下场景：

> 11岁的儿子托马斯单独坐在车子后座，正在阅读一本介绍阿斯伯格综合征的书，他问我："妈妈，在这本书里，他们谈到阿斯伯格障碍，为什么他们说阿斯伯格综合征是一种障碍？"
>
> 我答道："我也不太清楚，不过这是一个很好的问题。"
>
> 他继续说："我要写信给这本书的作者，告诉她用错名词了。事实上，我不是一个无序的人（disorder，译注：字面意义是无序），我是一个绝对有秩序的人（in-order）。"
>
> 我回答说："这是一个很不错的想法。"（Barber 2006, p.3）

向阿斯伯格综合征儿童或成人解释诊断之后，还必须和他们讨论需要让哪些人知道诊断结果。儿童可能关心同学们知道后会有什么反应，以及可能的负面结果。成人则想知道，告诉朋友、将来的雇主和同事，是否是明智的做法。医护人员可以帮助他们分析，一起讨论是否应当披露信息，某些人知道之后的可能影响，以及应当向其他人披露多少信息等。

是否告诉同伴诊断结果，应当尊重儿童本人的意见。如果他们希望其他孩子知道，那么，我们应当决定向多少人透露消息，由谁如何公布，以及公布的时候阿斯伯格综合征儿童是否需要在场等。卡罗尔·格雷开发了一套名为"第六感觉"的方案，向小学生介绍阿斯伯格综合征（Gray 2002b）。根据学习五种感觉的方法，她设计了一系列的教室活动，用来学习第六种感觉，即察觉社会性线索的能力。班上的同学发现，如果无法了解社会性线索和别人的想法及感受——亦即丧失第六感觉，会发生什么情况，同时思考自己如何帮助别人建立第六种感觉或可能的补偿方法。现在也有一些出版物帮助阿斯伯格综合征儿童的同龄人和兄弟姐妹了解阿斯伯格综合征。

一个刚被诊断的成人也需要分析应当把这个诊断告诉哪些人，以及如何向家人、社会关系网和同事说明诊断结果。有些成人的个性保守，对于披露诊断结果非常谨慎，只愿意把这件事告诉精心挑选的少数人。不过也有一些人个性开放，不在乎自己的诊断被公开。利亚纳·霍利迪·维利会选择在聚会场所公开信息，也有一些人穿上特别印有"我是阿斯伯格综合征，我很骄傲"或"阿斯伯格综合征——一种不同的思维方式"字样的 T 恤，通过这种方式公开自己的诊断。

阿斯伯格综合征个体是否容易涉嫌犯罪？

目前，有正式发表的对犯有严重刑事罪行的阿斯伯格综合征成人个案研究（Baron-Cohen 1988; Barry Walsh and Mullen 2004; Cooper, Mohamed and Collacott 1993; Everall and Le Couteur 1990; Howlin 2004; Mawson, Grounds and Tantam 1985; Murrie et al. 2002）。流行的大众媒体也在报道一些引人注目的犯罪事件时，会提到罪犯是阿斯伯格综合征，这不免令人联想阿斯伯格综合征个体是否比较容易犯下严重的罪行。不过，研究数据清楚表明，阿斯伯格综合征成人的犯罪率与普通人没有分别，而且出现暴力犯罪的比例也相当低（Ghaziuddin, Tsai and Ghaziuddin 1991; Isager et al. 2005）。有阿斯伯格综合征并不意味着倾向于参与犯罪活动，或犯下严重罪行。

绝大部分的阿斯伯格综合征个体都是奉公守法的好公民，是非善恶的标准非常鲜明。对于那些触犯法律的，他们犯下几类罪行，会和阿斯伯格综合征特征相关。

虽然阿斯伯格综合征儿童或青少年不太会犯罪，但一些儿童和青少年会因为行为问题而被学校暂时停学，或受到警方警告。

在第四章嘲弄和欺凌部分曾提到，阿斯伯格综合征儿童会因为报复行为而违反校规或法律。多年之后，这些儿童（有时是成人）仍会回想起过去遭受的冷落和不公平待遇，然后有可能采取非法手段解决问题，实施复仇计划（Tantam 2000a）。由于社会性天真和不成熟，阿斯伯格综合征青少年容易陷入同伴设计的圈套，被诱骗犯罪。成人也很容易在盛怒之下作出冲动的举动，或说出不该说的话，从而遭到刑事指控。阿斯伯格综合征儿童或青少年很可能就此背上莫须有的不公平的恶名。

怀有恶意的一小群

最初被汉斯·阿斯伯格医生诊断为孤独症人格特征的儿童，被转来诊所的理由通常是行为问题，这在现在的诊断标准中被称为"行为规范障碍"（Hippler and Klicpera 2004）。在这些患者当中，他发现有极少数儿童的确心怀恶意，故意做坏事，而且满意自己的独特表现。他用"有孤独症犯罪意图"形容这些儿童（Asperger［1944］1991, p.77）。

根据我的临床经验，阿斯伯格综合征儿童和青少年出现故意恶意行为通常是以下几个因素造成的。如果阿斯伯格综合征儿童因缺乏社交能力而感觉不被接纳，被同伴排挤，甚至因为学习困难或智能超强而受到更严重的排挤，为在社交场合中获得控制力和权力，他们可能采取恐吓方式。这样的儿童会成为班级"小霸王"，经常使用暴力威胁（常见于男性）或情绪恐吓方式（常见于女性）获得对同学和家人的权威操控。从我的经验来看，这种行为通常不是模仿自父母，事实上，他们的父母往往是非常温和的人，容易顺从于威胁，也会屈服于孩子的专横和自我中心的要求，因此，不自觉地强化了孩子的某些行为。我认识几位阿斯伯格综合征青少年具有"小霸王"的个性，他们经常对父母进行恶意的身体攻击，严重到父母不得不报警，以免暴力行为升级。

有些阿斯伯格综合征青少年意识到他们很难发展出同理心，无法了解别人的情感，因此，发展出一种特殊兴趣，喜欢制造"心理实验"的场景预测他人的情感反应。他们设计的实验方式可能会让对方非常不舒服，比如，某位青少年以一种很肯定的口气告诉姑姑，她心爱的宠物刚被门口开过的汽车压死。这种做实验的举动往往不怀好意，想要探测并欣赏别人难过或害怕的情绪反应。通常，他们的实验对象不太可能是因为做过什么事而招来阿斯伯格综合征个体的报复，唯一可能的原因是这位实验对象是一个快乐温和的人，而且他所擅长的领域正是阿斯伯格综合征个体不懂的地方。这种病态的好奇心或想要让别人和自己一样痛苦的心态，是否会引起家人的高度关注，或引来警察的重视，主要是看他到底挑选谁作为实验对象。目前，我们还不太了解如何改变这群心怀犯罪意图的阿斯伯格综合征青少年和成人的行为和思考方式。监狱对这些人不太可能有威慑效果，我们希望通过长期的心理治疗了解他们的内在思维和自我形象，重新调整他们的行为和人际技巧。

犯罪类型

据我所知，阿斯伯格综合征个体的犯罪类型既有在公共场合出现危害行为，也有严重的凶杀案件。公共场合的危害行为通常源于阿斯伯格综合征个体在与别人的争论中感到不公平而觉得无法取得协议时，最后以对抗和犯法的行为收场。强烈的道德感导致他们容易与心目中不道德的人形成对立和争执，起因也许只是那人穿着挑衅字眼的服装，比如，支持某个特定亚文化风格的服装。当警察接到控告阿斯伯格综合征个体的案件时，必须考虑是否要提起诉讼。

另一个常被起诉的原因是渴求能获得和特殊兴趣相关的物品，因此，会导致偷钱购买新的收藏品，或直接偷取与特殊兴趣有关的物品。他们偷的东西可能很不寻常，如少见的灯柱或拖车，这些东西对他们既没有实际使用意义，也不能卖掉赚钱。这个嫌犯往往很快就被确认，警察也很容易发现犯罪证据。特殊兴趣带来的强迫症常常会让某些一向诚实的阿斯伯格综合征成人触犯法律。

我们也知道，阿斯伯格综合征个体在性表达和性体验方面的问题容易使他们被指控性犯罪。他们被指控的理由常常是出现了不适当的性举动，而不是因为性虐待或性暴力行为（Ray, Marks and Bray-Garretson 2004）。他们往往无法分辨善意和爱慕的不同，容易将一个友善的举动误认为浪漫和性吸引的行为，从而陷入爱河。由于心理理论能力的问题，以及无法解读社会线索，阿斯伯格综合征个体可能会假定对方也和他处在同样的迷恋程度，看不到对方拒绝和烦恼的信号，以致因为跟踪别人而被指控骚扰。

性满足的对象或表达方式也是一个问题。阿斯伯格综合征个体没有普通青少年在社交、感觉和性体验方面的正常经验，因此，可能发展出对物品、衣物、儿童或动物的性幻想，专业术语称为性倒错[①]，而某些性倒错行为是违法的。阿斯伯格综合征个体或许遭受过性虐待，导致后来对别人也作出相同的侵犯行为后，他们认为这种行为是可以被接受的，或者只是模仿并企图理解为什么有人会作出这种行为，还会很享受。

对性的好奇心和困惑让他们渴望得到更多信息，以致发展出偷看色情书刊的特殊兴趣。他们会假设从影片中或杂志里看到的性行为是第一次约会时可以应用的脚本。如果他真的提出这种建议，就会被对方扣上变态或性变态的帽子，可能需要面对性侵害的指控。我们可以在文献记载中发现至少有一例性犯罪连环杀人事件和阿斯伯格综合征有关（Silva, Ferrari and Leong 2002）。因此，我强

---

① 注：性倒错（paraphilia）的表现是对物体、衣服、儿童或动物产生性幻想。某些性倒错行为是违法的。

烈呼吁应当采用阿斯伯格综合征专家设计的教育方案，为阿斯伯格综合征青少年和成人提供性知识教育（Hénault 2005），此外，也应为阿斯伯格综合征性犯罪者提供针对性的治疗方案（Ray et al. 2004）。

记得许多年前有人提到，汉斯·阿斯伯格医生曾说孤独性人格障碍 ① 的成人有破解密码的天分，军队情报机构应当看重他们的数学和解码能力。在 1938 年发表的文章中，他曾提倡反对纳粹新发布的《防止遗传性疾病儿童法》。他以这群孤独症人群的才能为例，强调他们在军队中的潜在优势，因此，主张不能将这些孩子从父母身边带走杀害。他的确是一位勇于挑战纳粹的英雄。

几年以前，我曾经在苏黎世遇到阿斯伯格医生的女儿玛丽亚。我问她，阿斯伯格医生是否真的做过阿斯伯格综合征擅长破解密码的论述，她以十分肯定的口气确认了。她也提到，她父亲曾被纳粹当局怀疑。我告诉玛丽亚，她父亲真的有远见卓识，在二次大战期间，英国军队情报部门曾在某位具有阿斯伯格综合征特征的数学家的帮助下成功破解了德军密码，这对结束战争功不可没。

今天，密码和电子技术可能会成为阿斯伯格综合征年轻人的特殊兴趣，令他们出现非法侵入他人电脑系统的犯罪行为。阿斯伯格综合征个体往往把侵入电脑系统的行为视为一项智力游戏，而不是以有个人利益的工业间谍身份去窃取情报或现金。他们通常没有利益驱动，而只是想证明自己比设计电脑软件的人高明；有时，他们的动机是想报复把程序设计错的人，或者在虚拟世界寻求对阿斯伯格综合征个体的社会公正。不过，这样的理由不见得会被法庭接受而获得减刑。如果他们能够积极地利用这些能力，就可以将这个兴趣发展成为有价值的职业方向，比如，受雇于网络安全公司或军队情报单位。

阿斯伯格综合征儿童或青少年也可能会着迷于闪烁的灯光和火焰的颜色，不过，如果由此发展出喜欢烧火的行为，可能就会被指控为纵火（Everall and Le Couteur 1990; Isager et al. 2005），而纵火是一个非常严重的犯罪行为。我也知道有一些阿斯伯格综合征成人被指控杀人或有杀人的企图，有时候谋杀是因为他们与别人的争执激烈到令人无法想象的程度，他们的精神状态和现实感都恶化到极度愤怒的状态，最终酿成致命的后果。杀人事件也可能产生于基于自卫的预谋行动，或为了个人利益报复，如防止被人欺负而带武器到学校，或发

---

① 注：孤独性人格障碍（autistic personality disorder）是汉斯·阿斯伯格医生早期使用的名称，现在称为"阿斯伯格综合征"。

起足以致命的还击行为。也有个案报告指出，某些谋杀行为明显只是为了个人利益（Murrie et al. 2002）。不过，读者应当了解，一般来说，阿斯伯格综合征个体极少发生杀人事件，而且并没有研究数据指出他们之中出现杀人犯的比例高于普通人，或患有阿斯伯格综合征会成为杀人的一个相关因素。

刑事司法系统

　　警察审问阿斯伯格综合征个体的方法应区别于审问普通人或有前科的人。审问过程中，阿斯伯格综合征个体很难被暗示，他们对于警察的要求会彬彬有礼，言听计从（North, Russell and Gudjonsson 2005）。由于他们没有明显的精神异常或学习障碍，警察往往不会对他们特殊对待。而大多数警察不知道如何在嫌犯和证人中识别阿斯伯格综合征特征，或发现那些会影响他们提供与案情有关信息的能力特征。经验显示，触犯法律的阿斯伯格综合征个体往往很快就会坦白承认自己的罪行，他们无法理解这些小题大做的复杂审讯过程，因为他们认为自己的行为合乎逻辑、正当而且合理，描述事件的时候也不会有相关情绪或后悔的感觉。

　　如果司法系统明确他们有阿斯伯格综合征，最好把他们转介给熟悉阿斯伯格综合征的司法临床医生，以确定诊断与被指控的罪行之间的相关程度，以及如何定罪、量刑。整个司法系统的流程中都应当有熟悉阿斯伯格综合征的心理和精神评估专家。目前我们知道，被转介到司法精神诊所的案件中，大约有3%~11%是阿斯伯格综合征年轻犯人（Person and Branden 2005; Siponmaa et al. 2001），因此，应该为阿斯伯格综合征个体专门设定一个国家司法评估部门（Ekkehart, Staufenberg and Kells 2005）。

　　司法评估需要包括阿斯伯格综合征专家对诉讼辩护的意见，确认阿斯伯格综合征个体是否有能力了解相关法律概念和法庭程序。法庭应当接受阿斯伯格综合征是一种精神障碍，但对于是否将精神错乱视为辩护理由，会有不同的意见。阿斯伯格综合征个体缺乏同理心，具有与众不同的主观现实感，以及罪行的特征等因素，都可以说明他们心智状态和普通人不一样（Barry Walsh and Mullen 2004）。如果证明他们心智不健全，量刑时就必须加以考虑。我们知道，在监禁严重精神问题罪犯的病房里，阿斯伯格综合征个体的数量远远多于我们的预期（Scragg and Shah 1994）。虽然有时应避免裁决监禁他们，不过将他们无限期地拘留在精神病房中，是取代入狱的更适当的做法吗？这其实值得商榷。

缺乏应有的同理心和后悔感受，是注意一个人是否是精神变态的标志之一。精神变态人群常常具有吸引人的外表，运用巧妙和直观的方法利用和操纵他人，他们是人类的魔爪。阿斯伯格综合征个体往往社会性天真而不成熟，经常是魔爪的牺牲品（Murrie et al. 2002）。这两种角色都具有同理心方面的问题，但原因差异明显。

在法庭中，特别是陪审团，知道被告有阿斯伯格综合征之后，可能会出现同情、怜悯和宽恕心，但由于被告天生缺乏后悔的情感，或无法判断自己的行为对别人的影响，也容易引起大家反感，以致影响到判决和量刑程度。法官因为有责任维护社会安全，也应当考虑到再犯的可能性。依照我的看法，有阿斯伯格综合征的被告比较容易受影响的是量刑结果，而不是确定诉讼辩护的方式。

针对阿斯伯格综合征的被告，每一个国家、每一个州都会有不同的法律和刑法规定，目前仍然少有判例法制定公认的判例，并指导司法系统。从我的经验来看，针对阿斯伯格综合征个体涉及司法的案例，特别是对轻微犯罪，法庭通常不愿意判定监禁。这的确是一种明智的做法，我看过一些阿斯伯格综合征个体入狱后成为受害者，遭到其他囚犯的严重虐待。曾有一个案例，有个阿斯伯格综合征年轻人为了有钱购买自己感兴趣的物品而犯下抢劫罪。他入狱以后，几乎每天都受到性侵害。他向监狱当局报告他人的非法行径，不过攻击仍然持续发生。他感到失望，为了避免今后无穷尽的折磨，他意识到自己的选择不多，唯一的办法就是让自己关进单人牢房，为此，他决定在狱中的工作车间制造小火灾，希望自己能被处罚一段时间的单独监禁。不料，火势却蔓延，一发不可收拾，导致整个车间付诸一炬。他因为严重的纵火罪而遭到再次起诉，甚至可能面临更长的刑期。不过，这个案例有一个圆满的结局，辩护律师在法庭上将阿斯伯格综合征个体在狱中的所有情况解释之后，纵火的指控被取消。

在给阿斯伯格综合征个体量刑之前必须考虑他犯罪的理由，应当安排合适的方案降低他们再犯的可能。这个方案可以包括提高社交技巧的训练，鼓励他们与那些不参与和不鼓励犯罪的同龄人做朋友，接受愤怒情绪管理训练，治疗潜在的焦虑障碍，目的是减少对特殊兴趣的强迫倾向，解开过去遭受不公平待遇的心结，建立正确的伴侣关系和性关系等等。量刑的裁决中应包括参与这些训练方案和治疗的计划，但这样做的前提是社会可以提供此类服务，而且由对阿斯伯格综合征个体治疗或支持有经验的专家负责。

判定监禁之后，监狱或监管缓刑执行部门必须考虑阿斯伯格综合征的影响因素，在他们入狱或接受监管期间安排适当的安全措施和支持。对于那些需要拘留在精神病房的人，可以考虑严密的监禁精神病房之外的选择。在英国靠近布里斯托市的地方，英国国家孤独症协会负责一个包括 12 名阿斯伯格综合征和孤独症个体的监禁病房，被称为海斯病房（The Hayes Unit）。那里有两栋独立小屋和受过阿斯伯格综合征辅助训练的工作人员。在病房安排有生活技巧和情绪管理训练方案，并提供相关的练习机会。在这个友善环境氛围中，阿斯伯格综合征个体有机会改善特定能力，并接受持续性的帮助，这样，他们得到释放之后就不太可能再次犯罪。

阿斯伯格综合征容易和精神分裂症混淆吗？

汉斯·阿斯伯格医生曾非常敏锐地提到如何区分孤独性人格障碍和精神分裂症，"精神分裂症患者是逐渐脱离现实感，而我们现在讨论的这些儿童，从人生一开始就缺少和现实的接触"。（Asperger［1944］1991, p.39）不过，从过去到今天，还是有一些阿斯伯格综合征年轻人会被转介去接受精神分裂症的精神评估。

阿斯伯格综合征个体可能会发展出一些看似妄想症的症状，但这可能是对真实生活体验的可理解的反应。阿斯伯格综合征儿童比普通儿童更容易遭受蓄意挑衅和捉弄，如果有一个孩子故意捉弄了他们，当他们以后面对这个孩子不明确的互动行为时，阿斯伯格综合征儿童通常就假定这样的互动是故意敌对的举动。这容易导致他们感觉长期被迫害，而且总是认为别人心怀恶意。

医护人员关注的焦点之一，是如何区别心理理论能力缺陷或发育迟缓产生的后果，和精神分裂症的妄想和迫害妄想症状之间的差异。最近有个研究专门探讨阿斯伯格综合征年轻人受损或发育迟缓的心理理论能力与妄想症之间的可能关联性（Blackshaw et al. 2001）。如果被试受到朋友的一次忽视，可能会以当时的环境情况作为解释理由（"他没有看到我""他太忙了"）；或者会从对方的心理意图做解释（"他不想和我说话"，或"他有意让我难堪或忽略我"）。这个研究运用一系列的测验和问卷测量心理理论缺陷和妄想症的程度。通过阿斯伯格综合征组和对照组的对比发现，他们心理理论测验的得分普遍较低，而妄想症的得分则较高，不过如果进一步分析测试结果，就会发现妄想症的症状其实是受到心理理论能力缺陷的影响，与有精神分裂症人士的妄想症状有本质的不同。与精神分裂症出现的妄想症状不同，阿斯伯格综合征个体的妄想不是一种防卫策略，而是他们对微妙的社交互动和社交规则产生的困惑。

后来的一项研究比较了阿斯伯格综合征个体和妄想症病人在迫害想法和心理理论能力上的区别，结果发现，一些阿斯伯格综合征个体出现的轻微妄想症和妄想症病人的症状的根源并不相同（Craig et al. 2004）。阿斯伯格综合征个体可能发展出迫害妄想和妄想症，不过与精神分裂症的妄想症状有本质的差别。

面对有限的社交成功和理解力，阿斯伯格综合征个体会创造出一种幻想生活作为补偿，在这个想象的世界里，他化身为被人理解、善于社交的人。在青少年阶段，真实世界和想象世界之间的对比可能非常强烈，而处于重压之下的阿斯伯格综合征青少年所创造出来的幻想世界，不仅是一个简单的心灵庇护所和快乐来源，也是关注他人的通道，这样就可能模糊了幻想世界和真实生活之间的界限。这种以逃入想象世界作为补偿的机制，可能被解释为心智的妄想症状（LaSalle 2003）。

我也注意到，有些阿斯伯格综合征儿童或成人习惯于说出心中的想法，而没有察觉到周围人群的困惑或不耐烦。这种将心里想法说出来的行为，其实是一种解决问题的方式。有些青少年提到，跟自己说话有助于提升思考能力，或者他们根本就无法把嘴巴和头脑分开。当听到他们说出与当时社会情境无关的话的时候，通常会发现他们只是在重播当天曾发生过的一段对话内容，主要是为了了解不同层次的意义，或为将来遇到相似情境做排练。阿斯伯格综合征青少年独处时也喜欢大声同想象的人或朋友说话，这并不一定是幻听对话行为。

由于语用语言问题，阿斯伯格综合征人士经常会更换话题而使别人困惑，有时这也可能被认为是与精神分裂症有关的一种思考障碍。如果没有把握该说什么，阿斯伯格综合征个体就会将话题转换到自己熟悉或喜欢的主题。此外，阿斯伯格综合征个体经常会对问题作出字面意义的解释。有个精神科医生问一位阿斯伯格综合征人士温迪·劳森："你听到声音吗？"她回答："是的。"——这个回答，根据这个问题的字面意义来说是正确的（Lawson 1998）。毕竟，她每天都会听到周围很多人说话的声音，但她的答案却令精神科医生怀疑她有精神分裂症的幻听症状。

我们知道，有许多阿斯伯格综合征儿童使用图像思维（请参见第九章），当我询问他们是否有内在声音帮助他们管理情感和处理事情时，他们经常很困惑地表示思考时从来没有内在声音或对话。这可能是因为他们的心理理论能力的自我反省部分发育迟缓，或许也与额叶发育不成熟有关。普通儿童大约在 5 岁左右就能拥有这种能力，不过，有些阿斯伯格综合征个体到了青少年阶段会突然出现这种能力。因此，当他们突然表示脑子里面有内在声音在对话时，就很容易被解释为出现精神分裂症的症状。所以，将思考和解决问题时自然而来的内在声音，和精神分裂症的幻听症状区分开来，是非常重要的。

医护人员发现，严重的抑郁症和其他情绪障碍，有时也会造成精神病特征和心境协调妄想（mood congruent delusions），如双相情绪障碍（bipolar disorder）和焦虑障碍（anxiety disorder）（Ghaziuddin 2005b）。特别严重的抑郁症患者也可能出现与抑郁症有关的幻听，如听到声音要他自杀，不过这种声音与精神分裂症的幻听还是有着本质的差异。精神类抑郁症患者听到的声音通常是直接对他们讲述，而精神分裂症患者听到的声音常常是其他人在讨论自己的事情（Ghaziuddin 2005b）。

阿斯伯格综合征和精神分裂症的某些特征只是在表面上有相似之处，但这并不代表阿斯伯格综合征个体不会得精神分裂症，确实有些个体出现了明显的精神分裂症状（Ghaziuddin 2005b; Stahlberg et al. 2004）。不过，汉斯·阿斯伯格医生在两百多个患者中只发现一个具有明显的精神分裂症症状（Wolff 1995）。目前，尚没有准确的阿斯伯格综合征和精神分裂症共病率的数据，研究文献中也没有证据表明阿斯伯格综合征人群患精神分裂症的比例高于普通人（Tantam 2000a）。

在一些有阿斯伯格综合征儿童的家族中也能发现患有精神分裂症的亲属（Ghaziuddin 2005b）。有时我们并不十分确定，这位亲属的症状究竟是精神分裂症的特征，还只是酷似精神分裂症的阿斯伯格综合征特征。过去，有一些阿斯伯格综合征成人被转介到并不熟悉阿斯伯格综合征的精神科医生诊所，很有可能被诊断为非典型的精神分裂症（Perlman 2000）。我早年曾在伦敦附近一间能容纳好几百位病人的慢性精神病院实习。现在回想起来，可以确定在这个古老的机构里，有一些被诊断为非典型精神分裂症的病人应当符合当今阿斯伯格综合征的诊断标准。如果他们被安置到今天的社区精神科服务中，可能有机会重新获得诊断评估。有阿斯伯格综合征个体的家庭中如果有亲戚被诊断为精神分裂症，应当仔细考虑他们是否更符合阿斯伯格综合征的特征，是否要找一位熟悉阿斯伯格综合征成人的专家重新检视原来的诊断。

阿斯伯格综合征个体的长期预后如何？

几十年的工作经验让我有机会观察并帮助了几千名阿斯伯格综合征儿童和成人，了解他们在成熟度、能力和自我接纳方面的进展。1992 年，我的阿斯伯格综合征诊所开张时治疗过的学龄前儿童，现在都已经长大成人。我也一直在诊断和持续帮助成年阿斯伯格综合征人士，帮助他们找寻认同感，建立和伴侣以及子女的关系，发展成功的事业。针对那些预后表现不错的人士，我归纳出几个重要的因素。

1. 在儿童早期就确定诊断，可以减少继发性的心理问题，如抑郁和否认。

2. 阿斯伯格综合征个体和家人都能接受这个诊断。

3. 阿斯伯格综合征个体拥有一位良师——可以是老师、亲属，或专业人员、某位阿斯伯格综合征人士，只要他们了解阿斯伯格综合征且能提供指导和鼓励。

4. 阿斯伯格综合征个体能够借助阅读其他阿斯伯格综合征儿童或成人撰写的自传和自助书籍，获得相关的知识。

5. 父母、伴侣或朋友能随时提供情感和实际的支持帮助，帮助化解困难，并给予终生支持。

6. 阿斯伯格综合征个体在工作上的成就或特殊兴趣的杰出表现，能弥补社交生活的困难。社交成就不再是他们生命的重要组成部分，个人认同感和自我价值不再通过友谊关系，而是根据个人成就衡量。

天宝·格兰丁曾提到这点：

我知道生命中有些东西不见了，但我拥有一份令人兴奋的工作，它占据了我几乎所有的时间。忙于工作能让我忘掉自己失去的部分。

有时，父母和专业人士会过度担心孤独症成人的社交生活，不过我可以通过工作和其他人交往。如果一个人能在工作上发挥自己的天赋，就有机会与有相同兴趣的人接触。（Grandin 1995, p.139）

7. 阿斯伯格综合征个体最后都能接受自己的长处和缺点，不再渴望变成他们不可能成为的那个完美的人，他们领悟到自己也具有让别人欣赏的特征。

8. 大脑可能有一个自然恢复的过程。就像有人学说话或学走路比一般人慢，社交能力的发展可能也有发育迟缓现象，虽然可能迟缓几十年，但最终他们都能达到自己设定的生活目标。

专业人员和相关服务机构常认为阿斯伯格综合征儿童和成人的问题非常明显，而且难以处理和解决，导致对长期预后结果过于悲观。阿斯伯格综合征是一种发育障碍，最终阿斯伯格综合征个体总能学到改善自己的社交能力、交谈能力的方法，并了解别人的想法和感受，准确和精妙地表达自己的感受。就像没有参考图像却要拼几千块拼图一样，阿斯伯格综合征个体一开始只能拼出零散的小块，无法看到完整的图像。不过如果有足够多的小区域拼好了，人们就能大致看出整体图像，剩下的拼图也能陆续拼上，这也是阿斯伯格综合征增强社会理解力、接纳自我的过程。我接触过的许多成人都告诉我，他们如何在成长的过程中最终用智力跨越了社交的鸿沟，而除了家人和亲密朋友，没有人知道这个秘密。

根据我多年来与不同年龄的阿斯伯格综合征个体接触的临床经验，以及与一些阿斯伯格综合征儿童和成人几十年的交往经历，我发现，一些成人的显著症状会慢慢消失。我们也看到，一些沉默而孤立的孤独症儿童慢慢转变为阿斯伯格综合征，这表明孤独症特征在谱系之间的转换。我们现在才开始探索介于典型阿斯伯格综合征与普通人之间的孤独症谱系障碍。我知道有些阿斯伯格综合征青少年和成人能够达到谱系的边缘地带，和普通人相比，只剩下一些微妙的差异和困难，人们往往会认为他们只存在人格上的差异，而不再需要心理学家或精神科医生的治疗。迪格比·坦塔姆（Digby Tantam）曾用"终身怪异"形容阿斯伯格综合征个体的长期预后结果（Tantam 1988b）。怪异这个词在这里并不含贬义。阿斯伯格综合征个体的明显怪异行为都有逻辑上的解释。我一向十分敬佩阿斯伯格综合征个体亲属和朋友的包容。在我眼中，阿斯伯格综合征个体就像是色彩缤纷的生命挂毯上最明亮的彩线。如果没有了他们的存在和贡献，人类的文明世界势必会极度沉闷而缺乏活力。

肖恩·巴伦代表着许多阿斯伯格综合征个体的可能预后结果：

> 谢天谢地，一直以来我所期待的社会交往都已经达成。我和家人之间的关系非常融洽。我有一群优秀的朋友，一份很满意的符合我智能的报社记者工作，还有一位从 2003 年开始交往的女朋友。我生命中的每一个人都对我有积极正面的影响。（Grandin and Barron 2005, p.82）

杰克长大以后怎么样了？

我在本书开头虚构了一位阿斯伯格综合征男孩杰克参加同学艾丽西亚的生日聚会所发生的事情。读者们可能想知道，杰克的未来会怎样？根据多年来帮助几千名阿斯伯格综合征儿童和成人发展的丰富经验，以及对许多个案几十年发展的观察，我尝试在本书结束前描述成年以后的杰克。

> 办公室传来响亮的敲门声，新上任的人力资源部门主管知道，这一定是杰克博士告知他已经到达，要来进行年度的成绩考核了。他已经听同事们描述过杰克，而且迫不及待地想和他见面。这家公司制造生产能源储存设备，杰克正在设计一种新的车辆能源储存设备替代汽油发动机。一般来说，公司的研发部门通常得雇用一个团队的科学家设计新产品，但杰克却在单枪匹马做事。
>
> 大楼保安人员对杰克非常熟悉，他常常在研发部门工作到后半夜。杰克曾告诉部门主管，当整个建筑物保持安静，周围没有人打扰，没有人和他闲聊地区橄榄球队的比赛近况以及他如何看待新来秘书的大腿的时候，他的工作效率会特别高。
>
> 这位人力资源主管把杰克的档案放在桌上，这是公司所有员工中最厚的一份。档案里有杰克的学历基本资料——他是电子工程专业的博士，

前雇主的推荐信中提到他是位诚实、正直和果断的人。还有前任人力资源主管专门为杰克写的记录，用以帮助部门主管和公司员工理解杰克，其中包括一份阿斯伯格综合征症状的简要说明，以及如何用阿斯伯格综合征特征解释杰克的能力和个性特征。2005 年，杰克 9 岁时候得到了阿斯伯格综合征的诊断，之后他在学校接受相关帮助，学习建立人际关系技巧，并且参加额外课程发展工程方面的天赋。现在是 2028 年，杰克已经完成学业，在两年前进入工业领域工作。

资料中还详细描述了他的特点，包括丰富的知识、灵活的思考方式和解决问题的能力，以及对工作的高标准、严要求，此外，也对他团队合作方面的困难、非常直率的个性，以及面对突发的工作流程规范的变化很难管理情绪等问题提出了有针对性的建议。他的创新想法为公司最近的收益作出了贡献，他设计了一种适合掌上游戏机使用的长寿电池。他虽然被看作一个古怪的人，却是公司非常器重的员工。

公司里有一些关于杰克的传言。他 30 岁出头，和父母同住，有时会提到自己有一位亲密朋友艾丽西亚，是他的小学同学。他在公司很少有朋友，而且明显不曾有过长期的亲密关系。他几乎全心投入研究工作，在社交场合总是显得不自在。比如，他在去年的圣诞晚会上只待了二十分钟就离开了，他解释是因为自己养了几只稀有的有袋动物，必须赶回家给他的考拉喂新鲜的桉树叶子。六个多月前，公司任命了一位助理在会计部门工作，她是位单身妈妈，有两个十几岁的孩子，她在公司很有人缘，让每个人都感觉放松，而且管理会计日程的高效工作能力也深受好评。当杰克交给她每月的支出表格时，两人相遇，从而使两人的生活有了很大转变。他们计划在下个月结婚。

人力资源主管说：“请进。”杰克打开门走了进来。主管并不知道将遇到什么样的人，不过眼前这个人的确让人印象深刻。他有一头乱发，好几天没有刮胡子，衬衫口袋里至少装了四只铅笔，两只圆珠笔和一个老式计算器。因为一支圆珠笔漏油，衬衫刚被弄脏了一块。杰克坐下之后并没有礼节性地寒暄，就开始滔滔不绝，自顾自地谈起过去一年的工作表现，以及下一年度的项目。当他说完该说的所有话之后，好像松了一口气。

现在轮到人力资源主管针对他去年的工作表现发表反馈意见：他有高度原创性的想法，虽然有时口头的原理解说让人不好理解，但他制作的电脑三维图像非常清楚。虽然他总是重复说同样的笑话，但他深受同事喜爱。他还曾赢得部门之间知识竞赛的冠军。在别人眼中，他是一位和善、害羞、专心工作的好同事。

杰克想了一会儿，同意给他的评语。接着他有礼貌地询问人力资源主管一些个人问题，能不能适应这个新职位，是否帮孩子找到合适的新学校了，以及如何看待公司总裁。

杰克离开房间之后，回想起自己的童年，他在学校里如何感觉其他孩子的不理解和不欣赏；在青少年时代，怎样因为自信心低落和渴望受到别人的喜爱而痛苦。班里的其他同学都认为他是一位失败者，假如他们能看到自己目前的情况就好了！他绝对不是失败者，他成功了。这个想法让他安慰了很多，当他打开自己新买的宝马7系轿车车门时，他意识到自己已经迟到了，他必须抓紧时间，好赶上为婚礼做最后准备的碰头会。

译后记

阿斯伯格综合征作为整个孤独症谱系最高端的重要性，不光是针对那些一开始就被诊断为阿斯伯格综合征的儿童和成人，还针对那些年幼可能被诊断为孤独症，但随着年龄的成长和教育干预的进行，在语言表达上有了长足进步，只是在人际关系和思维能力上却越来越符合阿斯伯格综合征的特征的人。我们在生活中也会遇到很多的孩子或成人，尽管他们还没有机会获得阿斯伯格综合征的诊断，或是在某一方面还达不到诊断的标准，但是这些人其实和孤独症、阿斯伯格综合征人士一样，在工作和生活中遇到了种种困惑和困难，却没有足够的知识认识自己，进而寻求帮助。

或许也因为如此，阿斯伯格综合征在整个孤独症谱系中是近年来被研究得最多的，然而也最富争议的。从中文世界角度来讲，内地与港澳台，再加上海外华人界，对孤独症及其阿斯伯格综合征的翻译和定义也各不相同，有些术语还找不到相应的中文翻译。我们尽量采用了中国内地既有的译法，比如说，一般汉语中的"自闭症"在内地译为"孤独症"，而港台地区的"亚斯伯格症候群"或"亚氏保加症"在内地译为"阿斯伯格综合征"。文中保留了原书中的参考文献，为专业人士检索相关信息提供线索。为便于阅读，我们把原书中"术语表"的内容加到了正文中，以脚注的形式标记。脚注中的"译注"是为了中文读者更好地理解一些背景信息而加上的，比如，心理学的概念、著名学者或文学和影视作品简介等。原书资源推荐部分中可找到中文版本的，我们也尽可能地放在了脚注中。这本国外最新、最权威的阿斯伯格综合征专著，对我们这两位非医学背景的家长来说，肯定有很多误解或者言不达意的地方。我们殷切地希望读者给予指教，以后能有机会更正。译者的电子邮件地址是：binfeng2000@hotmail.com 和 yanlisayu@hotmail.com。

七十多年前，在纳粹铁掌下的奥地利维也纳，阿斯伯格医生顶着党卫军盖世太保的压力，公开发表论文，宣称他发现了一个新的精神病症，但是只要通过教育和治疗，这些孩子是可以像普通人一样正常生活的。阿斯伯格医生千方百计地保护着到他那里就诊的小病人们，因为按照纳粹发布的《防止遗传性疾病儿童法》的规定，这些孩子很可能会被当局从家里带走、隔离、关押，甚至秘密处决。

四十多年前，作为刚从医学院出来不久的年轻医生，洛瓦斯（Lovaas）医生决定从事孤独症的研究和治疗。按照当时的主流思想，他的一项课题是"如何用电击矫正刻板行为"，但他知道，只要他去任何一个精神病收容所，总能发现那里面最惨的、被人打得或是被自己打得头破血流、遍体鳞伤的那些人，基本上都是孤独症。这些人本来是不需要关起来，那些自伤行为也是可以避免的，但是整个医学界和社会都无能为力，连他自己也在研究时拿电击作为治疗手段。他下决心要找到一个更科学也更人道的方法，以后就有了初次把行为科学理论用之于孤独症教育治疗的"应用行为分析"（ABA）。

今天，作为当今国际上最著名的阿斯伯格综合征的专家之一，阿特伍德博士特地在本书的每一章节前引用了一段阿斯伯格医生的原文，再引用某位阿斯伯格综合征人士的话作结尾，他用这种方式引导大家重新认识他们的内心世界和独特价值。

回头望一下历史，从当初唯恐落入黑手的儿童，到今天可以荣获诺贝尔奖的经济学家菲农·史密斯（Vernon L. Smith，2002 年诺贝尔经济学奖得主，阿斯伯格综合征人士），这世界有了多大的进步啊！无论你是为了自己，还是为了孩子，是为了患者，还是为了学生，当你深入了解那个和我们不同的内心世界时，当你因为了解而理解他们时，当你因为理解而尊重他们时，你就在汇聚那股推动人类进步的伟大力量。

冯斌、燕原

2011 年 10 月

写在 2020 年改版之前

从 2012 年《阿斯伯格综合征完全指南》中文简体版出版至今，已经过去了七年，很多事情发生了变化。对于"阿斯伯格综合征"来说，有三个问题需要在此书改版之前好好讨论一下：

第一个问题："今天还有阿斯伯格综合征吗？"

第二个问题："今天还需要对阿斯伯格综合征进行干预吗？"

第三个问题："阿斯伯格这个名字还能用吗？"

第一个问题来自大家早已熟知的事实：2013 年美国精神医学学会（American Psychiatric Association, APA）公布了《精神疾病诊断与统计手册（第 5 版）》（DSM-5），在新的诊断标准中已经没有"阿斯伯格综合征"这一概念了。DSM-5 委员会认为阿斯伯格综合征就是孤独症谱系障碍中的一种，从诊断标准看和高功能孤独症有非常大的重合，也没有不一样的干预方式，所以完全不需要继续保留这个名称，将其合并到孤独症谱系障碍里。这是出于统一诊断标准而避免困惑的目的。

但这对于刚一接触到孤独症诊断的家长和个人来说，会引起不小的迷惑：过去文献中常常出现的"阿斯伯格综合征"现在怎么没有了？对那些本来非常认同并接受阿斯伯格综合征特点的谱系人士，现在突然要换一个诊断标签，情以何堪？这一改动是 DSM 修订从征询意见到正式发表的几年里最受争议的一点，也遭到了很多家长及阿斯伯格综合征人士的反对。我们熟悉的著名的美籍华裔精神科医生，也是孤独症人士家长的蔡逸周先生（Luke Y. Tsai）就发表过文章[1]，反驳 DSM-5 中关于阿斯伯格综合征的改动，希望在下次修订 DSM 诊断标准时重新将其纳入体系内。

在 DSM 的专家们决定不再把"阿斯伯格综合征"列入诊断条例的考虑中，他们似乎只针对了医生们诊断的统一性和规范化，并没有站在患者及家庭的角度上考虑。因为对患者及家庭来说，关心的不仅是"是什么"，更关心的是"怎

---

[1] "Asperger's Disorder will be Back", Luke Y. Tsai, "Journal of Autism and Developmental Disorders", Springer Verlag, May 2013

么办"。阿斯伯格综合征本来有非常鲜明的特征，那些符合标准的人会在认知能力、思维方式及社交关系中有非同寻常的困难和障碍。在大部分孤独症孩子家长盼望孩子有一天能开口说话的时候，阿斯伯格综合征孩子的父母可能巴不得孩子"免开尊口"，因为一开口他就会得罪人，惹祸上身。

作为孤独症谱系中最高端的阿斯伯格综合征，和谱系中其他群体一样，面临可能完全不同但仍然严峻的挑战。当大部分谱系人士为了自己的生存而挣扎的时候，很多阿斯伯格综合征人士却在为融入社会、发挥才华、为人生更好的发展而奋斗，他们所面临的困难和艰辛并不亚于其他谱系群体。美国的一些初步调查发现，孤独症成人的失业率大概是80%左右，而那些大学毕业的孤独症成人的失业率则达到了90%；英国类似的调查报告也发现了差不多的比例。在那些具有大学本科，甚至拥有硕士、博士学位的孤独症谱系毕业生中，绝大多数都被确诊为阿斯伯格综合征。在他们拥有更多的知识技能之后，自然也会寻求相应的工作岗位。很多人在专业技能上合格，但他们对人际关系的无知，对自己焦虑紧张的失控，对别人思想意图的错误理解等等，往往导致他们不得不经受巨大的压力，在职场中困难重重。即使他们在专业方面有所专长，也会因此而影响到才能的正常发挥，甚至陷入更大的心理危机中去。专门从事阿斯伯格综合征人士就业辅导工作的巴巴拉·比索内（Barbara Bissonnette）写过一本书[①]，记录了她亲身经历过的多个实例，在书中生动地描述了他们的痛苦和挣扎，这是和大多数孤独症谱系障碍人士完全不在一个层面上的问题。把两个面临几乎完全不同挑战的群体硬生生地合并进同一个诊断，在我看来这是DSM-5的最大失策。

关于"阿斯伯格综合征还需不需要干预"的问题来自近年来掀起的"神经多元化（Neurodiversity）"运动。作为从社交媒体开始运动，"神经多元化"旨在呼吁社会尊重那些因为不同大脑结构而造成的不同思维，尊重行为和感觉方式与多数人不同的特殊群体，但运动开始不久就有一部分人喊出了"我没病，我不需要干预治疗"的口号，这类人往往也有阿斯伯格综合征。从理论上说，他们是"没病"，因为大脑本来就是天生的，并不是后天病变造成的孤独症谱系的特征，但如果因而引发出"我不需要干预，不需要改变，不需要治疗"的话，

---

① "Helping Adults with Asperger's Syndrome Get & Stay Hired: Career Coaching Strategies for Professionals and Parents of Adults on the Autism Spectrum", Barbara Bissonnette , Jessica Kingsley Publishers，Nov. 2014

就和现实相差太远了。即使是有极个别的孤独症谱系人士认为自己完全不需要被干预，绝大多数孤独症谱系或阿斯伯格综合征人士也还是认同他们需要接受干预治疗，因为这确实帮助他们克服了很多困难。对于阿斯伯格综合征人士来说，他们不需要统一、概念化、千篇一律、僵化的干预，而需要精准、极具个性化、灵活、切合实际的干预和帮助。

第三个问题"现在还要不要保留阿斯伯格这个名称？"这是因最新的关于汉斯·阿斯伯格医生的生平研究而产生的疑问。过去，我们对阿斯伯格医生在历史上的表现不是很熟悉，只从好的方面去推论，比如，我们知道希特勒为了"净化日耳曼种族"而推行的优生政策，把那些有遗传性疾病以及严重无法治愈疾病的德国公民进行"人道处理"，也就是谋杀。阿斯伯格医生发现那些孤独症儿童可以通过干预而改变，肯定也会挽救那些儿童，至少可以不立即被谋杀。但是，近年来一些历史学家通过纳粹时期的档案发现，尽管没有证据显示阿斯伯格医生就是纳粹党，但他确实和纳粹政府走得很近。在他自己的记录里，找到了他亲自批准送残障儿童去接受"人道处理"的证据，也发现他积极和纳粹政府合作从而巩固自己在学术界的地位[1][2]。这些文章和书籍刚一发表，立即在社交媒体上掀起要求取消"阿斯伯格"这个名称的运动。因为医生本人为纳粹服务过，这个名字就变脏了，不能再用了，这是割裂历史看待问题的典型表现。德国著名的汽车品牌"大众"当初就是积极响应希特勒的号召而创建的；现在世界上高速公路四通八达，而高速公路的概念也是希特勒时期的发明创造。对于这些名字，我们从没要求去抵制、去改名。很多年轻人没有经历过那样的专制强权统治，并不知道历史真相和生存之道，把现在的政治标准强加在历史人物上，不仅不合适而且荒谬。可幸的是，最后这股风浪渐渐销声匿迹了。

在这本书改版之时，我的长子即将跨入二十岁，我不由地想起当初读这本书的初衷。我当时希望闻森有了语言表达能力后会变成阿斯伯格综合征，结果并没有。他的语言能力虽然提高了，但思维能力甚至还远远跟不上其他阿斯伯格综合征同龄人。我很庆幸闻森还在孤独症谱系中，无论他是什么功能类型的，

---

[1] "Asperger's children, the origin of Autism in Nazi Vienna", Edith Shaffer, W.W.Norton & Company, May. 2018

[2] "Hans Asperger, National Socialism and Race Hygiene in Nazi-era Vienna", Herwig Czech. "Molecular Autism", 2018 Article 28

我都能接受也能理解，更有信心去解决他所要面对的问题，但是，对我认识的很多阿斯伯格综合征青少年来说，我没有那样的信心，因为我知道他们所面对的问题更复杂、更微妙也更艰难，需要更有智慧地解决。就像前面说的，作为父母，比起"是什么"，我们更关心"怎么办"。经过了那么多年，这本书仍然是关于阿斯伯格综合征，或者说是孤独症谱系障碍中的高端群体，最深入、最全面也最实用的经典，所以，一版再版，实至名归。

冯斌

2019 年 10 月 16 日于纽约

译者简介

燕原，北京人，1993 年毕业于清华大学应用物理系，1996 年移居美国，1999 年在美国获得物理学博士学位。译有《阿斯博格综合征完全指南》（合译）、《我心看世界：天宝解析孤独症谱系障碍（最新增订版）》《孤独症大脑：对孤独症谱系的思考》《孤独症孩子希望你知道的十件事》（合译）。长子生于 1999 年，具有典型阿斯伯格综合征特征，因焦虑症从小学四年级开始在家读书，高中阶段在网络学校就读 4 年，以全 A 成绩毕业，目前在社区大学读二年级。

冯斌，浙江杭州人，1986 年毕业于华东师范大学物理系，1992 年留学美国，并获得物理学及计算机科学硕士学位，从事金融业 IT 工作。育有一子一女，长子闻森出生于 1999 年，三岁半被确诊为孤独症，后来还被确诊为多动症。自长子被确诊以来，积极参加各种公益活动，长期担任以琳自闭症论坛（http://new.elimautism.org）的版主及志愿者，为国内的家长提供丰富的资源和信息。近年来致力于帮助纽约市有特殊需要孩子的华裔移民家庭，并参加各种为孤独症谱系障碍人士谋求权益的公益活动。长子闻森一直在美国接受特殊教育，于 2017 年毕业，获得高中文凭；2018 年获得清洁工培训证书，并完成第一份工作合同。

图书在版编目（CIP）数据

阿斯伯格综合征完全指南/（英）托尼·阿特伍德（Tony Attwood）著；燕原，冯斌译. --北京：华夏出版社有限公司，2020.4（2024.11 重印）

书名原文：The Complete Guide to Asperger's Syndrome

ISBN 978-7-5080-9879-1

Ⅰ．①阿… Ⅱ．①托… ②燕…③冯… Ⅲ．①孤独症－诊疗－指南 Ⅳ．①R749.99-62

中国版本图书馆 CIP 数据核字(2019)第 239208 号

北京市版权局著作权合同登记号：图字01-2010-7692号

阿斯伯格综合征完全指南

作 者	［英］托尼·阿特伍德	
译 者	燕原 冯斌	
责任编辑	刘娲	
出版发行	华夏出版社有限公司	
经 销	新华书店	
印 装	三河市少明印务有限公司	
版 次	2020 年 4 月北京第 1 版	
	2024 年 11 月北京第 10 次印刷	
开 本	710×1000 1/16 开	
印 张	24.75	
字 数	396 千字	
定 价	78.00 元	

华夏出版社有限公司　　地址：北京市东直门外香河园北里 4 号　　邮编：100028
网址：www.hxph.com.cn　　电话：（010）64663331（转）

若发现本版图书有印装质量问题，请与我社营销中心联系调换。